现代妇产科疾病临床诊疗进展与实践

主编　汪新妮　蒋　玉　倪晓容　王　敏　李　佳

中国出版集团有限公司
世界图书出版公司
北京　广州　上海　西安

图书在版编目（CIP）数据

现代妇产科疾病临床诊疗进展与实践 / 汪新妮等主编. -- 北京 : 世界图书出版有限公司北京分公司, 2024. 12. -- ISBN 978-7-5232-2049-8

Ⅰ. R71

中国国家版本馆CIP数据核字第2025S8F386号

书　　名　现代妇产科疾病临床诊疗进展与实践
XIANDAI FUCHANKE JIBING LINCHUANG ZHENLIAO JINZHAN YU SHIJIAN

主　　编　汪新妮　蒋　玉　倪晓容　王　敏　李　佳

责任编辑　刘梦娜
特约编辑　李辉芳　郑家麟
封面设计　石家庄健康之路文化传播有限公司

出版发行　世界图书出版有限公司北京分公司
地　　址　北京市东城区朝内大街 137 号
邮　　编　100010
电　　话　010-64038355（发行）　64033507（总编室）
网　　址　http://www.wpcbj.com.cn
邮　　箱　wpcbjst@vip.163.com
印　　刷　中煤（北京）印务有限公司
开　　本　787 mm × 1092 mm　1/16
印　　张　16.25
字　　数　400 千字
版　　次　2024 年 12 月第 1 版
印　　次　2024 年 12 月第 1 次印刷
书　　号　ISBN 978-7-5232-2049-8
定　　价　82.00 元

编委会

主　编：汪新妮　武汉市中医医院

蒋　玉　长沙市中医医院（长沙市第八医院）

倪晓容　上海中医药大学附属市中医医院

王　敏　西北妇女儿童医院

李　佳　湘西土家族苗族自治州人民医院

副主编：高志萍　姚安县中医医院

胡　平　安徽医科大学第一附属医院

顿利香　湘潭市妇幼保健院

龙　健　江西中医药大学

曾雅畅　广西医科大学第一附属医院

杨学稳　杭州市第三人民医院

杨春艳　广东省人民医院

李　苑　联勤保障部队第九〇八医院

编　委：李晓燕　青海省第五人民医院

李鹏利　秦皇岛市妇幼保健院

主编简介

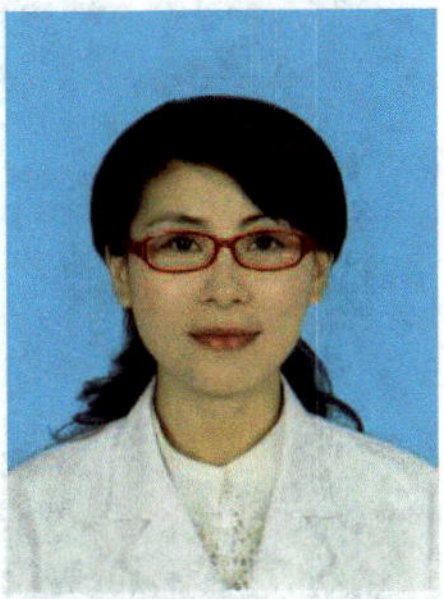

汪新妮，女，主任医师，硕士研究生导师，湖北中医药大学教授，湖北中医药大学附属武汉市中医医院临床第三党总支书记，妇科党支部书记，学科带头人，妇科教研室主任，妇科副主任，徐升阳名老中医学术思想第四代传承人，国家中医优势专科学科带头人。毕业于武汉科技大学，硕士学位。担任中国中医药研究促进会疑难杂症分会副主任委员、中国优生优育协会生育力保护与修复专委会常委、中国针灸学会妇科生殖专委会常委、中华中医药学会妇科分会第七届委员会委员、中国优生优育协会助孕与优生专委会委员、中国妇幼保健协会中医和中西医结合分会委员、武汉医师协会副会长。全国卫生系统先进工作者。从事妇科医教研工作20余年，擅长中西医结合治疗不孕症、卵巢早衰、月经病、子宫内膜异位症、妇科肿瘤，以及宫腹腔镜现代化微创手术等。主持和参与课题30余项，发表核心论文30余篇。

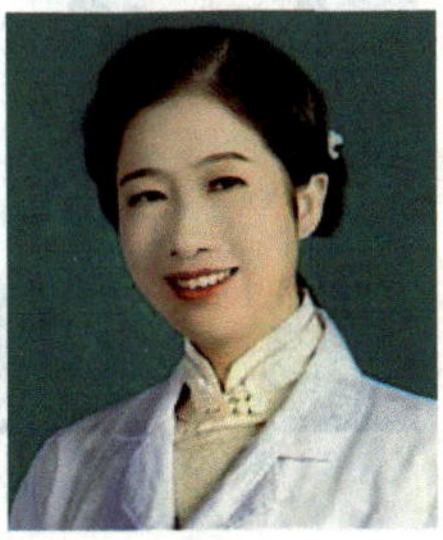

蒋玉，女，副主任医师，现任长沙市中医医院（长沙市第八医院）健康管理中心副主任。毕业于南华大学临床医学专业，担任湖南省健康管理学会第二届女性健康与中医调养专业副主任委员、长沙市第一届胰腺健康科普教育专业副主任委员、湖南省中医药和中西结合学会第四届治未病与健康管理专业常务委员、湖南省健康服务协会健康体检产业分会常务理事、湖南省中医药和中西结合学会委员、湖南女医师协会委员、湖南省医学教育科技学会孕产健康专业委员会委员、长沙市中西医结合学会盆底康复专业第一届委员会委员。从事妇产科临床工作20余年，擅长妇产科常见病、多发病的诊治，熟练掌握妇科炎症、HPV感染、宫颈癌前病变、女性私密整形、盆底及产后整体康复的调理，以及产后缺乳病、女性尿失禁、慢性盆腔痛、膀胱过度活跃症、性功能障碍性疾病的诊治。

主编简介

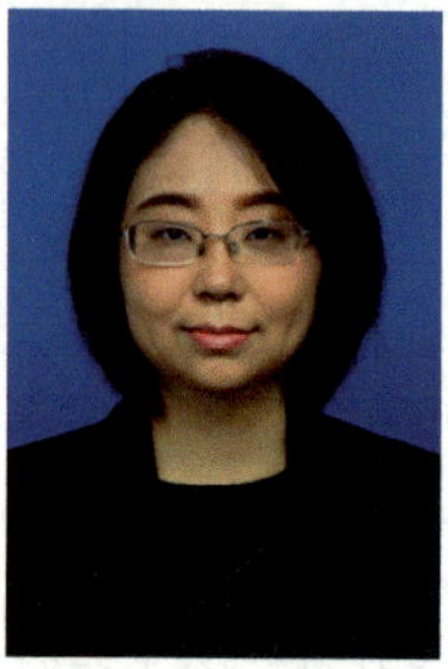

倪晓容，女，主任医师，上海中医药大学副教授，硕士生导师。毕业于上海中医药大学，现就职于上海中医药大学附属市中医医院。担任上海市中医药学会中医妇科分会常委、上海市中医药学会生殖医学分会委员、上海市中西结合妇科分会不孕不育症专家委员会委员、世界中医药联合生殖分会委员、中国中医药研究促进会疑难杂症分会常务委员、世界中医药联优生优育专委会理事、中国民族医药学会健康产业分会常务理事、国自然网络评审专家成员、上海市科技专家库成员。从事临床科教研工作18余年，主要研究方向为生殖内分泌，目前主要从事中医药对多囊卵巢综合征、子宫内膜异位症等生殖内分泌疾病的诊治与实验研究。先后承担国家、市、局级课题6项，已发表核心论文37篇、SCI 8篇，申请专利7项。

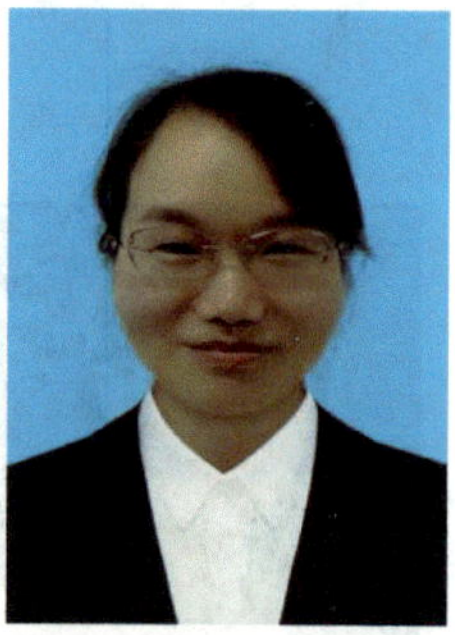

王敏，女，副主任医师，医学硕士。毕业于中南大学湘雅医学院，现就职于西北妇女儿童医院，担任中国优生科学协会母胎医学分会委员。2021年在复旦大学附属妇产科医院进修学习半年，曾被评为医院“优质服务标兵”。从事妇产科临床工作15年。擅长产科常见病、产科合并症及并发症的诊疗；难产的处理；高危妊娠的孕期管理及诊治；双胎妊娠及早产的孕期管理及诊疗，特别是复杂性双胎的诊断、孕期管理、胎儿宫内治疗，如氯化钾减胎术等宫内治疗。

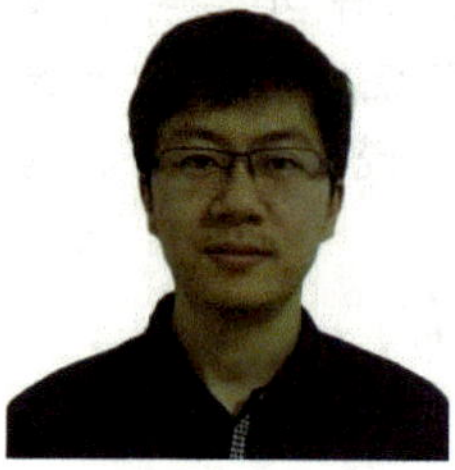

李佳，男，主管技师，硕士研究生，毕业于中南大学医学遗传学国家重点实验室。现就职于湘西土家族苗族自治州人民医院，曾在湖南省产前诊断中心进修学习。擅长细胞遗传学及分子遗传学实验室技术，主要科研方向为基因芯片技术在复杂遗传病基因突变筛查及精准诊断中的应用。

前　言

女性生殖健康是现代医学的重要领域之一，涵盖了从生殖器炎症到肿瘤、性功能障碍、性传播疾病及异常妊娠等多方面的内容。随着生活方式的改变、环境污染的加剧及社会压力的增大，女性面临的生殖健康问题日益多样化和复杂化，迫切需要更加全面、系统地认识与管理。本书以女性生殖健康为主题，旨在为医学工作者提供一份详细且系统的参考资料，并为广大女性提供科学的健康指导。

本书分为多个章节，涵盖了女性生殖系统的常见疾病及其治疗方法。第一章介绍了生殖系统炎性疾病，包括外阴炎、阴道炎、子宫颈炎、盆腔炎性疾病及生殖器结核等，详细阐述了这些疾病的病因、症状、诊断和治疗方法。第二章则集中讲解了女性生殖器官肿瘤，包括外阴肿瘤、阴道肿瘤、子宫颈癌等肿瘤的病理特征、临床表现及治疗策略，突出了早期诊断和综合治疗的重要性。

女性性功能障碍作为近年来关注的焦点之一，也是第三章的主题。本章详细分析了性欲减退、性高潮障碍、性交痛等常见性功能问题，并讨论了导致这些问题的心理、生理及社会因素。紧接着，第四章介绍了常见的性传播疾病，如梅毒、尖锐湿疣、生殖器疱疹等，强调了早期预防、诊断和治疗对控制传播的关键作用。

第五章至第七章涉及妊娠期的各种并发症，详细讨论了流产、胎盘早剥、前置胎盘等异常妊娠情况，以及妊娠合并心脏病、糖尿病等常见并发症。通过这些内容，读者可以更好地理解妊娠期间的健康管理与风险防范。

随着科技的进步，产前诊断技术日益精确，本书第八章和第九章介绍了分子细胞遗传产前诊断技术和基因诊断技术，包括荧光定量聚合酶链反应（PCR）技术、微阵列比较基因组杂交技术等，为产前筛查提供了新的技术支撑。

第十章和第十一章将重点放在女性不孕症的治疗上，特别是中医和中西医结合治疗常见不孕疾病的方案和效果，帮助不孕女性找到更适合的治疗方法。

本书的出版旨在为广大临床医师、护士及妇科专科医生提供理论依据和实践指导，也为女性群体提供生殖健康方面的全面知识，帮助她们更好地认识自身健康、预防疾病、提高生活质量。

本书的编写受到时间、编写人员能力及水平的限制，对书中的不足或错误之处，恳请广大读者、同行专家给予批评指正。

目　录

第一章　生殖系统炎性疾病

第一节　外阴炎

外阴炎是一种常见的外阴部的炎症性疾病，通常伴随着外阴的红肿、瘙痒、分泌物增多等症状。根据病因、病理变化等不同，外阴炎可以分为急性和慢性，局部或广泛的不同类型，且其病因和病理机制多种多样。

一、病因病理

（一）病因

1. 感染性病因

（1）细菌感染：尤其是金黄色葡萄球菌、链球菌、大肠埃希菌等造成的感染，是引起外阴炎的重要病因。这些病原体通过直接接触、手部污染、性生活传播等途径侵入外阴部，引发局部感染。细菌感染通常伴随有红肿、分泌物增多及局部痛感等临床表现。

（2）真菌感染：假丝酵母菌（尤其是霉菌）是外阴真菌感染的主要致病原，常与阴道假丝酵母菌感染同时发生。该类感染多见于免疫功能较低、长期使用抗生素或糖尿病患者，症状包括外阴瘙痒、白色分泌物、灼热感等。

（3）病毒感染：如单纯疱疹病毒（HSV）和人乳头瘤病毒（HPV）感染可导致外阴部的病变。HSV 感染通常表现为外阴水疱、溃疡及局部疼痛，而 HPV 感染则可能与外阴尖锐湿疣相关，会导致外阴皮肤或黏膜的增生性病变。

（4）寄生虫感染：阴道毛滴虫感染也是外阴炎的病因之一。毛滴虫感染可引起外阴部位的强烈瘙痒、灼热感及分泌物的异常，患者常伴有阴道炎症。

2. 过敏反应

外阴部位可能对某些化学物质或物理因子产生过敏反应，从而引发局部炎症。例如，某些香皂、洗液、卫生巾、避孕药或避孕套中的成分，可能对皮肤产生刺激或过敏反应，导致外阴瘙痒、红肿和灼热感。过敏性外阴炎的特点是症状通常与特定物质的接触密切相关。

3. 机械性刺激

外阴的持续机械性刺激也可导致炎症反应。例如，经常摩擦、过度清洁、穿着不透气的内衣、频繁的性生活等，都可能引起外阴皮肤和黏膜的损伤和局部炎症反应。这类机械性刺激通常通过破坏外阴的皮肤屏障，增加感染的风险，进而引发炎症。

4. 内分泌因素

内分泌水平变化也是外阴炎的重要原因之一。特别是在孕期、围绝经期、糖尿病等情况下，激素水平的波动可能导致外阴免疫屏障的功能减弱，局部的抗感染能力降低，使得细菌、真菌等病原体更容易侵入人体并引发感染。此外，糖尿病患者的高血糖环境也有助于真菌等病原的生长和繁殖，增加外阴炎的发病率。

5. 免疫缺陷

免疫功能低下的患者，如艾滋病患者或接受免疫抑制治疗的个体，往往易感染多种病原微生物，从而导致外阴炎的发生。免疫缺陷使外阴部位的免疫反应减弱，难以有效抵御细菌、真菌和病毒的侵袭，导致慢性或反复发作的外阴炎。

（二）病理

1. 急性炎症反应

急性炎症反应通常是外阴局部遭受感染或外伤后，组织自我保护性反应的表现。外阴皮肤表面常呈现红肿、水肿等典型的炎症特征，局部温度显著升高。此时，炎症反应不仅表现为血管扩张和透过血管壁的渗液，还可能伴有不同程度的渗出，形成分泌物，通常为脓性或黏液性。这些分泌物含有大量的炎性介质和细胞成分，有时可能是脓性分泌物，提示存在细菌感染。

细胞学检查通常能发现大量炎性细胞浸润，特别是中性粒细胞，这些细胞是急性炎症反应的典型标志。中性粒细胞通过吞噬细菌和清除死细胞起着重要的作用，但过度的炎症反应可能会导致局部组织损伤，甚至形成溃疡。急性炎症反应需要及时治疗，以免转化为慢性炎症，造成长期的组织损害。

2. 慢性炎症反应

当急性炎症未得到有效控制，或者反复受到刺激时，可能会转变为慢性炎症反应。慢性炎症的外阴皮肤通常呈增厚或角化过度，局部可能出现色素沉着或白斑等病理改变。纤维化是慢性炎症的一个重要特点，它能导致组织的硬化和功能的丧失，从而改变外阴的形态和结构。

随着时间的推移，慢性炎症可能导致上皮脱落、慢性水肿、细胞间隙增宽及血管扩张等病理变化。慢性炎症反应具有高度的病理可塑性，能够引发局部组织的长期修复过程，造成组织的变性和不可逆的功能损害。这种慢性损害如果未得到及时干预，可能会导致持续的症状，如疼痛、分泌物增多和局部瘙痒，严重时甚至可能会影响患者的生活质量。

3. 免疫病理变化

在过敏性或自体免疫性病变中，免疫细胞的浸润是病理的重要特征。常见的免疫细胞包括淋巴细胞和浆细胞，这些细胞通常会进入受损区域，导致局部免疫反应的发生。过敏反应可能由外界物质引发，免疫系统异常激活，释放大量免疫介质，造成局部组织的进一步损伤。

自体免疫性病变则通常表现为免疫系统错误地攻击自身组织，导致持续的免疫反应和慢性损害。在这些免疫病理变化中，组织损伤常加剧，形成恶性循环，病理变化可能涉及皮肤的各个层次，包括表皮和真皮层，甚至可能影响皮肤的正常屏障功能，导致外阴区域的持续不适和功能异常。

4. 局部损伤与感染

外阴区域的局部损伤常是引发二次感染的基础。损伤可能由于外力、摩擦或其他外部刺激导致，局部的皮肤屏障功能被破坏，从而为细菌或真菌的入侵提供了条件。在感染的初期，细菌或真菌会迅速繁殖，刺激局部炎症反应的加剧，可能形成慢性或复发性的炎症。

二次感染常加重原本的炎症反应，使得组织修复过程受到阻碍，炎症反应难以消退，甚至可能引发继发性病变，如脓肿、溃疡或广泛的皮肤感染。对于局部损伤后的感染，除了消炎抗感染治疗外，还需要加强局部护理，避免进一步的损伤和继发性感染。

二、临床表现

1. 外阴瘙痒

外阴瘙痒是外阴炎最常见的症状之一，通常表现为持续性或间歇性的瘙痒感。瘙痒可能会轻微或剧烈，且随病情的严重程度而变化。瘙痒的发生主要与局部炎症反应、过敏反应或感染性因素（如细菌、真菌等）相关。患者往往因瘙痒而频繁抓挠，这不仅可能加重局部炎症，还可能导致皮肤破损，从而增加继发感染的风险。因此，瘙痒常成为患者就诊的主要原因之一，也是评估病情和选择治疗方案的重要依据。

2. 外阴红肿与热感

由于局部炎症反应，外阴部位可能出现红肿、温度升高等典型的炎症现象。炎症过程中，血管扩张和通透性增加导致局部充血和水肿，外阴的皮肤表面呈现出明显的红肿和热感，通常伴有疼痛和不适。这些症状是由炎症介质（如细胞因子和前列腺素）作用于血管引起的，目的是增加血流量和免疫细胞的渗透，从而帮助局部抗击病原体。然而，过度的炎症反应可能导致周围组织的进一步损伤。

3. 分泌物增加

外阴炎常伴有不同性质的分泌物，具体的分泌物类型取决于炎症的病因。白带增多是外阴炎最常见的表现，其性质可能为脓性、黏液性或奶白色等。例如，假丝酵母菌感染常导致奶白色、凝乳状分泌物，且伴有强烈的瘙痒感；细菌性阴道炎则通常表现为脓性分泌物，可能具有异味。分泌物的性质不仅有助于鉴别病因，还为临床医生提供了重要的指导信息。在诊断过程中，分泌物的采集和细菌学检查是确定感染源和合理用药的关键。

4. 疼痛与不适

外阴炎患者常在性行为或排尿时感到外阴部的疼痛或灼烧感。疼痛感通常与炎症的严重程度、感染的类型及组织损伤的范围相关。当炎症反应较为剧烈时，外阴部的皮肤和黏膜可能变得非常敏感，甚至在轻微的机械刺激下（如性交或排尿）引起明显的不适。炎症较为严重时，可能出现外阴部明显的压痛或触痛，表明局部组织已出现水肿或溃烂。

5. 外阴溃疡或糜烂

如果外阴炎未得到及时控制，可能导致皮肤的糜烂、溃疡，甚至渗出液体。尤其在病毒感染（如单纯疱疹病毒感染）或严重细菌感染中，外阴的皮肤和黏膜易出现破损，形成溃疡。这些溃疡常伴有渗液，可能引起持续的疼痛和炎症反应。溃疡的发生不仅加重了患者的症状，还可能导致感染扩散，甚至引起系统性并发症。在治疗过程中，需要特别关注外阴溃疡的护理和感染控制，以防局部病变恶化。

三、诊断与鉴别诊断

（一）诊断

1. 病史采集

详细询问患者的临床症状是诊断外阴炎的重要环节。患者常见的症状包括瘙痒、灼热感、外阴红肿、分泌物异常等。除基础症状外，还应询问性行为史、药物过敏史等，以便识别可能的诱因。了解患者是否有糖尿病、过敏性疾病及穿着不透气内衣等习惯，有助于进一步明确病因和制定治疗方案。

2. 体格检查

体格检查时，医生应仔细观察外阴部的红肿、溃疡、分泌物等临床表现。必要时可通过触诊评估外阴的压痛部位和炎症的扩散程度，进一步判断外阴炎的类型和严重程度。

3. 实验室检查

（1）阴道分泌物涂片检查：通过显微镜观察外阴分泌物中的细胞类型（如白细胞、上皮细胞）、真菌（如假丝酵母菌）、细菌或其他病原微生物的存在，有助于判断感染的性质。

（2）培养检查：外阴分泌物培养是确定病原菌类型的金标准，尤其在怀疑细菌性、真菌性或寄生虫性外阴炎时，培养结果尤为重要。

（3）血液检查：血常规检查可以评估全身性炎症反应，有助于判断是否存在系统性感染。

（4）阴道 pH 检查：测定阴道 pH 有助于诊断感染类型。比如，假丝酵母菌感染通常不会导致阴道 pH 升高，而细菌性阴道病则常伴有阴道 pH 升高。

4. 影像学检查

影像学检查在诊断外阴炎时并非首选，但在某些复杂病例中，可能需要通过超声、CT 或 MRI 等影像学技术来排除其他疾病或评估炎症的扩展情况，尤其是当炎症涉及阴道、子宫或其他盆腔器官时。

（二）鉴别诊断

1. 外阴白斑

外阴白斑是一种慢性外阴疾病，其主要特征是外阴皮肤变白、干燥及瘙痒等症状。该病通常呈现长期的病程，并且常伴随皮肤的纤维化现象，导致外阴组织逐渐萎缩。与外阴炎相比，外阴白斑缺乏急性炎症的表现，其外阴部的分泌物较少，且通常无明显的红肿或热感。病理上，外阴白斑常见的改变包括表皮角化过度、基底层细胞的丧失，以及结缔组织的增生。其发病机制尚未完全明了，可能与免疫异常、自身免疫性疾病及遗传因素有关。由于病变常涉及外阴部的慢性瘢痕化过程，临床治疗上需要长时间的观察与管理，治疗方式包括局部应用类固醇药物、免疫调节药物等。

2. 外阴肿瘤

外阴肿瘤，特别是外阴恶性肿瘤，如外阴鳞状细胞癌，常表现为外阴部的肿块、溃疡、持续性瘙痒等症状。外阴肿瘤的特点通常为局部不规则增生或溃烂，常伴有疼痛及长期不愈的病变。而与炎性疾病相比，肿瘤的表现往往更加顽固且不易缓解，且其表面常呈现溃烂或硬结的特征。临床上，肿瘤性病变的诊断需要通过组织病理学检查，常见的组织学类型为鳞状细胞癌，具有较高的局部浸润性及转移潜力。早期发现和手术切除是提高预后和生存率的关键，放射治疗和化学治疗则可作为辅助治疗手段。

3. 外阴干燥症

外阴干燥症主要由体内激素水平变化所引起，尤以更年期女性为高发人群。随着雌激素水平的下降，外阴部皮肤失去原有的滋润与弹性，导致外阴干燥、瘙痒、灼热感等症状。这些症状常与外阴炎相似，但与炎性疾病不同，外阴干燥症通常不伴有感染迹象或分泌物异常。病因主要与激素水平的变化有关，局部雌激素缺乏会导致外阴皮肤的干燥与脆弱，容易受到外界刺激引起不适。治疗上，局部雌激素治疗、保湿剂的应用，以及生活方式的调整（如避免刺激性化学品的使用）是主要的管理策略。

4. 接触性皮炎

接触性皮炎是由于接触某些外部化学物质（如香水、卫生巾、某些洗液等）引发的免疫反应，常见症状包括外阴部的红肿、瘙痒、灼热等。该病常发生在患者使用某些化学成分刺激性较强的日常护理产品后，局部皮肤发生过敏反应。与感染性外阴炎的区别在于，接触性皮炎不会伴有细菌或真菌感染的迹象，且其病理改变主要为皮肤的过敏性炎症表现。诊断时需要通过临床史的回顾及排除其他可能的感染性病因。治疗上，避免接触过敏原、使用抗组胺药物及局部应用类固醇药物是常见的治疗手段。

5. 阴道毛滴虫感染

阴道毛滴虫感染是由毛滴虫引起的一种常见性传播疾病，感染后可导致外阴瘙痒、异常分泌物等症状。分泌物通常呈黄色或绿色，且具有强烈的恶臭。诊断时，最常见的检测方法是显微镜下检查分泌物中的毛滴虫卵，或者通过培养进一步确认病原。毛滴虫感染不仅局限于外阴部，通常伴随阴道、子宫颈等部位的感染。治疗上，抗毛滴虫药物（如甲硝唑）是最主要的治疗手段。此类感染需在性伴侣之间同时治疗，以防复发和交叉感染。

四、治疗措施

1. 药物治疗

药物治疗是外阴炎治疗的重要组成部分，应根据病因的不同采取相应的抗感染、抗过敏和激素治疗。对于细菌性外阴炎，通常采用广谱抗生素（如头孢菌素菌素、青霉素等），以有效控制常见细菌感染。如果感染源为革兰阴性细菌或厌氧菌，则需要根据病原微生物的种类选择针对性抗菌药物。

对于由假丝酵母菌引起的真菌感染，常使用抗真菌药物，如氟康唑或克霉唑，这些药物可通过口服或外用方式进行治疗，以消除局部真菌感染。而对于由单纯疱疹病毒引起的外阴炎，抗病毒药物（如阿昔洛韦）可通过口服或局部治疗减轻病毒的繁殖与扩散。对于过敏性外阴炎患者，抗组胺药物或局部类固醇药物可以有效缓解过敏反应，减轻局部的红肿和瘙痒症状。

2. 局部护理

外阴的局部护理在治疗外阴炎过程中起着至关重要的作用。保持外阴的清洁是基础护理措施，建议使用温水进行清洗，避免使用刺激性强的清洁剂，以免引起皮肤进一步的刺激。过度的摩擦也应尽量避免，尤其是在炎症期间，应避免过度擦拭。穿着宽松、透气的棉质内衣是推荐的做法，因为合成纤维内衣和卫生巾可能导致局部湿热环境，进而加重感染风险。通过这些日常护理措施可以有效减轻外阴的炎症症状，促进愈合。

3. 激素治疗

对于由激素水平变化引起的外阴干燥或萎缩性炎症，局部激素治疗是常见的治疗方法。使用含有雌激素的激素霜或阴道栓剂，可以帮助恢复外阴皮肤的健康，缓解因激素缺乏而引发的干燥、疼痛及不适。此类治疗在更年期女性或其他因激素失衡引起的外阴症状中尤为重要。

4. 物理治疗

物理治疗可作为辅助治疗方法，特别适用于急性炎症期。局部冷敷或温湿敷可以有效缓解外阴的红肿和疼痛，帮助控制局部的炎症反应，促进血液循环，加速局部组织的恢复。此类治疗方法具有简单、安全的优点，能够为患者提供即时的舒缓作用。

5. 辅助治疗

免疫调节治疗对免疫功能低下的患者尤为重要，通过增强机体的免疫反应，能够减少反复感染的发生。在慢性外阴炎患者中，免疫增强治疗可以作为长期管理的一部分。此外，慢性外阴炎往往伴随情绪问题，因此心理疏导和情绪管理也是治疗过程中不可忽视的方面。通过心理支持，帮助患者应对长期疾病所带来的心理压力，进而提高治疗的依从性和生活质量。

第二节　阴道炎

阴道炎是指阴道的炎症反应，常伴有分泌物异常、阴道瘙痒、疼痛、红肿等症状。根据病因不同，阴道炎可以分为细菌性、真菌性、病毒性、寄生虫性等类型。

一、病因病理

（一）病因

1. 细菌感染

细菌性阴道病（BV）是一种常见的阴道感染，通常由阴道内正常菌群失调引起。乳酸杆菌作为阴道正常菌群的重要组成部分，其数量减少后，厌氧菌如加德纳菌、弗氏类杆菌、梭状芽孢杆菌等数量增多，导致阴道内环境改变，从而引发感染。细菌性阴道病的症状包括阴道分泌物增多，呈灰白色、异味，且患者常感到阴道不适。

BV的病症与性行为、抗生素使用、免疫系统功能障碍等因素密切相关。其他细菌感染，如由链球菌、金黄色葡萄球菌或大肠埃希菌引起的阴道炎，也较为常见，通常表现为阴道分泌物的改变、局部红肿、疼痛及排尿不适。细菌性阴道病的治疗主要依赖于抗生素，如甲硝唑、克林霉素等，根据病原微生物的种类进行针对性治疗。

2. 真菌感染

外阴阴道假丝酵母菌病是由白假丝酵母菌引起的阴道真菌感染。此类感染的发生通常与免疫功能低下、糖尿病、孕期及抗生素使用等因素有关。假丝酵母菌感染常见的症状包括阴道瘙痒、灼热感、白色乳酪样分泌物等，部分患者可能伴随阴道红肿、疼痛等症状。假丝酵母菌感染的治疗方法主要是应用抗真菌药物，如氟康唑、克霉唑等，能够有效消除病原菌并恢复阴道健康。

3. 病毒感染

病毒感染也是阴道炎的重要原因之一。HSV 感染通常通过性传播传播，感染后会引起阴道炎症，典型症状为阴道内出现水疱、溃疡，伴随剧烈的疼痛和不适。HSV 感染的治疗主要依赖抗病毒药物，如阿昔洛韦等，能够抑制病毒的复制并缓解临床症状。HPV 则与子宫颈癌及阴道上皮癌密切相关，尽管通常不会引发显著的急性炎症反应，但长期感染可引起子宫颈或阴道的上皮病变，增加癌变的风险。HPV 感染的预防和控制主要通过疫苗接种及定期的子宫颈筛查来实现。

4. 寄生虫感染

阴道毛滴虫病是由阴道毛滴虫引起的寄生虫性阴道炎，通常通过性传播。患者通常表现为泡沫状、黄色或绿色的分泌物，且具有异味，伴随阴道瘙痒、灼热感及排尿不适等症状。阴道毛滴虫感染的诊断通常通过显微镜检查阴道分泌物或分子生物学检测方法确认。治疗方法通常为抗寄生虫药物，如甲硝唑或替硝唑，能够有效清除寄生虫。

5. 过敏或刺激反应

除了感染引起的阴道炎症外，过敏或刺激性反应也可能导致阴道炎。常见的化学刺激源包括香皂、卫生巾、阴道清洗液等，这些物品中的化学成分可能引起局部过敏反应，导致阴道不适、灼热感或瘙痒等症状。此外，药物过敏也是引发阴道菌群失调的重要因素，尤其是抗生素的广泛使用，可能导致阴道内正常菌群的失衡，诱发阴道炎的发生。此类过敏性阴道炎的治疗通常依赖于避免过敏原的暴露，并可根据需要使用局部类固醇或抗组胺药物来缓解过敏症状。

（二）病理

1. 急性炎症反应

急性炎症反应是对外界刺激或感染的一种即时反应，常伴充血、水肿、白细胞浸润等病理变化。阴道黏膜在急性炎症反应中通常表现为充血和水肿，导致黏膜表面红肿、肿胀，局部血管扩张，通透性增加，液体及蛋白质渗出至组织间隙，从而形成水肿。此时，阴道腺体的分泌功能会受到刺激，分泌物变得黏稠或浑浊，可能是透明、乳白色或黄色，且量增多，反映了局部组织对炎症的应答。

在急性炎症的局部，白细胞特别是中性粒细胞会大量浸润，这一现象是免疫系统对病原入侵的反应，表现出明显的局部免疫反应。白细胞的浸润不仅参与清除病原微生物，还可通过释放各种细胞因子和酶类促进局部的炎症反应。中性粒细胞在急性炎症中发挥着重要的免疫功能，能够吞噬并消化外来的病原，抑制感染的扩散。

2. 慢性炎症反应

慢性炎症反应通常在急性炎症未得到及时有效控制时发生，或是由持续性低度刺激引起。在慢性阴道炎的患者中，阴道黏膜可能会出现不同程度的组织结构变化，表现为上皮的增生、角化或鳞状上皮化生等病理改变。这些改变意味着局部组织在长期炎症刺激下发生了适应性反应，表现为细胞增生或形态的改变。上皮增生通常表现为细胞的增大、排列的紊乱及角化现象，可能影响到正常的黏膜屏障功能。

在慢性阴道炎中，炎症引起的组织损伤和修复反应反复进行，可能导致阴道结构的纤维化。纤维化是指局部结缔组织的过度增生，形成了纤维结缔组织的沉积，这不仅使阴道黏膜的弹性降低，甚至可能导致阴道的狭窄，影响正常的生理功能。慢性炎症的持续存在，常伴随有溃疡、糜烂或瘢痕的形成，这些改变会使阴道黏膜的完整性受损，增加继发感染的风险。

3. 局部免疫反应

局部免疫反应在阴道炎的病理过程中起着关键作用，尤其是在免疫缺陷性或过敏性阴道炎中。局部免疫细胞，如 T 细胞、B 细胞和浆细胞的浸润，通常反映了免疫系统对病原的反应及局部免疫的失调。在免疫缺陷状态下，由于免疫系统的防御功能下降，局部感染或炎症易于反复发生，免疫细胞的增多是为了弥补免疫防线的不足。

在过敏性阴道炎中，局部免疫反应通常表现为T细胞和B细胞的聚集，免疫细胞分泌的细胞因子引发了典型的过敏反应，如局部瘙痒、红肿和渗出。对于细菌、真菌、病毒等病原的免疫反应，常常会导致组织的局部损伤与细胞坏死，表现为糜烂或溃疡，这不仅增加了阴道的炎症反应，也可能加重病程。

4. 感染性改变

感染性阴道炎是由病原微生物引起的，常见的感染性因素包括细菌、真菌和病毒。BV是一种常见的细菌感染，主要特征是阴道内乳酸杆菌减少，厌氧菌增多，局部环境呈现碱性。这种菌群失衡使得阴道内的正常菌群遭到破坏，导致感染的发生。细菌性阴道病可引起阴道分泌物异常，表现为恶臭的灰白色分泌物。

真菌感染中，最常见的病原是假丝酵母菌（如白假丝酵母菌），这种真菌感染常导致阴道黏膜表面出现白色斑块或分泌物，伴随有局部的发红、肿胀、灼热感及瘙痒等症状。阴道黏膜的炎症反应增强，可能导致白带增多和不适。

病毒感染，如HSV感染，通常在阴道内引起水疱、溃疡或糜烂。单纯疱疹病毒感染常伴随明显的疼痛感和局部灼热感，病毒的存在会使局部免疫反应加剧，进一步加重组织损伤。

二、临床表现

1. 阴道分泌物改变

阴道分泌物的性质、颜色、气味等变化通常是阴道炎的首要症状，分泌物的异常变化不仅有助于诊断病因，还能为临床治疗提供指导。不同类型的阴道炎，其分泌物的外观和气味表现有所不同，常见的变化包括以下4种。

（1）BV：患者典型表现是阴道分泌物增多，颜色呈灰白色，伴有明显的腥臭味。该病的发病机制主要是阴道内乳酸杆菌的减少和厌氧菌的增生，导致阴道内的菌群失衡。腥臭味是因为厌氧菌代谢产生的挥发性有机物，通常会引起患者的明显不适。

（2）假丝酵母菌感染：此类感染通常表现为阴道分泌物的增多，分泌物呈奶白色、稠厚，质地如同凝乳或奶酪状，且没有明显的臭味。假丝酵母菌感染是由念珠菌属真菌引起的，患者常伴有白带增多、外阴瘙痒等症状。由于假丝酵母菌为常见的阴道共生菌，免疫抑制等因素可能促使其过度生长，进而引发感染。

（3）阴道毛滴虫感染：患者典型症状是阴道分泌物呈泡沫状，颜色通常为黄色或绿色，伴有臭味。毛滴虫感染由阴道毛滴虫引起，常见于有多个性伴侣或性生活不洁的女性。该感染常伴有明显的阴道炎症反应，分泌物黏稠且异味明显，患者常表现为强烈的不适。

（4）单纯疱疹病毒感染：如HSV-2型，可导致阴道内出现水疱或溃疡，分泌物可能呈血性或渗出液。水疱破裂后可形成溃疡，患者可能出现阴道内剧烈的灼痛感，尤其是在尿道排尿时或性交时，症状更加明显。

2. 阴道瘙痒或灼热感

阴道瘙痒或灼热感是阴道炎患者常见的症状，几乎所有类型的阴道炎都可能伴随有不同程度的瘙痒、灼热或刺痛感。患者通常在阴道内感到异物感、瘙痒或灼热，尤其在排尿或性交时，症状可能会加重。瘙痒通常是由于局部炎症和分泌物的增多导致外阴及阴道黏膜的刺激，灼热感则是炎症导致局部血管扩张、神经末梢的过度敏感所致。

在某些情况下，外阴瘙痒可能会导致患者产生过度抓挠行为，进而导致外阴皮肤的损伤，形成皮肤破损、红肿及继发感染。

3. 疼痛

疼痛是阴道炎患者常见的症状之一，尤其是在性交时或触碰时。疼痛的程度可能与炎症的严重程度、病因及局部组织的损伤程度密切相关。某些类型的阴道炎，如单纯疱疹病毒感染和阴道毛滴虫感染，通常伴随剧烈的疼痛。炎症引起的血管扩张和细胞浸润可导致局部的过敏反应和组织损伤，进而引发持续性的疼痛。疼痛的发生也可能与阴道分泌物的黏稠度和量的变化有关，如假丝酵母菌感染时，分泌物增多可能导致阴道摩擦时的疼痛感加剧。

4. 外阴刺激症状

当阴道炎向外阴部位扩展时，外阴可能会出现不同程度的刺激症状，包括红肿、灼热感、干燥及瘙痒。外阴是暴露部位，容易受到局部感染或炎症的直接影响，特别是在感染性阴道炎（如细菌性阴道病、外阴阴道假丝酵母菌病、阴道毛滴虫病）中，炎症扩展至外阴时，外阴皮肤常表现为红肿、灼痛和过敏反应。外阴的刺激症状严重时，可能影响日常生活和工作，导致患者对外阴的接触产生强烈的不适。

5. 异常的尿道症状

尿道刺激症状是阴道炎患者常见的伴随症状之一，特别是在感染性阴道炎中。当炎症蔓延至尿道时，患者可能会出现排尿时的不适或灼热感。部分患者还可能伴随尿频、尿急等症状，这些症状常是由于炎症引起的局部肿胀和对尿道的刺激。尿道与阴道相邻，因此阴道炎症扩展至尿道会导致尿道黏膜的受损，表现为排尿时的疼痛或灼热感。特别是细菌性阴道病和尿道感染同时存在时，尿道症状可能更加显著。

三、诊断与鉴别诊断

（一）诊断

1. 病史采集

在诊断妇科疾病时，详尽的病史采集是至关重要的。首先，应询问患者的症状，尤其是阴道分泌物的颜色、气味、量等特征，因为这些因素对诊断有重要意义。其次，应详细了解患者的性行为史，包括是否有多个性伴侣、是否采取避孕措施等，这些信息有助于识别是否存在性传播感染的风险。此外，过敏史和药物使用史也是评估患者病情的关键，特别是抗生素、糖皮质激素等药物的使用历史，因其可能会导致阴道菌群失调或免疫抑制。最后，应询问患者是否有基础疾病，如糖尿病、免疫缺陷等，这些疾病可能增加感染的易感性或影响疾病的临床表现。

2. 体格检查

体格检查是进一步确定病因的重要步骤。首先，进行阴道镜检查和外阴检查，观察阴道分泌物的性质及外阴是否存在红肿、瘙痒、溃疡等病理变化，通过这些检查可以初步判断阴道感染的类型。根据分泌物的颜色、气味、量及其分布情况，以及外阴的临床表现，如是否有红肿、溃疡或瘙痒，可以对病因做出初步推测。阴道分泌物的性质和外阴的局部表现对于明确感染类型非常重要。

其次，阴道分泌物的检查可通过取分泌物标本，送显微镜进行检查或培养，以确定病原微生物的种类。例如，BV 患者的阴道分泌物中常可见到较多的细菌和白细胞，且阴道 pH 通常偏高。对于假丝酵母菌感染，显微镜下可见典型的假丝酵母菌和假菌丝。阴道毛滴虫感染的患者分泌物中则可见典型的毛滴虫。

pH 检测在诊断中同样发挥着重要作用。通常情况下，细菌性阴道病的阴道 pH 较高（＞4.5），而假丝酵母菌感染的阴道 pH 接近正常（约 4.0）。这些检测为确诊提供了有力的支持。

3. 实验室检查

实验室检查是明确诊断的关键。首先，显微镜检查通过对阴道分泌物的直接观察，可以鉴别不同类型的病原微生物，如假丝酵母菌、毛滴虫或其他细菌等。分泌物培养则有助于确诊致病菌的种类，并可以通过药物敏感试验判断其对常用抗菌药物的敏感性。对于病毒感染，PCR 检测是一种高效且灵敏的检测方法，尤其在诊断 HSV、HPV 等病毒性阴道感染中具有重要作用。最后，血液检查也是诊断过程中不可忽视的步骤，白细胞计数升高往往提示存在系统性感染。

（二）鉴别诊断

1. 萎缩性阴道炎

萎缩性阴道炎主要发生在更年期或围绝经期的女性，通常与体内雌激素水平的下降密切相关。随着雌激素水平的降低，阴道黏膜逐渐变薄、干燥，润滑能力显著下降，导致患者出现阴道瘙痒、干涩和疼痛等不适症状。由于阴道黏膜的保护功能减弱，患者还可能感到性交痛或不适，甚至可能影响性生活质量。

值得注意的是，与典型的阴道炎症不同，萎缩性阴道炎通常没有阴道分泌物增多或典型的炎症反应表现。分泌物的减少可能使患者感到阴道干涩，并且其症状常在夜间加重。对于诊断，阴道镜检查常可见阴道黏膜苍白、干燥，甚至可能出现裂伤或小溃疡。治疗通常包括局部使用雌激素制剂，如雌激素栓剂或膏剂，以改善阴道润滑并恢复阴道健康。

2. 外阴阴道癌

外阴阴道癌是一种恶性肿瘤，通常表现为阴道出血、分泌物增多及局部疼痛等症状。由于早期症状可能较为隐匿，很多患者在疾病进展时才寻求医疗帮助。外阴阴道癌的分泌物可能呈现血性或恶臭，伴随局部的红肿、溃疡或硬块等变化。

阴道镜检查和活体组织检查是确诊外阴阴道癌的重要手段。通过阴道镜检查，医生可以观察到阴道或外阴区域的异常肿块、溃疡或不规则的出血性病变。如果怀疑恶性病变，进一步的活体组织检查能够明确诊断，并为治疗方案的制定提供依据。治疗方式取决于癌症的分期，可能包括手术切除、放射治疗或化学治疗等多种治疗手段。

3. 外阴瘙痒症

外阴瘙痒症是指外阴区域的瘙痒感，但通常不伴随阴道分泌物的异常或明显的阴道炎症表现。这种症状多由过敏、局部刺激物或系统性疾病引起。常见的局部刺激物包括香水、肥皂、卫生巾或洗涤剂等，这些化学物质可能导致外阴皮肤过敏或刺激反应。

此外，某些系统性疾病如糖尿病、肝病或肾病等也可能通过影响免疫系统或局部血液循环，从而导致外阴部的瘙痒。对于这种情况，首先应排除其他病因，特别是感染性或恶性病变，通常通过详细的病史询问和体格检查进行诊断。治疗方面，避免刺激物、使用局部镇痒药物和保持外阴清洁干燥是常见的管理策略。如果瘙痒症状与系统性疾病相关，则需要对原发病进行治疗。

4. 阴道异物

阴道异物是指阴道内存在外来物质，常见的包括遗忘的卫生棉条、避孕器、或其他异物。患者可能表现为阴道异味、分泌物异常、局部不适或疼痛。阴道异物常引起局部炎症反应，并可能伴随异味或分泌物的异常变化，如脓性分泌物或有异臭的分泌物。长期存在的异物还可能引发阴道感染，甚至导致更严重的并发症。

阴道镜检查是诊断阴道异物的常见方法，医生可以通过阴道镜观察阴道腔内的异物并进一步进行取出处理。治疗的核心是尽早移除异物，同时根据需要给予抗生素治疗以预防感染。患者应了解及时就医的重要性，以避免异物长期滞留造成的严重后果。

5. 盆腔炎性疾病（PID）

PID 是一组涉及女性生殖器官（如子宫、输卵管、卵巢等）的感染性疾病，通常由细菌感染引起，尤其是通过性传播途径传染的病原。PID 的典型症状包括阴道分泌物异常、下腹痛、发热等，严重时可能伴随恶心、呕吐等全身症状。下腹部或盆腔部的触痛是 PID 的常见体征之一。

在诊断过程中，医生需要结合病史、临床表现和相关检查结果进行综合判断。尤其是通过盆腔超声检查，可以评估子宫、输卵管和卵巢的炎症情况。血液检查（如白细胞计数升高）也常见于 PID 患者。早期诊断和治疗对于防止病情加重及避免并发症（如输卵管堵塞、异位妊娠等）至关重要。PID 的治疗通常以抗生素为主，针对可能的病原进行针对性的抗感染治疗，严重病例可能需要住院治疗或手术干预。

四、治疗措施

1. 抗菌药物治疗

BV 是女性常见的阴道炎症之一，通常由于阴道内正常菌群的失衡，尤其是乳酸菌减少，而导致厌氧菌和其他致病菌的过度生长。治疗细菌性阴道病的首选药物为抗生素，常用的包括甲硝唑和克林霉素。

甲硝唑是一种有效的抗厌氧菌药物，通过干扰细菌的 DNA 合成来抑制其生长，克林霉素则通过抑制细菌的蛋白质合成起到抗菌作用。甲硝唑和克林霉素可以通过口服或局部应用（阴道栓剂或凝胶）治疗。根据临床研究，口服药物通常疗效较为显著，但局部治疗可以减少系统性不良反应，适用于轻度病例或特定人群。治疗方案的选择需要根据患者的具体情况及病情严重程度来调整。

若患者伴有其他性传播疾病，如淋病或衣原体感染，则需要联合抗生素治疗。淋病由奈瑟菌引起，衣原体感染则由沙眼衣原体引发。对于这类混合感染，治疗方案通常包括头孢菌素（如头孢曲松）和阿奇霉素。头孢菌素能够有效抑制奈瑟菌的生长，而阿奇霉素则对衣原体感染具有较好的疗效。联合治疗能够解决多重病原感染问题，减少并发症的发生，且有助于避免耐药性的产生。

2. 抗真菌治疗

外阴阴道假丝酵母菌病是女性常见的阴道感染之一，尤其是白假丝酵母菌引起的阴道假丝酵母菌病。该病主要表现为阴道瘙痒、分泌物增多、灼热感等症状。常见的抗真菌药物包括氟康唑和克霉唑，这些药物通过抑制真菌细胞膜中麦角甾醇的合成来发挥抗真菌作用。

氟康唑可以口服，且具有较长的半衰期，通常用于治疗中度至重度的感染。克霉唑则可以通过局部应用（如阴道栓剂或膏剂）直接作用于感染部位，适用于轻度或局部感染。对于复发型假丝酵母菌感染，可能需要长期的低剂量预防治疗，以减少复发的频率和临床症状。

局部治疗在真菌性阴道炎的管理中也占据重要地位。使用抗真菌栓剂或膏剂能够直接作用于阴道内的感染区域，从而更有效地减轻症状和局部炎症反应。在治疗过程中，应注意患者的症状表现和治疗反应，避免过度治疗或药物滥用，以减少药物不良反应和耐药性的产生。

3. 抗病毒治疗

HSV 感染引起的阴道炎表现为外阴水泡、溃疡及灼热疼痛等症状。抗病毒治疗是该病的核心治疗方法，常用药物包括阿昔洛韦和伐昔洛韦等，这些药物通过抑制病毒的 DNA 聚合酶来减缓病毒的复制，从而有效减少症状和病程。抗病毒治疗通常以口服药物为主，尤其是在急性发作期，能够显著减轻患者的不适并加快痊愈。对于复发性或慢性患者，抗病毒治疗可能需要长期管理，以减少复发频率和病情的加重。

HPV 感染则没有特效药物可以直接治疗。HPV 感染本身多为自限性疾病，通常仅在某些高危型 HPV 感染后才可能引发子宫颈病变。治疗更多地集中在 HPV 引起的并发症，如子宫颈病变、外阴病变等。对于子宫颈癌前病变，临床上通常采用冷冻治疗、激光治疗或手术切除等方式，而对 HPV 本身，目前仅能通过疫苗接种进行预防。因此，定期的子宫颈癌筛查是 HPV 感染患者管理的重要措施。

4. 抗原治疗与过敏管理

过敏或局部刺激是导致阴道炎的另一常见原因，常见的过敏源包括化学物质、卫生产品（如卫生巾、阴道清洁剂等）及某些药物。治疗该类阴道炎的首要措施是避免接触已知的过敏源。此外，使用抗组胺药或局部类固醇药物可以有效缓解过敏反应，从而减轻局部的炎症和不适。局部类固醇药物能够抑制免疫反应，减少局部肿胀和瘙痒，但应谨慎使用，以避免长期使用引起的不良反应。

5. 局部治疗

局部治疗是阴道炎治疗中的重要组成部分。保持阴道区域的清洁和干燥是预防和治疗阴道炎的基本措施。过度清洁可能破坏阴道内的自然菌群平衡，导致新一轮的感染。因此，建议患者保持适当的阴道卫生，避免使用刺激性强的化学清洁剂。在治疗过程中，局部缓解药物（如抗菌、抗真菌药膏、栓剂）能够直接作用于感染部位，缓解症状并减轻局部炎症反应。局部治疗不仅可以减少药物的系统性不良反应，还能有效提高药物在局部的浓度，从而增强治疗效果。

第三节　子宫颈炎

子宫颈炎是指子宫颈的炎症，通常伴有分泌物异常、外阴瘙痒、性交痛、尿频等症状。子宫颈炎根据其病因和临床表现的不同，分为急性子宫颈炎和慢性子宫颈炎两种类型。急性子宫颈炎通常由感染引起，表现为明显的症状和体征；慢性子宫颈炎则通常是由于长期慢性刺激或反复感染引起，症状较为轻微，常呈隐性或间歇性表现。

一、病因病理

（一）病因

1. 感染性因素

（1）细菌感染：细菌性子宫颈炎常由链球菌、葡萄球菌等病原菌引起，尤其在分娩后的创伤性感染或术后感染中较为常见。大肠埃希菌通过泌尿系统逆行感染可引发子宫颈炎，尤其是在尿路感染伴随的情况下。淋病双球菌是引发淋病性子宫颈炎的主要病原，通常表现为急性炎症和脓性分泌物。衣原体感染常导致慢性、隐匿性子宫颈炎，且常伴随其他生殖器感染，如盆腔炎。

（2）病毒感染：HPV与子宫颈癌的发生密切相关，尤其是高危型HPV病毒感染，通常没有明显的急性症状，但可引起子宫颈的持续慢性炎症。HSV主要通过性传播，可导致急性子宫颈炎，表现为疼痛、水泡或溃疡等症状。人类免疫缺陷病毒（HIV）感染者免疫功能低下，易导致各种继发性感染，包括子宫颈炎。

（3）真菌感染：假丝酵母菌感染是导致慢性、反复发作的子宫颈炎的常见原因，通常伴有外阴或阴道假丝酵母菌感染。

（4）寄生虫感染：滴虫性子宫颈炎主要通过性传播引起，常伴有阴道泡沫状分泌物，症状明显。

2. 非感染性因素

（1）物理刺激：长期使用宫内避孕器（IUD）可能导致子宫颈慢性炎症，尤其是在IUD未及时更换或使用不当的情况下。

（2）过度清洁或使用刺激性卫生产品：过度使用阴道清洁剂、香皂或卫生棉条等化学物质，可能对子宫颈造成化学刺激，进而引发炎症。

（3）激素变化：激素水平波动，如妊娠、口服避孕药的使用及围绝经期等情况下，都可能影响子宫颈的免疫功能，从而增加感染的发生风险。

3. 免疫因素

免疫系统功能低下（如艾滋病、糖尿病等）会导致子宫颈部的免疫防御能力减弱，易发生感染，进而引发子宫颈炎症。这些免疫缺陷使得患者更容易受到各种病原体的侵袭，尤其是在免疫功能受损时，局部感染控制能力减弱，病情容易加重。

4. 性传播疾病

性传播感染是子宫颈炎的主要危险因素之一。与不洁性行为、多个性伴侣、未采取保护措施等因素密切相关，性传播感染是子宫颈炎的重要诱因，尤其是在未进行有效防护的情况下，病原体更容易通过性接触传播至子宫颈，导致炎症发生。

（二）病理

1. 急性子宫颈炎的病理表现

（1）充血和水肿：急性炎症反应中，子宫颈黏膜表面通常表现为明显的充血和水肿，组织呈现红肿、热感和触痛。毛细血管扩张及局部淋巴液渗出是其典型表现，导致局部组织肿胀、增厚。这一现象常伴随局部热感和触痛，提示炎症活跃。

（2）白细胞浸润：急性炎症区域会有大量的中性粒细胞浸润，这是急性感染反应的标志，白细胞在该区域的聚集反映出机体免疫系统对感染的反应。中性粒细胞的浸润可加剧局部组织的水肿与肿胀，且通常伴有脓性分泌物。

（3）分泌物增多：子宫颈的腺体分泌活动明显增加，因炎症导致分泌物粘稠、浑浊，可能伴有脓性或血性分泌物。这些分泌物常作为炎症反应的产物，其中的炎症细胞和细菌残骸可能会随着分泌物排出体外。

（4）溃疡和糜烂：急性炎症的持续刺激可能导致子宫颈表面出现溃疡或糜烂，部分局部组织可能出现小范围的出血，严重时可能形成明显的溃疡，造成子宫颈的结构破坏和功能障碍。

2. 慢性子宫颈炎的病理表现

（1）上皮增生或鳞状上皮化生：长期的慢性炎症会促使子宫颈的柱状上皮逐渐转变为鳞状上皮，表现为上皮的增生或化生现象。这种转变是慢性炎症对组织的长期刺激的结果，可能影响子宫颈的功能，且是慢性炎症的一个重要标志。

（2）慢性炎症细胞浸润：慢性子宫颈炎的典型特征是免疫细胞的持续浸润，主要表现为单核细胞、淋巴细胞和浆细胞的聚集。这些细胞的存在表明局部持续的免疫反应，并反映了机体对于长期慢性刺激的应答。

（3）纤维化：随着慢性炎症的长期持续，纤维化在子宫颈组织中逐渐形成。纤维化使得局部组织变得坚硬，并可能影响子宫颈的正常功能，甚至导致子宫颈的结构改变，如粘连或狭窄，进而影响生育能力和分娩过程。

（4）脓性分泌物：慢性炎症可导致子宫颈腺体持续分泌脓性或粘液性分泌物，分泌物呈无色或淡黄色，内含炎症细胞和细菌。这些分泌物的持续存在，表明子宫颈长期处于炎症状态。

3. 癌前病变和子宫颈癌

长期慢性子宫颈炎可能为癌前病变的发展提供一个适宜的微环境，尤其是当该炎症与高危型 HPV 感染相伴时。HPV 感染被认为是子宫颈癌的主要致病因素，特别是高危型 HPV（如 HPV 16 型和 18 型）感染会导致子宫颈上皮细胞的变异，从而可能发展为子宫颈上皮内病变（CIN）和最终的子宫颈癌。HPV 通过对细胞周期的调控及对 DNA 的损伤，引起细胞的恶性转化，因此长期慢性子宫颈炎，特别是在存在 HPV 感染的情况下，显著增加了子宫颈癌发生的风险。由此可见子宫颈癌的早期筛查，特别是对 HPV 感染者的定期检查，对于预防子宫颈癌具有重要意义。

二、临床表现

1. 阴道分泌物增加

阴道分泌物增多是许多妇科疾病的重要临床表现之一，通常表现为白色、稀薄或黏稠的分泌物，可能伴随有恶臭气味。在急性或慢性阴道炎、子宫颈炎等炎症性疾病中，阴道分泌物的改变尤为显著。分泌物的增加通常是由炎症引起的局部腺体分泌活动增多，炎症反应的产生使得黏膜的分泌功能被激活，导致分泌物的浓度和量发生变化。在严重的炎症状态下，分泌物有时会带有脓性或血性成分，呈现出浑浊或带血的特点，这可能是感染性病原体侵犯或局部组织损伤所致。分泌物的变化不仅是病理过程的一部分，也为临床医生提供了诊断和判断疾病严重程度的重要依据。

2. 阴道出血

阴道出血是妇科常见的症状之一，尤其是性交后出血或月经周期不规律时，往往提示存在子宫颈、阴道或子宫内膜的病变。在炎症性疾病如子宫颈炎、阴道炎、子宫内膜炎等情况下，局部血管充血、脆弱和破裂可能导致阴道出血，表现为轻微的点状出血或中等量的持续性出血。特别是在子宫颈炎症中，由于子宫颈组织的充血和水肿，性交时对子宫颈的机械刺激可能导致出血现象。月经周期中的异常出血则可能反映了内分泌失调或子宫病变的存在，需进一步诊断确认病因。

3. 下腹痛

下腹痛是妇科疾病中常见的症状之一，通常与盆腔炎症、子宫或附睾的病变密切相关。局部的疼痛或压力感，常见于子宫、子宫颈或阴道的炎症。该疼痛可能为钝痛、持续性或间歇性，有时伴随腹部胀满感。疼痛的严重程度与炎症的程度密切相关，轻度的炎症可能仅引起不适感，而严重的炎症则可能导致剧烈的疼痛。随着病变的发展，疼痛有时可放射至腰部或大腿根部，提示炎症的范围和影响区域逐渐扩展。

4. 尿频或排尿痛

由于盆腔器官的相互联系，阴道、子宫颈及膀胱的炎症可相互影响。炎症刺激周围组织时，膀胱的功能可能受到影响，表现为尿频或排尿时的疼痛。尿频是由于膀胱受到炎症刺激而产生不适，导致排尿次数增多；而排尿痛则是由于膀胱壁或尿道的炎症反应导致排尿时局部的疼痛或灼热感。此类症状常见于急性尿路感染或盆腔炎症中，提示炎症已经涉及泌尿系统。

5. 性交痛

性交痛常见于子宫颈或阴道的炎症性疾病。由于炎症反应引起的子宫颈肿胀或敏感，性交时可能出现不适或疼痛。尤其是子宫颈炎或阴道炎的患者，性交时会由于机械刺激导致疼痛加剧。疼痛的性质可以是刺痛、钝痛或灼热感，且疼痛可能在性交后持续一段时间。此外，长期存在的炎症也可能导致阴道干涩，使得性交时摩擦增加，进一步加剧疼痛感。

三、诊断与鉴别诊断

（一）诊断

1. 病史询问

在诊断妇科感染或炎症时，病史询问是至关重要的一步。首先需要了解患者的性行为史，包括是否有多个性伴侣、是否存在不安全性行为等，以便评估性传播疾病的风险。此外，询问患者是否使用 IUD，因为宫内避孕器的使用可能增加子宫颈感染的风险，尤其是在子宫颈受到创伤或感染时。进一步询问患者是否有其他性传播疾病的相关症状，如淋病、梅毒、尖锐湿疣等，能够帮助识别感染的来源与性质，为后续检查和治疗方案的制定提供依据。

2. 临床表现

在临床检查过程中，观察阴道分泌物的性质和量是重要的诊断依据。阴道分泌物的颜色、气味、质地等均可反映感染的类型。例如，黄色或绿色的分泌物可能提示淋病或其他细菌性感染；而泡沫状、恶臭的分泌物则常见于阴道毛滴虫病。此外，还应注意是否伴随阴道出血、腰骶部疼痛、下腹痛等症状，这些症状常见于子宫颈炎、盆腔炎等感染性疾病。

评估患者的临床表现可帮助判断感染的严重程度及其可能的病因。

3. 子宫颈检查

妇科检查中的子宫颈检查至关重要，尤其是通过窥器检查，可以直观观察到子宫颈的病变情况。子宫颈红肿、溃疡、化脓性分泌物等表现可能提示存在急性或慢性子宫颈炎，尤其是感染性子宫颈炎。子宫颈红肿常伴随着局部炎症反应，而溃疡及化脓性分泌物则提示存在较为严重的细菌感染。在检查过程中，还需要观察子宫颈的形态、颜色、质地等变化，以评估病变的范围和严重程度。

4. 实验室检查

实验室检查对于明确感染病因具有重要意义。常规分泌物检查可以帮助识别阴道分泌物的细菌、病毒或真菌类型。细菌培养、病毒分离或PCR等技术能够更加精确地确定致病微生物，进而指导合理的抗感染治疗。通过这些实验室检查，不仅可以确定是否存在感染，还能明确感染的种类（如细菌性、病毒性、真菌性），为后续的治疗方案提供科学依据。

5. 子宫颈刮片检查

子宫颈刮片检查是妇科检查中的一项重要筛查手段，特别是在子宫颈炎症长期存在或反复发作的患者中。该检查通过取子宫颈表面细胞样本，检查是否存在细胞异常，评估是否存在癌前病变或早期子宫颈癌。对于有慢性子宫颈炎史的患者，定期进行子宫颈剖片检查尤为重要。子宫颈刮片检查不仅有助于早期发现子宫颈癌及其前期病变，还能为治疗方案的制定提供重要依据。

（二）鉴别诊断

1. 子宫颈癌

子宫颈癌是一种常见的女性生殖系统恶性肿瘤，其早期症状往往较为隐匿，但可表现为异常阴道出血（如接触性出血或经期不规律的出血）、分泌物增多等。子宫颈癌的临床症状与许多良性疾病相似，因此必须通过子宫颈刮片和阴道镜检查等检查方法加以明确。子宫颈刮片检查能够通过细胞学检查发现子宫颈癌或其前期病变，而阴道镜检查则有助于观察子宫颈表面的病变情况，若发现异常病变可进行活体组织检查进一步确认诊断。早期发现子宫颈癌对患者的治疗预后至关重要，定期筛查和及时诊断是预防子宫颈癌的重要手段。

2. 子宫颈糜烂

子宫颈糜烂通常表现为子宫颈上皮的脱落和溃疡，临床症状包括分泌物增多和接触性出血。与子宫颈癌不同，子宫颈糜烂通常不伴有明显的炎症反应，其病因多为慢性子宫颈炎或激素水平变化所引起。子宫颈糜烂可通过妇科检查和阴道镜检查诊断，典型的表现为子宫颈表面红肿、糜烂和溃疡，但病变通常限于子宫颈上皮层，不涉及深层组织。与子宫颈癌的区别在于，子宫颈糜烂通常没有恶性细胞变异，且多不引发疼痛或严重不适，因此不需要过度担忧。然而，若子宫颈糜烂持续不愈或伴有持续出血症状，仍需进一步检查排除其他病变。

3. 阴道炎

阴道炎是常见的妇科疾病，通常表现为阴道分泌物异常、瘙痒、灼痛等症状。与子宫颈炎相比，阴道炎的症状更集中于阴道部位，不涉及子宫颈。阴道炎的常见类型包括细菌性阴道病、外阴阴道假丝酵母菌病和外阴阴道毛滴虫病等，症状表现通常包括异味分泌物、白带增多或变色、瘙痒等。子宫颈炎则主要表现为子宫颈区域的红肿、触痛和分泌物增多，可能伴随下腹痛。鉴别阴道炎与子宫颈炎时，医生需要通过妇科检查及实验室检查来明确病因，并根据病因选择合适的治疗方案。

4. PID

PID 是一组涉及女性上生殖道的炎症性疾病，通常表现为下腹痛、发热、分泌物增多等症状。PID 可涉及子宫、输卵管、卵巢及其周围组织，其症状与单纯的子宫颈炎、阴道炎有所不同。PID 的诊断通常需要通过全面的临床评估，包括病史询问、体格检查、实验室检查及影像学检查。患者常表现为严重的下腹痛，且在检查过程中可能触及肿块或压痛。PID 的诊断需通过腹部和盆腔的全面检查来明确，尤其是在症状严重时，及时诊断和治疗有助于防止病情进展和并发症的发生。

5. 生殖器疱疹

生殖器疱疹是由 HSV 引起的性传播疾病，常表现为外阴、阴道或子宫颈部位出现疼痛性水疱和溃疡。如果患者出现外阴或子宫颈上的疱疹样病变，需要与子宫颈炎等疾病进行鉴别诊断。通过病毒检测（如 PCR 或病毒培养）可以确认是否为生殖器疱疹感染。生殖器疱疹的诊断不仅依赖于临床症状，还需结合实验室检测来进行确诊。由于生殖器疱疹具有复发性和长期性，因此及时的抗病毒治疗有助于缓解症状并减少复发的频率。

四、治疗措施

1. 药物治疗

（1）抗生素治疗：对于由细菌感染引起的子宫颈炎，首选抗生素治疗。常用的广谱抗生素如青霉素、头孢菌素类药物能够有效地治疗一般细菌感染。而针对某些特定病原体，需使用针对性抗生素，如氯霉素、阿莫西林等，特别是在由淋病奈瑟球菌、沙眼衣原体等引起的子宫颈炎中，针对性抗生素能显著提高治疗效果。对于可能存在混合感染或同时感染其他病原体的情况，联合用药成为治疗的常规方案，可能涉及抗真菌药物或其他抗生素的联合使用。

（2）抗病毒治疗：当子宫颈炎由病毒感染引起（如生殖器疱疹或 HPV），需要应用抗病毒药物进行治疗。阿昔洛韦是治疗疱疹病毒感染的常用药物。

（3）局部治疗：对于轻度的子宫颈炎，局部药物治疗可以帮助缓解症状。消炎药物或抗菌药物可以通过阴道栓剂或阴道洗液形式局部使用，提供直接的治疗效果，减轻炎症反应。

2. 物理治疗

（1）冷冻疗法：对于慢性子宫颈炎，特别是伴有子宫颈糜烂或糜烂样病变的患者，冷冻疗法是一种有效的治疗方法。通过冷冻治疗病变区域，能够促进局部组织的修复，减轻炎症并加速愈合过程。

（2）电灼疗法：对于顽固性子宫颈炎，电灼或激光治疗被广泛应用。这些技术通过去除病变组织或炎症组织，帮助恢复子宫颈的正常结构，促进愈合过程。

3. 手术治疗

（1）子宫颈手术：对于严重的子宫颈炎，尤其是伴有子宫颈损伤或持续性症状的患者，手术治疗可能是必要的。子宫颈锥切术是一项常见的手术，通过切除病变组织，减少炎症反应并恢复子宫颈的正常功能。

（2）子宫颈修复术：在诊断为严重糜烂或其他更为严重的疾病（如子宫颈癌）之前，子宫颈修复术能够帮助修复受损的子宫颈组织，恢复其结构与功能。

4. 避免引发或加重炎症的因素

（1）避免过度清洁：保持阴道的自然菌群平衡是防止子宫颈炎复发的关键，避免过度清洁及使用刺激性较强的阴道洗剂，以免破坏阴道的自然防御机制。

（2）性行为管理：在治疗期间，建议避免性行为，避免性伴侣间的交叉感染。此外，具有多个性伴侣的患者应接受性传播疾病筛查，并在必要时进行治疗。

（3）避孕方法选择：对于使用宫内避孕器的患者，若无特殊需求，应考虑更换避孕方法，或采取其他非激素类避孕措施，以减少子宫颈炎的风险。

5. 个体化治疗

治疗方案的制定应考虑患者的年龄、是否计划妊娠、是否合并其他疾病等因素。尤其是对于妊娠期妇女，治疗方案应考虑药物的安全性及对胎儿的潜在影响，避免使用对胎儿有风险的药物。个体化治疗能够在保证疗效的同时，最大程度地减少治疗对患者的不良反应。

第四节　盆腔炎性疾病

盆腔炎性疾病（PID）简称盆腔炎是指女性生殖器官的上行性感染，通常包括子宫、输卵管、卵巢及周围组织的感染性炎症。其常见病因是由性传播病原体引起的感染，若未经及时治疗，可能导致不孕、异位妊娠、慢性盆腔痛等严重并发症。

一、病因病理

（一）病因

1. 性传播病原体

（1）淋病奈瑟球菌：作为引发盆腔炎的重要病原之一，淋病奈瑟球菌感染占急性盆腔炎病例的 25% ～ 40%。其通过上行性感染侵入子宫颈、子宫、输卵管及卵巢，导致局部炎症反应。这种感染通常伴有急性症状，如腹痛、阴道分泌物异常等，若未经及时治疗，可能导致更为严重的并发症。

（2）沙眼衣原体：是另一种常见的性传播病原，尤其在年轻女性中更为常见。该感染通常隐匿，可能不会引起明显症状，然而却能够引发盆腔炎及其严重并发症。由于其隐匿性，许多感染者未能及时获得诊断，进而增加了治疗的难度与风险。

（3）厌氧菌：如普雷沃氏菌、拟杆菌等，通常在与其他病原体共同作用下导致盆腔炎。厌氧菌在阴道菌群失调的情况下较易增殖，进而引起生殖道感染。

（4）大肠埃希菌：通常与尿路感染有关，但在宫内手术后或使用 IUD 的女性中，也可成为盆腔炎的病原。尤其是在术后或器械放置后，若缺乏适当的卫生管理，细菌可通过子宫颈上行感染至盆腔。

2. 宫内器械使用

（1）IUD：宫内避孕器是一种常见的避孕方式，然而，它会增加细菌感染的风险，特别是在初期放置后的数个月。若宫内避孕器的放置不当或术后卫生管理不佳，感染可通过子宫颈向上蔓延，引发盆腔炎。

（2）人工流产及宫腔手术：这些宫腔操作可能通过引入病原体进入宫腔，引发上行性感染，导致盆腔炎的发生。这类操作增加了感染的风险，特别是在术后护理不当时，病原体容易通过子宫颈上行传播。

3. 妊娠期感染

妊娠期女性的免疫功能通常较为低下，因此更容易发生盆腔感染。产道感染可导致细菌通过子宫颈进入子宫并引发盆腔炎，这不仅对母体健康构成威胁，也可能对胎儿的发育和健康产生不利影响。

4. 血行传播

在少数情况下，病原体可能通过血液传播至盆腔，引起局部感染。尽管这种传播途径较为罕见，但一旦发生，可能导致更为严重的感染及全身性并发症。

5. 内源性因素

（1）阴道菌群失调：正常的阴道菌群，如乳酸杆菌，能够有效抑制病原体的过度生长。若菌群失衡（如乳酸杆菌减少），则可能导致有害病原体的过度生长，从而引发盆腔炎。

（2）免疫功能低下：免疫功能低下的患者（如糖尿病患者、使用免疫抑制药物的患者等）较易发生感染，盆腔炎的发病风险明显增加。这些患者的免疫系统无法有效抵御病原的入侵，因此更易发生感染。

（二）病理

1. 急性盆腔炎

（1）子宫内膜炎：急性盆腔炎的初期常见子宫内膜的炎症反应，细菌感染可引发子宫内膜红肿、增厚及渗出，导致子宫腔内的局部免疫反应加剧。由于内膜的局部血流增加，可能伴随脓性分泌物产生，进一步加重病情。

（2）输卵管炎：是急性盆腔炎的另一常见表现，细菌通过宫腔进入输卵管内膜和肌层，引起其炎症反应。此时，输卵管内可能出现化脓性渗出、管腔扩张及管壁增厚，局部炎症可导致输卵管粘连，进而影响输卵管的正常功能。

（3）卵巢炎：卵巢在急性盆腔炎中常受到直接侵犯，表现为卵巢肿胀、出血及脓性渗出。严重时，卵巢结构可能被破坏，影响卵巢功能及女性的生育能力。

（4）盆腔腹膜炎：若感染进一步扩展至盆腔腹膜，则会引起腹膜充血、渗出和渗液积聚。这些炎症反应使得腹腔的局部环境变得更加恶化，导致疼痛加重，并可能引起临床症状如发热、腹痛等。

（5）输卵管卵巢脓肿：急性盆腔炎若未得到及时治疗，感染可能进一步发展为输卵管与卵巢脓肿。此时，脓肿不仅加重了盆腔炎症，还可能引起更为严重的并发症，成为慢性盆腔炎的基础。

2. 慢性盆腔炎

（1）盆腔器官粘连：慢性盆腔炎的长期炎症可导致腹膜、子宫、输卵管及卵巢之间的粘连。由于这些器官之间的组织受损和纤维化形成，可能造成器官活动受限或功能障碍，严重时可导致不孕。

（2）输卵管扩张和不规则：长期的炎症反应可引起输卵管的水肿、扩张和纤维化，甚至可能发生输卵管闭塞。这些病理变化显著影响女性的生育能力，增加不孕的风险。

（3）卵巢功能损害：慢性盆腔炎引起的卵巢结构破坏可能干扰卵巢的激素分泌及卵泡发育，从而影响女性的生育功能。炎症反应还可能导致卵巢内的血液供应受限，进一步加剧卵巢功能障碍。

3. 免疫反应及炎症细胞浸润

无论是急性还是慢性盆腔炎，炎症区域均伴随免疫细胞的浸润。主要的炎症细胞包括中性粒细胞、单核细胞、巨噬细胞等，这些细胞通过吞噬病原体、分泌细胞因子等方式参与免疫反应，清除入侵的致病菌。然而，免疫细胞的长期浸润可能导致局部组织损伤、纤维化甚至功能丧失。因此，慢性炎症反应不仅是免疫清除的过程，更可能加重病情并导致组织结构的不可逆改变。

二、临床表现

1. 下腹痛

下腹痛是盆腔炎最常见的症状之一，通常呈现钝痛或剧烈的阵发性疼痛。疼痛的强度和性质常随病情的进展而变化。急性盆腔炎患者的下腹痛往往持续且剧烈，通常伴有其他全身症状如发热。慢性盆腔炎患者则可能经历周期性的腹痛，特别是在月经周期的特定阶段，或在性行为时出现不适。该症状的出现与盆腔内炎症的活动度密切相关，且疼痛常局限于下腹部或盆腔区域。

2. 阴道分泌物异常

由于子宫颈、阴道及其他盆腔器官的感染，盆腔炎患者常见阴道分泌物异常。分泌物的特征通常为稀薄、白色或黄色，并可能呈现脓性或恶臭的气味。分泌物的增多是由于子宫颈和阴道的炎症反应引发的分泌物排出量增加，此外局部感染还可能导致分泌物呈现异常的颜色或气味。

3. 不规则阴道出血

由于子宫内膜或子宫颈的炎症反应，部分盆腔炎患者可能出现不规则的阴道出血。这种出血通常表现为性行为后出血或非月经期的点滴出血。该症状主要是由于炎症引起子宫内膜的损伤或子宫颈血管的破裂所致，具有较强的临床指示意义。

4. 发热

急性盆腔炎的患者常伴有发热，体温可升高至38℃以上。伴随的全身症状包括乏力、食欲下降、寒战及体温波动等。发热的发生通常是由于局部炎症感染蔓延引起的系统性反应，提示感染可能已涉及其他盆腔器官或扩散至全身。

5. 排尿异常

由于盆腔炎可能影响膀胱周围的组织，部分患者会出现排尿异常，如排尿痛、尿频等症状。炎症刺激尿道和膀胱可能导致排尿时不适，部分患者也可能出现尿急或尿急伴随疼痛的症状，表明尿道或膀胱也可能受到感染或炎症的影响。

三、诊断与鉴别诊断

（一）诊断

1. 病史和临床表现

在诊断盆腔炎时，详细的病史询问至关重要。患者的性行为史、避孕方式（如宫内避孕器的使用）、流产史、宫腔手术史或其他生殖系统操作史（如人工流产、子宫内膜刮宫等）能够为诊断提供重要线索。此外，患者的临床症状也是诊断的关键因素。下腹痛、异常分泌物（如脓性、恶臭分泌物）、发热等症状常见于盆腔炎，尤其是急性期，了解这些症状的性质、持续时间及加重因素，有助于明确诊断。

2. 体格检查

盆腔检查是盆腔炎诊断的重要环节，通常通过窥器检查和双合诊（腹部和阴道检查）来进行。用窥器检查时，子宫颈的红肿、化脓分泌物等是常见的异常发现。双合诊过程中，患者常表现出下腹部压痛和反跳痛，尤其在进行子宫和附件的触诊时更为明显。如果炎症严重，患者可能出现盆腔肿块或脓肿等病变，体格检查可帮助医生初步评估疾病的严重程度和扩展范围。

3. 实验室检查

实验室检查对于盆腔炎的诊断具有重要辅助作用。血常规检查常见白细胞计数升高，尤其是在急性盆腔炎时，白细胞计数升高是常见的反应性变化。C 反应蛋白（CRP）是急性炎症反应的常见标志，CRP 水平的升高有助于提示炎症活动。阴道分泌物的显微镜检查可以观察到大量白细胞及细菌的存在，细菌培养则有助于明确病原体。性传播病原体的检测，如淋病奈瑟球菌、沙眼衣原体等，通常通过 PCR 技术或细菌培养进行，这对于确认感染的病原及选择针对性的抗生素治疗非常重要。

4. 影像学检查

影像学检查对于盆腔炎的诊断尤为重要，特别是当临床症状不明确或怀疑并发症时。超声检查是最常用的影像学方法，能够评估盆腔内是否存在脓肿、输卵管积液或宫内异物等异常。超声能够清晰显示子宫、输卵管、卵巢等盆腔器官的炎症表现和病理变化，对于明确炎症范围及病灶部位具有重要作用。对于复杂病例或怀疑有脓肿并发的情况，CT 或 MRI 检查能够提供更加精确的解剖结构信息，帮助医生判断病变的深度和范围，特别是在确定是否存在盆腔脓肿或其他严重并发症时。宫腔镜检查可用于直接观察宫腔内的炎症变化，尤其在存在宫腔内异常分泌物或怀疑宫内病变时，能够提供更直观的诊断依据。

（二）鉴别诊断

1. 急性阑尾炎

急性阑尾炎是临床常见的急腹症之一，通常表现为右下腹的剧烈疼痛，患者常在发病初期感到脐周不适，随后逐渐转移至右下腹。疼痛通常是持续性钝痛，随着病情的进展可加剧为剧烈的锐痛。患者常伴有全身症状如发热和白细胞计数升高。急性阑尾炎的诊断主要依赖于详细的病史、体格检查及影像学检查。临床上，右下腹压痛、反跳痛和肌肉紧张为常见的体征。影像学检查，特别是腹部超声和 CT 扫描，可以有效帮助确认诊断，并排除其他可能的疾病，如盆腔炎。由于急性阑尾炎可能发展为阑尾穿孔，及时的诊断和治疗至关重要，通常需进行手术切除。

2. 异位妊娠

异位妊娠，尤其是输卵管妊娠，是妇科急腹症中常见的原因之一。异位妊娠通常以突发性剧烈腹痛为主要表现，疼痛通常位于一侧腹部，且可伴有阴道出血。由于异位妊娠可能导致输卵管破裂，出现急性腹痛和血腹症状，因此此病症需要高度警惕。在怀疑异位妊娠时，血清人绒毛膜促性腺激素（hCG）水平检测可提供初步线索，超声检查则是确诊的金标准，尤其是阴道超声检查有助于检测到异位妊娠的位置。早期诊断和干预对于避免输卵管破裂和严重出血至关重要，通常通过药物治疗或手术干预来处理。

3. 卵巢囊肿破裂

卵巢囊肿破裂是一种常见的急腹症，通常发生在成熟的卵巢囊肿破裂后。其主要表现为急性腹痛，尤其是右下腹或左下腹的剧烈疼痛。疼痛的发生与囊肿内液体漏出、卵巢或盆腔组织的刺激有关，症状与盆腔炎相似，常伴有恶心、呕吐等消化道症状。超声检查是诊断卵巢囊肿破裂的重要手段，能够清晰地显示囊肿及其破裂部位的变化，并帮助排除其他可能的疾病。治疗通常以保守治疗为主，但若出现严重出血或持续疼痛，可能需要手术治疗。

4. 尿路感染

尿路感染是泌尿系统常见的感染性疾病，主要表现为排尿疼痛、尿频、尿急等症状。尽管尿路感染通常不伴有显著的下腹部剧烈疼痛，但其症状和某些妇科疾病可能相似，特别是在有腹痛、发热等全身症状的情况下，需要与其他急腹症进行鉴别。尿路感染的诊断主要依赖于尿液分析，常见的表现为尿液浑浊、白细胞计数升高、红细胞存在等。影像学检查（如腹部超声）可以帮助排除其他可能的腹痛原因，如卵巢囊肿、异位妊娠等。大多数尿路感染可通过抗生素治疗得到有效控制。

5. 异位妊娠并发症

异位妊娠，特别是输卵管妊娠，是一种严重的妇科急症，常伴有急腹症表现。患者通常表现为突发剧烈腹痛，伴有阴道出血，尤其是腹痛明显加剧时，往往提示可能发生输卵管破裂。异位妊娠的诊断主要依赖于血清 hCG 水平的检测和超声检查，血清 hCG 水平通常低于正常宫内妊娠水平，而超声检查则可发现孕囊位置异常。异位妊娠若未及时诊断并处理，可能引发大出血，甚至危及生命。治疗方式包括药物治疗和手术治疗（如输卵管切除或修复）。及时的诊断和干预对于降低并发症和死亡率至关重要。

四、治疗措施

1. 药物治疗

（1）抗生素治疗：

1）广谱抗生素：急性盆腔炎通常由多种病原体引起，尤其是细菌性病原体，因此广谱抗生素的使用是首选治疗策略。常用的广谱抗生素包括青霉素类、头孢菌素及氟喹诺酮类药物。这些药物能有效覆盖大多数常见的致病菌，包括革兰阴性菌、革兰阳性菌及厌氧菌等。

2）针对性抗生素：在临床中，一旦通过病原学检测明确感染源，如淋病奈瑟球菌、沙眼衣原体或厌氧菌等，抗生素治疗应根据药物敏感试验结果进行个体化选择。常用的针对性抗生素包括头孢曲松、青霉素、阿奇霉素、多西环素、甲硝唑及克林霉素等。这些药物对特定病原体具有较高的敏感性，有助于提高治疗效果。

3）联合治疗：盆腔炎常由多种病原体协同引起，特别是在感染未得到明确诊断的情况下，联合使用不同类别的抗生素是有效的治疗方案。常见的联合治疗包括头孢曲松联合阿奇霉素及甲硝唑，这样可以覆盖更多的潜在致病菌，提高临床疗效并减少抗药性风险。

（2）抗病毒治疗：对于由病毒引起的盆腔炎（如生殖器疱疹或人乳头瘤病毒感染），

抗病毒治疗是必需的。抗病毒药物如阿昔洛韦可帮助减轻症状、缩短病程，并在一定程度上抑制病毒的复制。尽管抗病毒治疗能够有效缓解症状，但它并不能完全根治病毒感染，因此需与其他支持治疗相结合。

（3）镇痛药和退烧药：盆腔炎患者，尤其是急性期症状明显的患者，往往需要应用非甾体抗炎药（NSAIDs）以缓解腹痛、发热及全身不适。布洛芬、对乙酰氨基酚等药物能有效抑制炎症反应，减轻疼痛并降低体温。这类药物不仅能缓解患者的急性症状，还能改善整体治疗体验，有助于患者的康复。

2. 支持性治疗

（1）静脉补液：对于急性盆腔炎患者，特别是伴有明显全身症状（如发热、恶心、呕吐、脱水等）的患者，静脉补液是非常必要的。补液治疗能够有效维持水电解质平衡，改善循环功能，从而为机体免疫系统的恢复提供支持。

（2）充分休息与营养支持：充足的休息对于帮助患者免疫系统恢复至关重要，同时也有助于身体修复。营养支持同样重要，应确保患者摄入足够的蛋白质、维生素及矿物质，以支持免疫功能和组织修复。

（3）心理支持：慢性盆腔炎及其相关并发症可能给女性患者，尤其是年轻女性带来较大的心理负担，特别是涉及不孕等问题时。适当的心理支持可以缓解患者的焦虑情绪，增强其面对疾病的信心，进而改善治疗效果。

3. 手术治疗

（1）脓肿引流：当盆腔炎引发卵巢－输卵管脓肿，尤其是当脓肿体积较大或抗生素治疗未能有效控制感染时，脓肿引流术可能是必要的治疗手段。引流可以有效减轻局部感染，防止感染扩散至腹腔。

（2）腹腔内脓毒症或败血症：若盆腔感染未得到及时控制，且感染扩展至腹腔或导致败血症，且药物治疗无效时，患者可能需要紧急手术治疗。手术可以帮助去除感染源，并防止感染进一步蔓延。

（3）严重盆腔粘连：慢性盆腔炎的患者常因盆腔器官之间的粘连出现生育问题，尤其是与不孕症相关时，可能需要通过手术解除粘连，以恢复生育功能。

（4）其他复杂病例：在出现异位妊娠、输卵管破裂等紧急情况下，手术治疗是必不可少的，以避免对生命和生育功能的进一步损害。

4. 个体化治疗和长期管理

（1）针对慢性盆腔炎的管理：慢性盆腔炎患者常需长期治疗和管理，治疗方法包括药物治疗、物理治疗（如热敷、理疗等）及生活方式的调整。对于伴有不孕症的患者，可能需要考虑辅助生殖技术治疗，如人工授精、试管婴儿等，以帮助患者实现生育愿望。

（2）定期随访和检查：盆腔炎患者需要进行定期随访，以评估治疗效果、监测并发症并防止复发。常见的随访检查包括超声检查、妇科体检等，这些检查有助于评估患者的生殖健康，并及时发现潜在问题。

5. 预防措施

（1）性健康教育：对于高危人群（如多性伴侣、未采取避孕措施的年轻女性等），应进行性健康教育，并提倡使用避孕套以减少性传播疾病的发生。通过教育提高群体对盆腔炎及其并发症的认知，能够有效降低其发病率。

（2）避免宫内器械感染：对于 IUD 使用者，应定期复查确保器械位置正常，避免器械导致的长期不适或感染。此外，定期阴道分泌物检查有助于及时发现潜在感染，避免因感染加重而影响健康。

（3）合理的流产或宫腔手术管理：对接受妇科手术或流产的患者，要严格遵守无菌操作原则，并加强术后观察，降低感染风险。合理的术后管理和早期干预是预防盆腔炎的有效措施。

第五节　生殖器结核

生殖器结核是指结核分枝杆菌通过血行或直接侵入生殖系统，引起的结核性炎症。它是结核性全身感染的一种局部表现，通常见于结核患者的继发性病变，尤其是在免疫功能低下或慢性结核感染的情况下。女性生殖系统更易受到结核感染，主要包括子宫颈、子宫、输卵管、卵巢等器官。

一、病因病理

（一）病因

1. 血行传播

结核分枝杆菌通过血行传播是生殖器结核最常见的感染途径之一。结核分枝杆菌通常首先感染肺部或其他器官，之后可通过血液循环进入全身各个器官，包括生殖系统。当结核分枝杆菌通过血液进入盆腔区域，可能会引起子宫、输卵管、卵巢等生殖器官的结核性炎症。这种传播方式通常发生在结核菌负担较重或感染扩散较为广泛的情况下，是肺结核患者继发性生殖器结核的主要原因。

2. 上行感染

上行感染主要发生在女性患者中。结核分枝杆菌可以通过阴道或子宫颈进入生殖道，进而上行至子宫、输卵管等生殖器官。此类感染通常发生在生殖道已有一定病变或免疫功能受损的情况下。特别是当阴道或子宫颈处于炎症或创伤状态时，结核分枝杆菌更易通过这些部位上行传播至上生殖器。此外，长期慢性炎症、宫内设备的使用、性传播疾病等因素，也可能为结核分枝杆菌的上行性感染提供有利条件。

3. 直接接触传播

尽管较为罕见，但在某些情况下，结核分枝杆菌可能通过直接接触传播至生殖系统。此类传播途径主要与医疗操作相关，如手术、器械操作或其他侵入性检查等。常见的传染途径包括宫内操作，如人工流产、子宫颈手术、宫腔镜检查等。若操作过程中存在不严格的无菌操作，结核分枝杆菌便可能通过医疗器械或手术操作直接进入生殖器官，引起局部结核性感染。

4. 免疫低下

免疫系统低下的患者，尤其是长期使用免疫抑制药物的患者（如类风湿关节炎患者、艾滋病毒感染者等），更容易发生生殖器结核。免疫抑制状态使得结核分枝杆菌在体内的繁殖和扩散得到抑制，局部免疫反应减弱，从而增加了结核菌感染的风险。这些患者往往由于免疫功能下降，结核分枝杆菌在机体内能长时间存在并繁殖，容易引发慢性、难治的生殖器结核。

5. 肺结核患者

生殖器结核在肺结核患者中最为常见。肺部结核通过血行传播至盆腔区域，并引起子宫、输卵管等生殖器官的继发性结核感染。肺结核患者由于结核菌负担较重，且存在长期的慢性肺部感染，结核分枝杆菌更容易通过血液传播至其他器官。女性肺结核患者的生殖器结核往往为继发性病变，且常伴有免疫功能的损害，导致结核菌易在生殖道内定植并引发局部的慢性炎症。

（二）病理

1. 子宫颈结核

子宫颈结核通常表现为慢性子宫颈炎症，病变区域常呈现颗粒状或糜烂性病灶。这种病理变化与结核分枝杆菌的慢性感染有关，通常伴有子宫颈的局部淋巴结肿大。在部分病例中，子宫颈可出现溃疡或纤维化，尤其在感染进展较为严重时。糜烂性病变可导致分泌物增多，通常为黄色或脓性，伴有较强异味。这些临床表现通常提示结核感染，可能导致子宫颈的功能障碍，严重时影响生育能力。

2. 子宫结核

子宫结核主要表现为子宫内膜的结核性损伤，通常呈现黄色或灰白色的硬块。局部可能会出现小脓肿或肉芽组织，表现为慢性炎症的特征。随着感染的进展，长期的结核感染会导致子宫内膜的纤维化，进而引发不规则出血或月经紊乱。严重病例可能导致子宫萎缩及功能障碍，影响女性的生育能力。子宫结核通常在临床上较难诊断，因为其症状与其他妇科疾病相似，因此需要通过病理学检查、影像学和实验室检查综合判断。

3. 输卵管结核

输卵管结核是生殖器结核中最为常见且最具临床意义的类型。其典型病理表现为输卵管内腔的慢性炎症、黏液积聚及结核性肉芽肿的形成。随着感染的进展，输卵管可能发生水肿、扩张，最终导致输卵管闭塞。输卵管闭塞是导致女性不孕的重要原因之一。此外，结核性炎症反应可以引起输卵管壁的增厚和纤维化，形成粘连，进一步增加了异位妊娠的风险。输卵管结核常伴随慢性腹痛、月经不调及不孕等临床症状，尤其是当输卵管的阻塞和纤维化影响生育功能时，可能需要进行辅助生殖治疗。

4. 卵巢结核

卵巢结核较为罕见，一旦发生，通常表现为卵巢的局部结核性肉芽肿或脓肿。卵巢结核通常伴有输卵管结核，二者可能同时存在。随着病程的进展，卵巢可能发生萎缩，功能逐渐受损，最终导致卵巢的排卵功能丧失。卵巢结核的临床表现通常较为隐匿，可能包括下腹部疼痛、不规则月经或不孕，诊断依赖于影像学检查（如超声或CT）及病理学检查。

5. 盆腔腹膜结核

盆腔结核常伴随盆腔腹膜的结核性炎症，导致腹膜增厚和粘连。慢性炎症反应不仅影响腹膜本身，还可能导致子宫、输卵管、卵巢及肠道之间发生粘连，形成盆腔粘连。这种粘连不仅会引发慢性盆腔痛，还可能引起器官功能障碍，如月经不调、不孕等症状。严重时，盆腔粘连可能导致器官的运动功能受限，增加了外科手术治疗的难度，因此，及时诊断和治疗对于改善患者的生活质量和生育能力至关重要。

二、临床表现

1. 月经异常

月经异常是女性生殖器结核常见的临床表现之一，通常表现为月经不规律、经量增多或闭经等症状。结核分枝杆菌感染可以直接影响子宫内膜的结构和功能，导致月经周期紊乱。在慢性结核感染过程中，子宫内膜可能发生结核性损害，如纤维化、萎缩等，这些改变会干扰正常的内分泌调节机制，导致月经不调或停经。此外，结核性病变可能伴有慢性炎症反应，进一步加重月经异常的程度。

2. 腹痛

腹痛是生殖器结核常见的症状，尤其是下腹部的持续或间歇性隐痛或钝痛。此类腹痛通常与宫内、输卵管或盆腔结核病灶的存在有关。随着结核性炎症的进展，盆腔内器官可能出现水肿、粘连及纤维化，导致生殖器官功能受限并引起不同程度的疼痛。结核性炎症可能侵犯腹膜或影响腹腔内的器官，从而引发慢性腹痛。尤其在长期感染或炎症未得到有效控制的情况下，腹痛可能会逐渐加剧，成为患者生活质量的严重障碍。

3. 不孕症

不孕症是生殖器结核的重要并发症之一，尤其是当结核感染影响输卵管时。结核性损害可能导致输卵管的结构和功能破坏，最常见的表现为输卵管阻塞，这通常是由于结核性肉芽肿、粘连或纤维化所致。输卵管阻塞直接影响卵子的输送和受精过程，进而导致不孕症的发生。此外，部分女性还可能伴有反复流产或妊娠失败，这与输卵管功能受损、子宫内膜的结核性损害或全身免疫状态的异常密切相关。因此，生殖器结核常导致不孕，并对女性生育能力产生长期影响。

4. 阴道分泌物异常

阴道分泌物异常是生殖器结核的另一常见表现。感染者可能会出现黄色或脓性阴道分泌物，这些分泌物常伴有异味，提示结核性炎症正在活动。结核分枝杆菌的感染导致子宫颈、子宫或输卵管的结核性损害，从而引发局部炎症反应。随着感染的进展，病变部位的分泌物增加，常见的为脓性、黄色或灰白色分泌物，且具有明显的异味。这些分泌物的异常不仅是局部感染的征象，也可能是炎症严重程度加重的信号，需要及时进行临床检查和治疗。

5. 全身症状

全身症状如乏力、低热、盗汗等，在生殖器结核的慢性感染者中尤为常见。尤其是长期感染的患者，常表现为夜间盗汗、体重减轻等典型的结核症状。这些症状反映了机体在长期慢性结核感染下的全身免疫反应。低热和乏力是结核感染引起的常见全身症状，常伴随夜间盗汗和体重的逐渐下降。慢性结核的这些非特异性全身症状常导致患者出现全身不适，并可能对其日常生活和工作产生较大影响。因此，生殖器结核的诊断和治疗不仅需要关注局部症状，还应综合考虑全身症状的表现。

三、诊断与鉴别诊断

（一）诊断

1. 病史与临床症状

生殖器结核的诊断通常首先依赖于患者的病史和临床症状。病史中，患者可能有结核感染史，尤其是肺结核或其他部位的结核病史。常见的临床症状包括月经异常（如月经不规律、经量增多或闭经）、下腹痛、慢性盆腔痛、不孕症等。月经异常通常与子宫内膜的结核性损害相关，而腹痛则可能是由于宫内、输卵管或盆腔的结核病灶所致。不孕症的发生通常与输卵管的结核性损伤或阻塞有关。结合这些临床表现及结核感染史，医生可以初步怀疑生殖器结核，为进一步检查提供重要线索。

2. 影像学检查

影像学检查是生殖器结核诊断中的重要手段。常用的影像学检查方法包括超声检查、CT 和 MRI。超声检查可以评估子宫、输卵管和卵巢的结构变化，尤其是输卵管的腔道狭窄或闭塞，或是子宫和卵巢的形态变化。CT 和 MRI 对于显示盆腔内的结核性病灶和相关的组织损伤非常有帮助。影像学检查能够识别生殖器官的结核性病变，如输卵管的水肿、扩张，或者子宫内膜的异样增厚或纤维化等，从而为诊断提供支持。

3. 实验室检查

实验室检查是确诊生殖器结核的关键步骤之一。结核分枝杆菌的检测可以通过多种方式进行，包括涂片检查、培养、聚合酶链反应（PCR）等。这些方法可以直接检测病灶部位是否存在结核分枝杆菌的感染。结核菌素试验（如皮内试验）是评估个体是否曾经感染过结核分枝杆菌的常用手段，但其结果可能会受到其他因素的干扰，特别是在免疫抑制或慢性结核感染的情况下，试验结果可能不具有较高的敏感性。因此，结核菌素试验常作为辅助检查，而非唯一诊断依据。

4. 病理检查

病理检查在诊断生殖器结核中起着至关重要的作用。通过对宫腔、输卵管或其他受累部位的组织活检，可以发现典型的结核性病理变化，如肉芽肿性炎症、干酪样坏死等。肉芽肿是结核性炎症的特征性病理表现，其中心可能出现干酪样坏死，周围被大量的炎性细胞包围。病理学检查能够明确病变的性质及其分布，有助于确认是否为结核感染，特别是在影像学和实验室检查结果不完全明确的情况下。

5. 腹腔镜检查

腹腔镜检查是诊断生殖器结核的重要工具，特别是在输卵管和盆腔的结核性病灶已比较明确的情况下。通过腹腔镜，医生可以直接观察到生殖器官的病变，判断是否存在结核结节、粘连或其他病理变化。腹腔镜检查不仅可以为确诊提供直观证据，还能在一定程度上对结核性病灶进行取样，进行病理学检查。此外，腹腔镜检查还可以评估其他可能影响生育的病变，如输卵管粘连等，并为后续治疗方案的制定提供依据。

（二）鉴别诊断

1. PID

PID 是由上行感染引起的妇科疾病，常见于生育年龄的女性。PID 与生殖器结核具有相似的临床表现，如腹痛、不孕及阴道分泌物异常等。然而，两者的病因及临床表现存在显著差异。PID 通常由细菌性感染引起，常见致病菌包括淋病奈瑟球菌、沙眼衣原体及大肠埃希氏菌等，这些细菌通过阴道或子宫颈上行感染至盆腔，引起广泛的炎症反应。与生殖器结核不同，PID 的诊断依赖于详细的病史询问、病理检查和微生物学检查。通过细菌培养和分子生物学方法，可以明确病原，进而区分 PID 与结核性病变。

2. 卵巢肿瘤或子宫肌瘤

卵巢肿瘤和子宫肌瘤在临床上常表现为腹痛和月经不调等症状，这些症状与 PID 及其他盆腔疾病有相似性。卵巢肿瘤可引起腹部胀痛或压痛，且随着肿瘤的生长可能会导致不规则出血或经期延长。子宫肌瘤则可能表现为月经过多、经期延长或疼痛等症状。影像学检查，如超声检查、CT 或 MRI，能够提供肿瘤或肌瘤的形态和位置，从而帮助与 PID 及其他盆腔病变鉴别。病理学检查对明确肿瘤性质，尤其是良性或恶性肿瘤的诊断至关重要。

3. 异位妊娠

异位妊娠，尤其是输卵管妊娠，是导致女性下腹痛和不孕的常见原因。异位妊娠通常伴有停经史和急性腹痛，尤其是在输卵管破裂后，可能会导致剧烈腹痛及内出血，进而引发休克。诊断异位妊娠主要依赖于血清 hCG 水平检测及超声检查。hCG 水平升高及影像学检查可帮助明确妊娠位置，排除宫内妊娠的可能性。异位妊娠的急性临床表现及其对生命的威胁，使其在诊断时需高度重视。

4. 子宫内膜异位症

子宫内膜异位症是一种慢性疾病，指子宫内膜样组织出现在子宫腔外，常见于卵巢、输卵管及盆腔其他部位。其临床表现以盆腔痛、月经异常及不孕为主，与 PID 及异位妊娠的症状有重叠。不同的是，子宫内膜异位症的痛经常呈周期性，且往往在月经期加重。腹腔镜是诊断该疾病的金标准，通过腹腔镜可以直接观察到异位内膜的存在。此外，影像学检查如超声和 MRI 也有助于显示异位内膜病灶的大小和分布。鉴别诊断时，子宫内膜异位症通常通过腹腔镜及组织病理学检查与 PID 及生殖器结核进行区分。

5. 性传播疾病（如淋病、沙眼衣原体感染等）

性传播疾病是导致盆腔炎症和阴道分泌物异常的重要因素。淋病、沙眼衣原体感染等常引起急性盆腔炎症，伴随有阴道分泌物异常、下腹痛和不适等症状。这些症状与 PID 相似，因此需要通过详细的病史询问及实验室检查来进行区分。通过病原学检测、细菌培养或分子检测技术（如 PCR）可以明确诊断性传播疾病，并与其他病因进行鉴别。对于患者有明确性接触史的情况下，及时的病原检测尤为重要，以便针对性治疗并防止并发症的发生。

四、治疗措施

1. 抗结核药物治疗

抗结核药物治疗是生殖器结核的基础治疗方法，其治疗策略与其他结核感染相似，通常采用联合药物治疗，以最大限度减少耐药性风险，并确保治疗效果的有效性。治疗方案的核心在于药物的合理组合与周期性调整。常用的一线抗结核药物包括异烟肼、利福平、吡嗪酰胺和乙胺嘧啶。这四种药物通常联合使用，初期阶段推荐采用四联方案，以确保充分抑制结核分枝杆菌的增殖。治疗方案通常分为两个阶段。

（1）初期阶段（2 个月）：使用四联药物治疗，异烟肼、利福平、吡嗪酰胺和乙胺嘧啶联合应用，有效控制结核分枝杆菌的快速繁殖。

（2）维持阶段（4 个月）：此阶段主要使用异烟肼和利福平二联药物治疗，旨在消除体内残留的结核分枝杆菌，减少复发的风险。

治疗过程通常持续 6 个月，但对于部分患者，特别是病情较为复杂的个体，可能需要延长至9个月或更长时间。治疗过程中需进行定期检查，评估药物的疗效与不良反应，并根据患者的耐药情况及时调整治疗方案。

2. 抗结核药物的不良反应管理

抗结核药物虽然对治疗结核感染具有显著效果，但长期使用可能导致一系列不良反应，尤其是肝功能损害、胃肠不适、神经系统反应等。因此，治疗过程中需要密切监测患者的肝肾功能、血常规及其他生理指标，以便及时发现药物引起的不良反应。

常见的不良反应包括药物引起的肝炎、胃肠道不适（如恶心、呕吐、腹泻）、神经系统症状（如周围神经炎）及视力改变等。对于这些不良反应，患者需要定期接受肝功能、肾功能和血常规等检查，确保药物的耐受性。若发现严重不良反应，应及时调整治疗方案或暂停使用相关药物，避免不良反应的加重。药物耐药性问题也需特别关注，尤其是在用药过程中出现治疗反应不佳时，应尽早进行药物敏感试验，以便调整治疗方案。

3. 辅助治疗

（1）营养支持：结核患者常伴随体重减轻、食欲下降等症状，这不仅影响治疗效果，还可能削弱患者的免疫系统。因此，合理的营养支持至关重要。应确保患者摄入充足的蛋白质、热量和微量元素，尤其是B族维生素、铁离子、钙离子等，来提高身体的免疫力，增强体力，帮助患者更好地应对抗结核治疗带来的不良反应。

（2）疼痛管理：对于因结核引起的明显腹痛或不适，患者可以使用NSAIDs或其他镇痛药物进行对症治疗。然而，使用时需避免选用可能对肝造成负担的药物，以免加重抗结核药物的不良反应。

（3）激素治疗：在某些病例中，若患者的盆腔炎症表现严重或伴有其他并发症，可能需要使用激素类药物来减轻炎症反应。激素治疗能够有效控制急性期症状，并改善患者的临床状态，但需谨慎使用，避免激素长期应用可能带来的不良反应。

4. 手术治疗

对于部分因生殖器结核导致生殖器官损伤的患者，手术治疗可能成为必要的补充治疗。

（1）输卵管手术：当结核感染导致输卵管阻塞或积水，尤其是药物治疗未能恢复输卵管通畅时，部分患者可能需要接受输卵管重建手术或输卵管切除手术。

（2）子宫或卵巢手术：在部分较为严重的病例中，若生殖器结核对子宫或卵巢造成不可逆的损害，如功能丧失或持续感染，可能需要考虑进行部分切除或全切手术。这类手术通常在药物治疗未能有效控制病情，且患者出现严重不孕症或反复流产的情况下考虑。

第二章　生殖器官肿瘤

第一节　外阴肿瘤及阴道肿瘤

一、外阴恶性肿瘤

外阴原发性恶性肿瘤约占女性生殖道恶性肿瘤的 3% ～ 5%，多发于绝经妇女，发生率随年龄增长而增加。

来自外阴皮肤的癌（鳞状细胞癌、基底细胞癌、汗腺癌、佩吉特病）、特殊腺癌（前庭大腺癌、尿道旁腺癌）、黑色素瘤、肉瘤等，其中以鳞状细胞癌最常见，占外阴恶性肿瘤 80% 以上，恶性程度以黑色素瘤、肉瘤较高，腺癌和鳞癌次之，基底细胞癌恶性程度最低。

（一）病因

确切病因至今尚未弄清，可能与下列因素有关。

1. 性传播疾病

性传播疾病是外阴上皮内瘤样病变（VIN）发生的一个重要危险因素。尖锐湿疣、HSV、淋菌、梅毒螺旋体及毛滴虫感染等性传播疾病与 VIN 并存的比率可高达 62%。这些性传播病原体通过引起局部炎症反应、免疫抑制等途径促进细胞的变异，进而增加了外阴癌变的风险。特别是 HPV 病毒感染被认为是外阴癌的最主要致病因素，尤其是 HPV 16 型和 18 型感染，它们与 VIN 及外阴癌的发生密切相关。

2. 病毒感染

病毒感染，尤其是 HPV 和 HSV，是外阴上皮内瘤变和外阴癌的主要风险因素。研究表明，HPV 在外阴表皮内瘤变组织中的检出率可达 60% ～ 85%。HPV 16 型和 18 型尤其具有较高的致癌潜力，它们通过引起外阴鳞状上皮的病变，可能进展为外阴癌。HSV-II 的感染同样与下生殖道多处的感染密切相关，尤其在免疫功能受损的个体中，HSV-II 感染常常促进病毒对局部组织的侵袭，增强了癌变的风险。

3. 外阴慢性疾病

外阴慢性疾病，如外阴营养不良，是外阴癌的癌前病变。研究表明，有 5% ～ 10% 的外阴营养不良患者伴有细胞不典型增生，且其中约 2% 的患者最终可能发展成外阴癌。外阴营养不良常伴随慢性炎症和局部免疫抑制，长期存在可能促进细胞的异常增生和转化，增加癌变的风险。外阴营养不良的管理和定期筛查对于早期发现病变至关重要。

4. VIN

VIN 是外阴癌的癌前病变之一，其未经治疗的病例可能逐渐进展为鳞状细胞浸润癌。由 VIN 进展到浸润癌的过程通常较为缓慢，潜伏期可长达 10 ～ 20 年。VIN 多发生于外阴皮肤或黏膜的鳞状上皮，通过局部病变逐渐发展为侵袭性癌症。早期干预和定期监测 VIN 患者的病情变化，对于预防外阴癌的发生具有重要意义。

5. 免疫缺陷

免疫缺陷是外阴癌及外阴上皮内瘤样病变的重要危险因素之一。免疫功能低下或受损的个体更容易患上外阴疾病，包括外阴癌。在肾移植患者、红斑狼疮患者及淋巴增生性疾病患者中，外阴癌的发病率显著上升。这些疾病通常伴随着全身免疫系统的损伤，导致机体对病毒、细菌及其他病原体的防御能力下降，从而促进了 HPV 等致癌病毒的感染和外阴癌的发生。

6. 其他因素

研究还发现，吸烟与 VIN 的发生有一定关系。吸烟者在患外阴 VIN 的风险上明显高于非吸烟者，发病率分别为 63% 与 27%。此外，吸烟者的发病年龄普遍较轻，通常在 39 ～ 51 岁之间。吸烟可能通过免疫抑制、局部氧化应激增加及 DNA 损伤等机制，促进外阴病变的发生。因此，戒烟被认为是减少外阴癌及相关病变风险的一个有效预防措施。

（二）病理改变

1. VIN

VIN 是指肿瘤局限于上皮质内，未向周围间质浸润，未发生转移，包括原位癌的一类病变。自 1922 年首次报道外阴鳞状细胞原位癌以来，一直缺乏统一诊断标准，1972 年国际妇科病理学会推荐使用 VIN 代替传统混淆命名鲍温病、红斑瘤、单纯癌，严重非典型增生营养不良和鳞状细胞原位癌，近 10 年来外阴上皮内瘤变患者年轻化趋势明显，常见发病年龄为 28 ～ 35 岁。

2. 浸润癌

（1）外阴鳞状细胞癌：占外阴恶性肿瘤 85% ～ 90%。发生部位以大阴唇常见，少数发生于会阴，呈斑块状，质硬结节或浅表溃疡呈火山口样，或呈乳头状向外生长，镜下分为角化型、非角化型、基底细胞样型、疣状型和湿疣型 5 型。

（2）腺癌：约占外阴恶性肿瘤的 5%，主要来自前庭大腺，尿道旁腺和汗腺，腺癌多为分叶状，小叶间为纤维结缔组织、镜下见腺上皮呈复层，核异型性明显。前庭大腺癌较外阴鳞癌更容易出现腹股沟和盆腔淋巴结转移。

（3）黑色素瘤：占外阴恶性肿瘤的 2% ～ 3%，外形呈斑块状，结节状或息肉状隆起，呈蓝黑，深棕或无色素，镜下分为表浅扩散型、斑状黑色素瘤、结节型和鳞状黏膜黑色素瘤 4 型。

（4）基底细胞癌：占外阴恶性肿瘤的 2% ～ 3%，病灶多为单发，约 20% 可伴发其他癌瘤，外形上分为浅表斑型和侵蚀溃疡型。镜下为渐变的基底细胞形成的多样结构，呈浸润性生长。

（5）肉瘤：较罕见，占外阴恶性瘤的 1. 1% ～ 2. 0%，包括平滑肌肉瘤、脂肪肉瘤、淋巴肉瘤。

（三）辅助检查

1. 细胞学检查

癌前病变中细胞学检查阳性率较低，为 57%，细胞学检查在癌症中阳性率可达 77%。

2. 活体组织检查

用 1% 甲苯胺蓝染色病灶，若为病变区则用醋酸后不褪色。在阳性区活体组织检查可提高早期癌确诊率。

3. 阴道镜检查

对外阴 VIN 诊断有价值，局部涂 3% ～ 5% 酸醋，VIN 区可出现典型的醋酸泛白反应，在该区活体组织检查，可提高活体组织检查阳性率。

4. 影像学检查

B 超、CT 或 MRI，对分化差的鳞癌、腺癌软肿瘤、部分黑色素瘤，易发生盆腔淋巴结转移部位进行检测，为制定合理的治疗方案提供依据。

（四）诊断

1. 病史

有外阴营养不良史或免疫性缺陷及性传播疾病史。

2. 症状

患者主要表现约 60% 为外阴瘙痒，外阴色素减退，但也有 20% ～ 45% 无任何症状。

3. 体征

外阴部肿块或溃疡，外阴病变部位呈白色斑块，约占 65% 及外阴久治不愈溃疡，进展期患者可出现腹股肿块。

（五）治疗原则

外阴恶性肿瘤的手术治疗应依据肿瘤的部位、大小、浸润深度、所累及的脏器，采取相应的手术方式。外阴原位癌、鲍恩病、湿疹样癌等早期癌可采用单纯外阴切除，局部外阴根治切除或外阴根治切除。浸润性外阴癌则以外阴根治切除和双侧腹股沟淋巴结节切除为常规治疗方案。总之，不论采用哪种治疗方法均应根据个体情况区别对待，掌握切除范围以达到根治目的。需要注意的是，当外阴根治性切除时，其切缘必须距肿瘤 3cm，同时做皮下潜行切除，包括皮下脂肪和淋巴组织，外侧基底达内收肌筋膜。腹股沟淋巴结节切除时，其内侧皮片厚度以稍带脂肪为宜，外侧皮片厚度，皮下脂肪不厚于 0. 5cm。因为外阴部外切口与腹股之间为外阴皮下淋巴网回流的主要通道，如果该部皮下淋巴、脂肪组织清除不足可导致该处的复发。

1. 外阴癌侵犯尿道

（1）外阴癌邻近或侵及尿道的病例，应在做外阴根治切除术的同时切除尿道 1 ～ 2cm 此术不影响术后排尿功能，肿瘤浸润尿道 1cm 以内者，应同时切除尿道 2cm，为避免术后溢尿或排尿不畅，应同时行尿道悬吊术。这亦不影响患者术后排尿功能。

（2）外阴癌已经浸润尿道 3cm 以内者，宜做尿道切除术及膀胱瓣尿道成形术，但应保存膀胱内括约肌，这类手术既能保存患者原来的排尿方式，又能控制排尿功能；一般手术成功的病例，膀胱容量大于 200mL，残余尿 40mL 左右。

（3）外阴癌已浸润尿道 3cm 以上，但膀胱三角区尚未受浸润者，宜做全尿道切除和（或）部分膀胱切除术，膀胱肌瓣腹壁代尿道术。这类病例，因为腹壁代尿道仅有迫尿作用，无控制排尿的功能，需患者自行腹壁加压后排尿，而且必须术后定期扩张腹壁代尿道，避免术后腹壁创口瘢痕形成，致代尿道狭窄而失败。

（4）外阴癌已浸润膀胱三角区者，应做全膀胱切除术，回肠代膀胱术。大多数情况下，这类病例需同时做全子宫和阴道前壁全切除术。

2. 外阴癌侵犯肛门、直肠或阴道直肠隔

外阴癌浸润肛门、直肠或阴道直肠隔者，宜扩大手术范围，做外阴根治切除联合

Luckhart-Mummery 手术。术前剖腹探查以排除腹腔远处转移，并做盆腔淋巴结清除术和乙状结肠造瘘术。此后再做此联合手术和腹股沟淋巴结清除术。

（六）术前准备

外阴癌根治术系妇科手术中较大而复杂的手术之一。因为某些晚期外阴癌根治术涉及泌尿系、肠道手术，因此决定做某类外阴癌根治手术后，必须认真做好手术前各项准备工作。

1. 入院后体检

包括局部癌灶的检查极为重要。入院后详细检查局部病灶，如外阴肿瘤的位置、范围、基底活动与周围组织关系等，以考虑手术切除深部组织和周围器官的范围，如检查肿瘤浸润尿道的深度，以考虑切除尿道的范围；检查肿瘤与外阴后联合、肛门、阴道直肠隔之间的关系，以考虑是否切除直肠等问题；检查肿瘤所处外阴的位置、肿瘤大小与腹股沟淋巴结的关系，以考虑清除腹股沟和（或）盆腔淋巴结的问题。

2. 饮食与肠道准备

（1）外阴癌根治术术前必须告诫患者，多进高蛋白、低脂、低糖的食物，在手术前1周内不应进食多纤维素的饮食。因为外阴癌术后，希望1周内不解大便，以尽量减少接近肛门的外阴创面污染，手术前2日进食流质，以减少肠道积粪。

（2）如果晚期外阴癌需做 Luckhart-Mummery 联合手术或全膀胱切除，回肠代膀胱的病例，除做以上肠道准备外，术前2日，口服诺氟沙星、甲硝唑，做肠道灭菌准备。

（七）手术方式

外阴癌手术治疗倡导个体化，没有标准的术式，强调以最保守的手术来治愈癌瘤，在选择治疗方案时，要充分考虑原发病变的范围和腹股沟淋巴结的状态。VIN 可采用非手术治疗，如激光、冷冻、微波、聚焦超声（HIFU）等治疗，也可采用单纯外阴切除。对外阴原发性恶性肿瘤的处理，应该在腹股沟淋巴结切除后，假如手术切除原发肿瘤可达到切缘清晰，不损伤横纹肌不造成大小便失禁，手术值得进行，如果手术需要以人工肛门或尿流改道为代价，最好先做放疗，待肿瘤缩小后再手术，根据腹股沟淋巴状态决定是否需腹股沟和盆腔淋巴同时放疗。

1. 单纯外阴切除

单纯外阴切除包括部分阴阜、双侧大小阴唇至会阴后联合，切缘为大阴唇皱襞外缘。

2. 外阴根治切除

外阴根治切除上界自阴阜，下界至会阴后联合，两侧大阴唇皱襞，内切口包括切除1cm 的阴道壁。两侧达内收肌筋膜，基底达耻骨筋膜、皮下脂肪厚度应超过 0. 8cm，切缘距肿瘤 3cm。

3. 局部外阴根治切除

局部外阴根治切除的切除范围包括癌灶周边 3cm 宽正常皮肤和皮下脂肪组织内周边至少切除 1cm 以上宽度的正常组织，原则上不伤及尿道和肛门。癌瘤紧邻尿道或肛门则应选择更大范围的手术。部分外阴根治切除可以是单侧外阴切除，前半部外阴切除或后半部外阴切除，以局部外阴根治切除代替全外阴根治切除，必须保证局部癌灶彻底切除，不能因为缩小手术范围而残留癌灶，影响治疗效果。

4. 前哨淋巴结活组织检查术（SlNB）

（1）1977 年，有学者提出前哨淋巴链上最先接受来自病灶淋巴回流的淋巴结，绝大多数肿瘤细胞是从原发灶经淋巴管汇入前哨淋巴结，因而前哨淋巴结是转移的第一个站点，通常代表整个淋巴链。随后，有学者创始了前哨淋巴结活体组织检查技术，他利用蓝色染料与淋巴结亲和的特点，在黑色素瘤周围注射蓝色染料，为淋巴定位，再通过对前哨淋巴结的活体组织检查，判定淋巴结的转移情况。腹股沟淋巴是外阴癌转移的主要途径，其受累与否对肿瘤的手术方式与预后具有重要意义。如果对所有患者千篇一律地采用腹股沟淋巴结清扫术，只能增加手术并发症发生率。

（2）通过对前哨淋巴结的活体组织检查，不仅可以了解疾病的分期，而且可以对患者选择性进行淋巴结切除，甚至对前哨淋巴结阴性的早期患者，可以不行腹股沟淋巴结清扫术，从而减少相应的术后并发症，在达到根治效果的同时提高患者生存质量。

（3）临床上采用的检出前哨淋巴结的方法有染料法、放射性核素法和混合法：①染料法利用染料和淋巴结亲和的特征在肿瘤周围或皮下注射染料，再将染色的前哨淋巴结进行活体组织检查。这种方法费用低，操作简便，但由于活体组织检查前不能确定前哨淋巴结的具体位置与数目，所以很可能出现盲目解剖和漏检；②放射性核素法是肿瘤周围或皮下注入放射性核素（Tc 标记的胶体蛋白），再进行放射性核素摄影或者放射性核素探测仪来确定前哨淋巴结的位置与数量。这种方法能确定前哨淋巴结的位置与数量，减少盲目解剖，但费用较高，而且要应用放射性物质；③混合法即染料法与放射性核素法相结合。前哨淋巴结活体组织检查技术是一种相对敏感、易行的方法。有学者用放射性核素法对 26 例行 SLNB, 26 患者都检测出前哨淋巴结，无一例假阴性。

（4）有学者在对 26 例外阴癌研究中，阴性预测率为 100%（即临床无可疑淋巴结大、病理检测前哨淋巴结为阴性的患者，其余淋巴结均为阴性）。

5. 腹股沟淋巴结清除术

腹股沟淋巴结清除术至少应行同侧腹股沟、股淋巴结切除。自髂前上棘内 3cm，经腹股沟韧带中点，股动脉搏动点，至股三角顶部作弧形切口，皮下脂肪厚度不超过 0. 5cm。外侧界为髂前上棘，内侧界为耻骨结节。解剖分离股动、静脉。传统腹股沟淋巴结清扫术中，常规切断大隐静脉，剥离阔筋膜。现有学者提出，可保留大隐静脉、阔筋膜。有学者分析了 83 例行腹股沟淋巴结清扫术的外阴癌患者，术中分别切断大隐静脉与保留大隐静脉，结果表明两者复发率无差异，有学者对 194 例进行回顾分析后，也同样认为腹股沟淋巴结清扫术中保留大隐静脉、阔筋膜，可以降低术后并发症而无明显不良后果。

6. 部分尿道切除

外阴广泛切除术从耻骨联合，耻骨弓向下脱开，处理阴蒂脚，尿道脱开耻骨弓的解剖位置，即尿道被游离 2cm，测定尿道长度后，金属导尿管支撑该部位切除尿道。

7. 全尿道切除腹壁代尿道术

全尿道切除腹壁代尿道术适用于腹股沟淋巴结清扫术中膀胱内括约肌不能保留者。

8. 前盆腔脏器切除

外阴癌累及膀胱三角区者，需行全膀胱切除、回肠代膀胱术，同时行盆腔淋巴结清除术。

9. Luckhart-Mummery 联合外阴根治术

Ⅰ期行盆腹腔探查、乙结肠造瘘、盆腔淋巴结清除术；Ⅱ期为会阴直肠联合外阴根治术。

上述术式难度较大，不作为规范介绍，可根据各单位条件及技术水平选择进行或采取手术前后放疗的综合措施，以缩小手术切除范围并保留相邻器官的功能。

（八）术后处理

1. 一般处理

（1）外阴癌根治术的范围广，创面大，术后需补充血浆和电解质。两侧腹股沟创面持续负压吸引，减少局部渗液和使股部皮片能紧贴肌层，增加皮片的存活和减少皮片的坏死，一般术后 4 ～ 6 日内保持负压吸引，减少大便污染创面。

（2）外阴和两侧腹股沟创面术后处理；每日至少更换外阴敷料 2 次，以保持外阴和会阴创面敷料干燥，预防局部感染，皮肤坏死。一般术后 72 小时坏死皮片的界限开始明显，应及时修剪坏死皮片。抗炎敷料或刺激肉芽组织生长的敷料交替使用。如果应用得当，创面将较快愈合。个别病例创面过大者，需辅以植皮术。植皮创面要求肉芽组织比较坚实、新鲜，创面与皮肤基本齐平，且无感染。所用植皮一般采用大腿内侧或臀部内侧皮肤。

（3）预防术后下肢急性淋巴管炎：为预防其发生患者出院后日常生活或工作中注意勿损伤脚趾皮肤。

2. 做尿道、膀胱手术者的处理

（1）尿道部分切除术后：尿道部分切除术后，每日需做外阴前庭区清洁擦洗，注意保留导尿管保持在尿道残端中央部位，如果偏向一侧，应及时纠正。因为偏向一侧时间延长，导致导尿管压迫尿道残端而引起局部坏死。

（2）全尿道切除、膀胱肌瓣尿道成形术后：尿道全切肌瓣尿道成形术后，局部清洁均同尿道部分切除术，但术后代尿道狭窄为常见并发症之一。预防尿道狭窄需正确掌握拔管时间，一般为术后 9 ～ 10 日时拔管。拔管前 8 日将膀胱造瘘管钳夹停止尿液引流，使尿液从新尿道流出。应定期扩张尿道。代尿道末端一般都有少许坏死，如拔管后不扩张，1 ～ 2 个月后将出现尿道外口粘连狭窄，数月后甚至出现膜状闭锁，因此拔管后 1 ～ 2 周，0.5 ～ 1.0 个月和 3 ～ 4 个月各扩张尿道 1 次。一般术后 1 个月左右小便日趋正常。

（3）全尿道切除、腹壁代尿道术后：腹壁代尿道术后，每日腹壁人工尿道换药 1 ～ 2 次。人工尿道残端的坏死组织宜及时剪除，以防感染扩展至尿道，创面敷以凡士林纱布，保护尿道黏膜。术后 1 周除去围在人工尿道管，一般患者都有迫尿功能，但不能自己控制小便。腹壁代尿道术，因人工尿道穿透腹壁全层，极易因腹壁瘢痕挛缩而发生尿道狭窄。预防狭窄须定期扩张尿道，一般拔管后 1 个月、2 个月、4 个月、6 个月各扩张尿道 1 次。

3. Luckhart-Mummery 联合外阴根治术后处理

须经常更换会阴部敷料，保持会阴部敷料干燥。术后 48 小时取出阴道纱布球，随后每日清洁换药 1 或 2 次。术后 2 ～ 3 日，除去外阴、会阴两侧皮下引流。会阴部创面一般需 4 ～ 6 周愈合。下腹人工肛门，除常规处理外，亦需嘱咐患者出院后定期扩肛，以防人工肛门狭窄。

（九）随访

术后 1 ～ 6 个月每月 1 次，7 ～ 12 个月每 2 个月 1 次。第 2 年每 3 个月 1 次；第 3 ～ 5 年每半年 1 次；5 年以后每年 1 次。

（十）放射治疗

外阴鳞癌是放射敏感性肿瘤，只是因其所在特殊解剖部位限制了放疗的应用。临床资料显示放射与手术联合治疗可改善外阴癌患者的生存率及生活质量，尤其对晚期外阴癌不仅能达到姑息治疗效果，部分病例可达到治愈。

1. 适应证

（1）原发肿瘤巨大，浸润较深接近或累及尿道、阴道及肛门等器官，手术切除困难者，通过术前放疗可使瘤体积缩小以提高手术切除率，并保留邻近器官功能。

（2）手术切缘不净或切缘距肿瘤太近疑有肿瘤残存。

（3）老年患者或其他原因不宜手术者。

（4）年轻患者阴蒂部小的原发癌灶。

（5）晚期外阴癌采用放疗加手术综合治疗以代替创伤较大，患者不易接受的盆腔脏器切除术。

（6）复发性外阴癌。

（7）肉眼腹股沟淋巴结阳性或病理报告一个以上淋巴结阳性患者，盆腔和腹股沟区放疗优于盆腔淋巴结切除术。

2. 治疗方法

（1）放射治疗以体外照射为主，单纯放射治疗者可配合组织间治疗。放射野应包括原发肿瘤及周边 2 ～ 3cm 皮肤，盆腔、腹股沟淋巴结部位放射剂量取决于治疗目的。外阴局部术前放疗≥ 40Gy 为宜，总剂量至少 50Gy，术后辅助放射治疗若无肉眼可见残存癌一般剂量为 45 ～ 50Gy。单纯放射治疗局部根治剂量为 65Gy 必要时可加组织间治疗。腹股沟区照射范围应包括腹股沟及股淋巴区。为减轻放射治疗反应及给予临床足够剂量可先给予高能 X 线 40Gy，肿瘤缩小后改用 β 射线 20Gy。

（2）照射期间应注意外阴清洁、干燥、防止感染，以减轻放射反应，治疗期间反应较重时可暂停放射治疗。

（十一）化学药物治疗

20 世纪 90 年代化学治疗开始应用于浸润性外阴癌，效果尚不明确，主要用于：①不能手术的晚期和复发病例；②肿瘤较大，分化差，估计有亚临床播散的病例；③淋巴结包膜外浸润。目前常用的化学治疗药有丝裂霉素、5-氟尿嘧啶、顺铂，后两种药物对放射治疗有增敏作用。

二、阴道恶性肿瘤

阴道恶性肿瘤少见，约占妇科恶性肿瘤的 2%，其中的阴道鳞状细胞癌占多数，约占 93%，腺癌占 4% ～ 5%，其他如黑色素瘤，肉瘤等较罕见。主要来源于阴道鳞状上皮细胞，腺上皮细胞，阴道黏膜黑色素细胞及阴道平滑肌细胞的恶性肿瘤。

（一）病因

阴道恶性肿瘤的病因至今仍不明了，可能与下列因素有关。

1. 病毒感染

HPV 在子宫颈癌的病因中占重要位置，1% ～ 3% 的子宫颈癌患者可同时或迟发阴道癌，故乳头状瘤病毒被认为是这些癌瘤的启动因子。

2. 盆腔放射治疗

约有 20% 的原发性阴道癌患者有盆腔放射史，有资料表明，子宫颈癌经放疗后，有

0.18% ～ 1.54% 发生阴道癌。

3. 激素水平

阴道癌好发绝经后雌激素水平低下的老年妇女，而阴道腺癌多发生于青春期和年轻妇女及个别儿童，其母亲在孕期内应用了较大量的雌激素，由于高浓度的雌激素苗勒上皮而抑制了鳞状上皮替代柱状上皮过程，而导致发病。

4. 免疫抑制

凡先天或后天性获得和人工性免疫抑制患者，阴道癌发生率升高。

5. 慢性刺激

原发性阴道鳞癌常好发于后穹窿，认为可能与子宫脱垂患者长期使用子宫托有关。

（二）病理改变

1. 阴道鳞状细胞癌

随病变发展可分为：

（1）阴道上皮内病变：阴道上皮内病变包括不典型增生及原位癌。

（2）阴道早期浸润癌：阴道微小浸润突破基膜深度＜ 3mm。

（3）阴道浸润性鳞癌：多为中度角化，可见角化珠，角化不良和细胞间桥。

2. 阴道腺癌

（1）大体呈外生型息肉或结节状，也可呈斑块状。

（2）镜下可分为三型：①腺癌；②中肾瘤型腺癌；③大透明细胞癌。

（三）临床表现

1. 症状

（1）阴道排液：早期阴道分泌物增加，随病情进展，癌肿增大，阴道排出恶臭液或坏死组织。

（2）阴道流血：多为无痛性接触性出血，逐渐可发展为不规则阴道出血。

（3）转移症状：病变进展至较晚期，可出现阴道、直肠区疼痛，尿频排尿困难，血尿或里急后重排尿困难。

2. 体征

（1）鳞癌：病灶早期局限性，可见糜烂，晚期病灶呈乳头或菜花状，出现全阴道、阴道旁、主骶韧带的浸润，甚至出现膀胱阴道瘘或直肠阴道瘘，及邻近淋巴结转移。

（2）腺癌：病灶多呈息肉状或结节状，生长较浅表，可沿阴道表面蔓延以至累及大部分阴道及尿道。

（3）肉瘤：病灶常呈局限性生长，部位为阴道壁上段或下段，晚期可出现淋巴和血行转移。

（4）黑色素瘤：病灶以阴道下 1/3 段多见，阴道壁有黑色或棕黑色肿物带蒂突起，大小不一，表面可有溃疡，而溃疡基底部或边缘呈黑色。

（四）诊断

1. 细胞学检查

阳性率较低，为 10% ～ 42%。

2. 活体组织检查

局部涂碘溶液，可借助阴道镜放大观察钳取不着色区进行组织活体组织检查。

3. 内镜检查

晚期病例，需借助尿道－膀胱镜，直肠－乙状结肠镜检查，以排除癌灶浸润邻近脏器。

4. 诊断性刮宫

了解子宫颈管内膜、子宫内膜有无癌灶。

（五）治疗

阴道浸润前病变可采取非手术治疗，如射频、冷冻、二氧化碳或激光治疗，亦可采用局部切除，部分阴道切除。浸润癌则强调以手术治疗为主，辅以放疗，对晚期不能手术切除的病例，可采用综合治疗。或行姑息性肿瘤切除，以延长患者临床生存期。

1. 手术治疗

由于阴道癌与周围器官间隙小，如需要保留的器官，切除肿瘤周围的安全带很窄，要达到根治目的很困难。手术方式与适应证包括以下6种。

（1）全子宫、大部分阴道切除术及盆腔淋巴结清扫术，适用病灶位于阴道上段，且年龄较大，无生育要求，有盆腔放射史和病灶侵犯直肠和膀胱者，切除阴道上2/3段，切缘距肿瘤3cm。

（2）全子宫、全阴道切除及盆腔淋巴结清扫术，适用于病灶位于阴道中段或多中心者。

（3）外阴、阴道下段（必要时加盆腔淋巴结）切除术，适用于病灶位于阴道下1/3段者。

（4）前盆腔或后盆腔脏器切除术及盆腔（或加腹股沟）淋巴结清扫术，适用于癌灶侵及尿道，膀胱或直肠者，手术需行人工尿道，回肠代膀胱或人工肛门重建术。

（5）广泛外阴切除及腹股沟淋巴结清扫术，适用于黑色素瘤病灶位于阴道下1/3者。

（6）阴道切除、广泛外阴切除及腹股沟淋巴结清扫术，适用于黑色素瘤病灶位于阴道中下1/3者。

2. 放射治疗

强调个体化治疗，放射剂量要足够，阴道癌放射治疗与手术综合治疗，可改善阴道癌患者的生存率，阴道鳞癌对放射治疗敏感，而阴道腺癌、黑色素瘤对放射治疗不够敏感，但放射治疗可使阴道腺癌、黑色素瘤获得短期缓解。

（1）适应证：①原发肿瘤体积较大，累及尿道、肛门等器官，手术切除困难者；②手术切除不净者；③老年晚期患者有严重内科疾病不宜手术者；④复发性阴道癌。

（2）放射治疗种类：①体外照射为主；②腔内照射；③局部组织插植照射。

3. 化学治疗

20世纪90年代化学治疗开始用于阴道的综合治疗，使阴道癌患者生存期有所改善，但只能作为手术放射治疗的补充治疗，不能达到根治目的。

（1）适应证：①手术的晚期及复发病例；②手术清扫的淋巴结阳性；③肿瘤切除不净，估计已有亚临床转移。

（2）化学治疗方案：①CVP方案。环磷酰胺600mg/m^2，静脉推注，第1日、第15日；长春新碱1.4mg/m^2，静脉推注，第1日；泼尼松100mg/m^2，口服，第1～5日。②CHO方案。环磷酰胺750mg/m^2，静脉推注，缓慢静脉注射，第1日；多柔比星50mg/m^2，缓慢静脉注射，第1日；长春新碱1.4mg/m^2，缓慢静脉注射，第1日。以上方案每3周重复一疗程。

4. 免疫治疗

有非特异性免疫治疗及用肿瘤抗原制备的特异性免疫治疗，要作为综合治疗方法之一。

第二节　子宫颈癌

子宫颈癌是一种发生在女性子宫颈部的恶性肿瘤，通常起源于子宫颈的上皮细胞。根据其生物学行为和组织学特征，子宫颈癌可以分为鳞状细胞癌和腺癌，其中鳞状细胞癌最为常见。由于大多数子宫颈癌与HPV感染密切相关，因此被认为是一种病毒相关的癌症。

一、病因病理

（一）病因

1. HPV感染

HPV感染，尤其是高危型HPV（如HPV 16型、18型），是子宫颈癌发生的最重要病因。HPV通过破坏子宫颈上皮细胞的正常代谢过程，导致细胞内基因突变和功能失调，从而促进癌变的发生。研究表明，持续感染未能清除的高危型HPV会引发子宫颈上皮细胞的持续性异常增生，逐渐发展为癌前病变，并最终进展为子宫颈癌。尤其是HPV 16型和18型，与大多数子宫颈癌病例的发生密切相关，因此高危型HPV的感染是子宫颈癌筛查中的重要指标。

2. 性行为与性伴侣数量

多性伴侣、早婚、早育等社会行为因素与HPV的传播具有紧密的关联，从而增加了子宫颈癌的发生风险。频繁的性接触会增加女性感染高危型HPV的机会，特别是与感染HPV的伴侣发生性关系时，感染的概率显著提高。多个性伴侣不仅会增加HPV感染的概率，还可能加大病毒变异的风险，进一步增加了癌变的可能性。此外，早婚和早育往往伴随着较早的性活动和更多的性伴侣，进一步提高了子宫颈癌的风险。

3. 免疫抑制

免疫系统功能低下的女性，尤其是HIV感染者、长期接受免疫抑制治疗的患者等，体内对HPV感染的清除能力显著下降，从而使得HPV感染持续存在的时间延长，增加了发展为子宫颈癌的风险。免疫系统的功能障碍不仅会削弱身体对病毒的抵抗力，还可能导致子宫颈上皮细胞的异常增生得不到有效抑制，最终促使癌变的发生。

4. 吸烟

吸烟被广泛认为是子宫颈癌的独立危险因素。吸烟不仅能够通过对免疫系统的抑制作用，减少机体对HPV感染的清除能力，还可能直接将致癌物质传递到子宫颈上皮。研究表明，吸烟者的HPV感染清除率较低，而致癌物质如多环芳烃及其他有毒化学物质则能够直接作用于子宫颈上皮细胞，促进HPV的致癌过程，增加子宫颈癌的风险。

5. 口服避孕药

长期使用口服避孕药（尤其是超过5年）可能与子宫颈癌的发生相关。虽然口服避孕药对子宫颈癌的具体作用机制尚未完全明了，但其可能通过改变体内的激素水平，特别是雌激素和孕激素的浓度，进而改变子宫颈局部环境，增加HPV感染的持久性或加速癌变过程。长期激素水平的波动可能使子宫颈细胞更易受到HPV感染的影响，从而增加癌变的风险。

6. 遗传因素

一些遗传因素可能会影响女性发生子宫颈癌的风险。家族中有子宫颈癌、其他妇科癌症或癌症相关遗传病（如遗传性非息肉病性结直肠癌综合征）的女性，其发生子宫颈癌的风险较高。遗传易感性可能导致体内对HPV感染的免疫反应较弱，或者使子宫颈上皮细胞在长期HPV感染过程中更容易发生恶性转化。此外，部分特定的基因突变或修复机制缺陷也可能增加患癌的风险。

（二）病理

1. 鳞状细胞癌

鳞状细胞癌是子宫颈癌中最常见的类型，占子宫颈癌的80%～90%。鳞状细胞癌通常由HPV感染引起，最初表现为子宫颈上皮的异常增生，逐渐形成癌变。病变可局限于子宫颈，随着癌症进展，可能侵犯邻近的组织及远处转移。典型表现为子宫颈不规则出血、接触性出血、阴道分泌物增多等。

2. 腺癌

子宫颈腺癌较为少见，占所有子宫颈癌的10%～15%。其来源于子宫颈管的腺体上皮，通常呈现出较为隐匿的症状，容易被忽视。腺癌的预后较差，且更易发生远处转移。近年来，腺癌的发生率有所上升，部分与HPV感染有关，但与鳞状细胞癌相比，其与HPV的关系相对较弱。

3. 小细胞癌

小细胞癌是子宫颈癌中的一种罕见类型，具有较强的恶性特点，进展迅速，易早期转移，且常伴有较差的预后。小细胞癌的治疗较为困难，通常需要综合治疗。

4. 腺鳞癌

腺鳞癌是一种少见的子宫颈癌类型，通常同时具备鳞状细胞癌和腺癌的特征。其预后较差，通常比单纯的鳞状细胞癌恶性程度更高。

5. 癌前病变

子宫颈癌的发生通常伴随着癌前病变的阶段。最常见的癌前病变有子CIN，按病变程度分为CIN Ⅰ（轻度）、CIN Ⅱ（中度）和CIN Ⅲ（重度），CIN Ⅲ具有较高的癌变风险。HPV感染是导致癌前病变进展的重要因素。

二、临床表现

1. 不规则阴道出血

不规则阴道出血是子宫颈癌最常见的症状之一，尤其在接触性出血的表现中尤为显著。接触性出血通常发生在性行为后，表现为阴道出血或轻微的点状出血。随着疾病的进展，患者的阴道出血可能变得更加频繁且严重，表现为非月经期出血或持续性出血。此类出血的性质可能随病程加重而变化，进一步提示肿瘤的局部侵犯或远处转移。早期出血通常较为轻微，且伴随白带异常，但随着癌症的发展，出血量逐渐增多，甚至可能成为持续性的症状。

2. 阴道分泌物异常

阴道分泌物的异常是另一个常见的临床症状，尤其在子宫颈癌的早期。最初，患者可能仅表现为白带增多，但随着肿瘤的进展，分泌物的性质发生变化，可能呈现黄色、绿色、血性或黏液性，且可能带有恶臭。这类分泌物的变化通常是由于肿瘤局部侵蚀或感染引起的，提示肿瘤已对周围组织造成一定程度的侵袭。恶臭的分泌物尤其提示癌肿的腐烂或化脓，预示着疾病的进展。

3. 下腹部疼痛

随着子宫颈癌肿瘤的进一步生长和扩展，患者可能出现下腹部或盆腔区域的持续性钝痛。疼痛的性质通常为钝痛或隐痛，随着病情的加重，疼痛的强度也可能增加，且疼痛可能变得更为剧烈。晚期癌症患者的疼痛常难以缓解，可能需要通过镇痛药物来控制。疼痛的发生与肿瘤的局部侵犯、淋巴结转移或远处转移有关。

4. 排尿或排便异常

当子宫颈癌肿瘤扩展到周围的器官时，患者可能出现排尿或排便功能的异常。肿瘤如果侵犯膀胱，可导致排尿困难、尿急、尿频等症状；而如果肿瘤侵犯直肠，可能出现排便困难、便秘或便血等症状。这些症状常与肿瘤压迫或侵犯相邻器官有关，提示肿瘤已进入局部晚期阶段，可能需要综合治疗以缓解症状。

5. 体重减轻、乏力

在子宫颈癌的晚期，患者常出现全身性症状，包括显著的体重减轻、乏力、食欲下降等。体重减轻是由于肿瘤的持续生长消耗了大量的能量，同时可能伴随食欲的减退和恶心感。乏力则是由肿瘤引起的全身性炎症反应及代谢紊乱所致，患者的体力和日常活动能力显著下降。此类症状反映了病情的严重性，通常预示着癌症已进入晚期，患者可能需要支持性治疗来改善生活质量。

三、诊断与鉴别诊断

（一）诊断

1. 子宫颈细胞学检查（Pap 涂片检查）

子宫颈细胞学检查，通常称为 Pap 涂片检查，是目前最常见的子宫颈癌筛查方法。该检查通过刮取子宫颈表面的细胞样本，对其进行显微镜下观察，以检测是否存在细胞的异常变化。尽管 Pap 涂片检查本身无法直接诊断子宫颈癌，但其在筛查子宫颈癌前病变（如 CIN）方面具有重要意义。早期发现这些细胞学改变可以有效提示癌前病变，从而为早期干预提供机会，降低子宫颈癌的发生率。

2. HPV 检测

HPV 感染是引发子宫颈癌的主要致病因素。通过检测高危型 HPV（特别是 HPV 16 型和 18 型）的存在，可以进一步确认是否存在子宫颈癌前病变或早期子宫颈癌。HPV 检测作为一种敏感的筛查工具，能够识别出潜在的病毒感染，特别是在无症状的高危 HPV 感染者中，及时发现其可能发展为子宫颈癌的风险。HPV 检测的结合使用，提高了子宫颈癌筛查的准确性和灵敏度。

3. 阴道镜检查

阴道镜检查是对子宫颈细胞学检查结果呈阳性或存在异常的患者进行进一步评估的有

效工具。通过阴道镜，医生可以直接观察子宫颈的详细图像，识别可能存在病变的区域。这项检查能够提供比常规子宫颈涂片更为清晰的视图，帮助医生精确定位病变区，必要时可以进行活检，以获得病变组织样本进行病理分析，从而进一步确认诊断。

4. 子宫颈活体组织检查

子宫颈活体组织检查是确诊子宫颈癌的金标准。通常在阴道镜检查下进行组织取样，获取子宫颈疑似病变部位的组织。通过病理学检查，能够明确肿瘤的类型、分期及细胞的组织学特征。活体组织检查结果对确定癌症的侵袭性、分期及治疗方案选择至关重要，为临床提供了具体的诊断依据。

5. MRI

MRI 在子宫颈癌的临床评估中具有重要的作用，尤其是在评估肿瘤的局部浸润情况及其对周围组织的影响时。MRI 能够提供子宫颈癌病变的高分辨率影像，准确判断肿瘤是否已侵入骨盆壁、膀胱、直肠或其他重要器官。这对于制定个体化的治疗方案、评估癌症的扩展程度及预测治疗效果具有重要的指导意义，尤其在晚期子宫颈癌的临床管理中显得尤为重要。

（二）鉴别诊断

1. 子宫颈炎

子宫颈炎，尤其是慢性子宫颈炎，通常表现为阴道分泌物增多、不规则出血等症状。这些症状可能与癌症相关的临床表现相似，但通过子宫颈分泌物的细胞学检查能够与子宫颈癌有效区分。子宫颈炎通常不表现为癌前病变或癌细胞的存在，尤其是慢性子宫颈炎，其细胞学检查通常显示炎症细胞的增多，而非肿瘤细胞的特征。此外，子宫颈炎的治疗通常包括抗生素治疗，而非手术干预。

2. 子宫内膜癌

子宫内膜癌的典型症状为阴道出血，尤其在绝经后的女性中更为常见。与其他类型的癌症相比，子宫内膜癌的出血往往伴有内分泌异常，如月经紊乱或不规则出血。与子宫颈癌不同，子宫内膜癌通常不表现为子宫颈部位的症状，且子宫颈癌常与 HPV 感染密切相关。诊断子宫内膜癌时，除了临床症状外，超声、宫腔镜检查和活体组织检查均为重要的诊断工具，有助于明确诊断并与其他病变区分。

3. 子宫肌瘤

子宫肌瘤的临床表现包括月经不规律、下腹部疼痛、排尿困难等，这些症状与子宫颈癌可能存在一定的重叠。然而，子宫肌瘤通常不会引起阴道出血、白带异常或恶臭分泌物。通过超声检查可以确认子宫肌瘤的存在，而细胞学检查则有助于排除子宫颈癌的可能性。子宫肌瘤的诊断明确后，通常采用药物治疗或手术切除。

4. 良性子宫颈病变

良性子宫颈病变如子宫颈息肉和子宫颈上皮异型增生，可能导致不规则出血或白带异常。然而，这类病变通常不会伴随癌细胞的存在，通过组织学检查可以明确诊断，且良性病变不具有恶性转化的潜力。子宫颈息肉的诊断通常依赖于子宫颈检查和组织活检，治疗上可采取切除或定期观察。

5. PID

急性 PID 表现为下腹痛、阴道分泌物异常和不规则出血等症状，且与子宫颈癌有相似的临床表现。然而，PID 常伴有急性炎症反应，细菌培养和超声检查有助于明确诊断。PID 通常通过抗生素治疗控制，而子宫颈癌则需要进一步的影像学检查和活体组织检查才能确诊。

四、治疗措施

1. 手术治疗

（1）子宫全切术：对于局部晚期（如Ⅰ期）子宫颈癌，手术治疗通常包括子宫全切术，即切除整个子宫、子宫颈、部分阴道及周围淋巴结。这是常见的治疗方式之一，尤其适用于已不考虑保留生育功能的患者。

（2）腹腔镜下子宫切除术：采用腹腔镜技术进行子宫切除，创伤小、恢复快，适用于早期子宫颈癌患者。腹腔镜手术可以减少出血、缩短住院时间和恢复期。

（3）广泛性子宫切除术：对于中晚期子宫颈癌（如Ⅱ期或Ⅲ期），手术治疗可能需要广泛性子宫切除术，除子宫外，还需要切除邻近的阴道、淋巴结、部分盆腔器官等。

（4）淋巴结清扫：手术时会根据分期进行盆腔及腹主动脉旁淋巴结清扫，以评估是否存在转移，并为后续治疗提供依据。

（5）生育保留手术：对于年轻女性或希望保留生育功能的患者，部分早期子宫颈癌患者（如ⅠA1 期、ⅠA2 期）可选择保留生育功能的手术，如子宫颈锥切术。子宫颈锥切术切除癌变组织并保留子宫。

2. 放射治疗

（1）外照射放疗：主要通过外部放射线照射癌细胞。通常用于术后辅助治疗，特别是在肿瘤存在淋巴结转移、局部复发或手术无法完全切除的情况下。

（2）宫腔内放疗（内照射 / 近距离放疗）：对于局部晚期的子宫颈癌，尤其是在肿瘤局限于子宫颈或子宫体内时，宫腔内放疗可以通过将放射源直接置入宫腔内来进行局部治疗，放射线直接作用于肿瘤，减少对周围正常组织的损伤。

（3）术后放疗：对于手术切缘阳性、淋巴结转移阳性或局部复发的患者，术后放疗能够显著降低复发率，提高治愈率。

3. 化学治疗

（1）辅助化疗：对于部分高危患者（如肿瘤较大、淋巴结转移、手术边缘阳性等），化学治疗可以与手术和放射治疗结合进行，目的是降低复发风险和提高治愈率。

（2）新辅助化疗：对于部分局部晚期的子宫颈癌，化学治疗可用于术前新辅助治疗，缩小肿瘤体积，使患者能够接受手术切除。

（3）晚期或转移性化疗：对于已发生远处转移（如肺、肝、骨等）的晚期子宫颈癌，化学治疗仍是主要治疗手段，常用药物包括顺铂、氟尿嘧啶等。化学治疗可以帮助缓解症状、延长生存期。

（4）联合治疗：化学治疗常与放射治疗联合使用，尤其是对于局部晚期或转移性子宫颈癌，联合治疗能够显著提高治疗效果。

4. 靶向治疗与免疫治疗

（1）靶向治疗：靶向治疗主要通过靶向癌细胞表面的特定分子进行干扰，抑制肿瘤的生长和转移。例如，针对表皮生长因子受体（EGFR）的靶向药物、VEGF 抑制剂等在部分临床研究中显示了潜在疗效。

（2）免疫治疗：免疫检查点抑制剂（如 PD-1/PD-L1 抑制剂）作为一种新的免疫治疗方式，已在部分晚期子宫颈癌患者中显示了较好的疗效。通过激活患者自身的免疫系统，免疫检查点抑制剂能够增强免疫细胞对癌细胞的识别和杀伤作用。

5. 姑息治疗

（1）疼痛管理：使用止痛药物（如阿片类药物、非甾体抗炎药）来缓解肿瘤引起的疼痛。

（2）放疗：用于缓解肿瘤引起的症状（如出血、疼痛等）。

（3）营养支持：为患者提供营养支持，保持体力和免疫功能。

（4）心理支持：为患者提供心理支持，帮助其应对疾病带来的情绪困扰。

第三节　子宫肌瘤

一、病因病理

（一）病因

1. 激素因素

子宫肌瘤的发生与体内激素水平，尤其是雌激素和孕激素的分泌密切相关。研究表明，激素水平的增加，特别是雌激素的过多分泌，能够促进子宫平滑肌细胞的增殖，从而形成肌瘤。雌激素通过与其受体结合，激活平滑肌细胞中的增殖途径，促进肌瘤的发生和生长。肌瘤的发生在生育期女性中更为常见，因为此时体内雌激素水平较高，而孕激素则对肌瘤的生长起到一定的促进作用。进入绝经期后，由于卵巢功能逐渐衰退，体内激素水平下降，雌激素的分泌减少，导致子宫肌瘤的生长速度减缓或停止。因此，激素水平的变化是子宫肌瘤发病的重要调控因素。

2. 遗传因素

遗传因素被认为是子宫肌瘤的一个重要危险因素。研究表明，子宫肌瘤具有一定的家族聚集性，若女性的直系亲属（如母亲、姐妹）患有子宫肌瘤，则其患病的风险显著增加。某些遗传基因突变或特定基因型可能使个体易感于子宫肌瘤的发生。例如，研究发现部分与细胞增殖、激素代谢和肿瘤抑制相关的基因突变可能与肌瘤的形成密切相关。此类遗传易感性可能在一定程度上解释了肌瘤的家族发病模式。

3. 环境与生活方式

环境因素和生活方式对子宫肌瘤的发生也具有重要影响。肥胖、高脂肪饮食及缺乏运动等因素通过改变体内激素水平和代谢状态，可能增加子宫肌瘤的风险。脂肪组织能通过芳香化作用将雄激素转化为雌激素，从而提高体内雌激素水平，促进肌瘤的生长。此外，早期月经初潮和晚期绝经也是已知的风险因素，因为这意味着女性体内长时间暴露于较高浓度的雌激素，从而增加了子宫肌瘤的发生风险。

4. 其他因素

除上述因素外，一些慢性病和药物使用也可能增加子宫肌瘤的发生风险。例如，高血压和糖尿病可能通过影响体内代谢和激素平衡，间接促使子宫肌瘤的形成。长期使用口服避孕药则可能通过改变体内的激素水平，尤其是孕激素的作用，影响子宫肌瘤的发生和生长。虽然这些因素的确切机制尚未完全明了，但它们与子宫肌瘤的发生具有一定的相关性。

（二）病理

1. 肿瘤形态

子宫肌瘤的肿块通常呈圆形或椭圆形，质地坚实。其大小差异较大，既可为微小的结节，也可发展为直径达数十厘米的大肿块。根据临床观察，子宫肌瘤多为单发或多发型，其中多发型较为常见。肿瘤的生长可能导致子宫的形态发生一定变化，且症状的严重程度与肌瘤的大小、数量和位置密切相关。

2. 组织学结构

子宫肌瘤由异常增生的平滑肌细胞、胶原纤维及少量血管组成。在组织学结构上，肌瘤的平滑肌细胞排列紧密，通常呈螺旋状或束状分布，显示出典型的肌肉组织特征。肿瘤内部常伴有不同程度的纤维化现象，且随着肿瘤的生长，血管新生现象亦常见。肌瘤的表面通常被一层纤维膜所包围，表现为光滑的外观。这些组织学特征不仅有助于临床诊断，也有助于区分不同类型的子宫肌瘤。

3. 肌瘤的分型

（1）浆膜下肌瘤：此类肌瘤位于子宫外壁，通常表现为向外生长的肿块，可能会导致子宫表面的突出。浆膜下肌瘤一般较少引起严重的月经异常，但其大小及位置可能引发其他临床症状，如压迫邻近器官。

（2）肌壁间肌瘤：此类肌瘤位于子宫的平滑肌层内，是最为常见的类型。肌壁间肌瘤通常在子宫壁内生长，可能改变子宫的形态，导致子宫的体积增大，并可能引发疼痛或月经异常等症状。

（3）黏膜下肌瘤：此类肌瘤位于子宫内膜下，通常引起较为明显的症状，如月经不调、经期延长或大量出血。由于其生长位置较接近子宫腔，因此可能对月经周期和生育功能产生显著影响。

4. 恶性转化

虽然大多数子宫肌瘤为良性肿瘤，但在少数情况下，肌瘤可能发生恶性转化，转变为子宫平滑肌肉瘤。恶性转化的子宫肌瘤表现为肿瘤的快速增长、不规则出血等异常症状。尽管此类恶性转化相对罕见，但其诊断和治疗仍具有重要的临床意义，需要通过综合影像学、组织学和临床表现加以鉴别和评估。

二、临床表现

1. 月经异常

月经异常是子宫肌瘤最常见的临床症状之一。肌瘤的存在可引起月经量的增多（即经量过多），经期延长或不规则出血。特别是黏膜下肌瘤，由于其生长于子宫内膜下方，常会直接影响子宫腔的形态，导致明显的月经出血增多或持续性不规则出血。这种出血异常可能严重影响患者的生活质量，甚至导致贫血等并发症。因此，月经异常通常是诊断子宫肌瘤的早期提示。

2. 盆腔疼痛

随着肌瘤的增大，其对周围组织和器官的压迫作用也日益显著，可能导致不同程度的盆腔不适或疼痛。患者常表现为钝痛、胀痛，甚至可能出现周期性疼痛，这种疼痛通常与月经周期密切相关。大部分患者在月经期或肌瘤较大时，症状更为明显。此外，较大的肌瘤还可能压迫邻近器官，如膀胱或直肠，进一步引发排尿困难、便秘等症状，严重时会影响患者的正常生活和工作。

3. 子宫增大

子宫肌瘤，特别是多发性肌瘤，常伴随子宫的增大。肌瘤的生长会导致子宫体积的显著增大，尤其是在肌瘤数目较多、体积较大时，子宫的形态可能发生变化，呈现不规则形状。临床上，较大的子宫肌瘤可触及腹部，医生在常规检查时可通过腹部触诊发现子宫的异常增大。子宫增大的程度通常与肌瘤的数量和大小成正比，且可能引发其他相关症状，如腹部膨胀感或不适。

4. 排尿或排便困难

较大的子宫肌瘤可能因其体积和生长位置的变化，压迫周围器官，特别是膀胱和直肠，导致排尿和排便的困难。患者常表现为排尿频繁、尿急或排尿困难等症状，尤其是在膀胱受压时。此外，肿瘤压迫直肠可能引发便秘、腹胀等不适，严重时甚至导致肠道功能紊乱，影响患者的消化和排泄功能。

5. 急腹症表现

在某些情况下，子宫肌瘤可能发生变性，尤其是肌瘤的缺血性坏死或发生扭转。这些变性过程常伴随剧烈腹痛，表现为急腹症。肌瘤的缺血性坏死通常由于肿瘤的血供不足引起，造成组织坏死和炎症反应。肌瘤扭转则可能导致局部血液循环障碍和急性疼痛，严重时需通过手术干预治疗。急腹症的发生通常要求紧急处理，以防病情进一步恶化。

三、诊断与鉴别诊断

（一）诊断

1. 病史询问与临床表现

子宫肌瘤的初步诊断通常从病史询问开始，重点了解患者的症状，如月经异常（如经量增多、经期延长或不规则出血）、盆腔疼痛等。此外，详细询问患者的家族史、过往病史（如高血压、肥胖、糖尿病等），对子宫肌瘤的发生具有一定的预测作用。尤其是家族中有类似病史的女性，子宫肌瘤的风险较高。通过这些信息，医生可以初步怀疑是否为子宫肌瘤，并进一步指导检查方案。

2. 妇科检查

妇科检查是子宫肌瘤诊断的重要步骤之一。通过阴道检查和腹部检查，医生可以评估子宫的形态和大小。在腹部检查中，若子宫增大或形态异常，通常可以在腹部触及肿块或不规则的子宫边缘。尤其当肌瘤位于子宫后壁或前壁时，肿块可能会被触及，帮助医生初步判断肌瘤的存在和位置。阴道检查则可以更进一步确定子宫的大小和肌瘤的位置。

3. 超声检查

超声检查是诊断子宫肌瘤最常用且最敏感的影像学工具。尤其是经阴道超声，相较于经腹超声，具有更高的敏感性，可以更清晰地显示子宫的大小、肌瘤的位置、数量及其特征，如是否存在钙化、变性等异常表现。通过超声，医生能够准确评估肌瘤的形态、大小及对邻近器官的压迫情况，是常规检查中不可或缺的一项。

4. MRI

对于较复杂或疑难的病例，尤其是子宫肌瘤较大、数量较多或通过超声无法明确诊断的患者，MRI 检查可以提供更详细的解剖学图像。MRI 能够准确地显示肌瘤的大小、位置和性质，并有助于判断是否存在其他相关病变（如子宫内膜异位症或恶性肿瘤）。对于临床诊断中的不确定性，MRI 提供了重要的补充信息，尤其是在制定治疗方案时。

5. 宫腔镜检查

对于怀疑有黏膜下肌瘤的患者，宫腔镜检查是一种有效的诊断和治疗工具。宫腔镜检查能够直接观察到子宫腔内的肌瘤，帮助医生明确其形态、大小和位置。通过宫腔镜，医生不仅可以进行进一步的诊断，还能够进行治疗性操作，如切除黏膜下肌瘤或进行刮宫等手术。这种方法为患有黏膜下肌瘤的患者提供了更为直观和精确的处理方案。

（二）鉴别诊断

1. 子宫内膜异位症

子宫内膜异位症是一种常见的妇科疾病，通常表现为盆腔痛、月经异常（如痛经、经期不规律等），并且常伴随不孕症。该疾病的主要特点是子宫内膜组织出现在子宫腔外，如卵巢、输卵管、子宫韧带等部位，从而引发局部炎症反应、组织粘连及疼痛等症状。与子宫肌瘤不同，子宫内膜异位症的病变通常不发生在子宫内，而是发生在子宫外的其他部位，因此诊断上常需要依赖腹腔镜检查。腹腔镜不仅能提供直接的视野来观察病变，还能在同一次手术中进行治疗。

2. 卵巢肿瘤

卵巢肿瘤，包括卵巢囊肿和卵巢癌，也可引起类似子宫肌瘤的腹部肿块和盆腔疼痛，尤其是在肿瘤较大时。卵巢肿瘤常伴有月经不调、腹胀、消化不良等症状，且随着肿瘤增大，可能引起对周围器官的压迫。通过超声、CT 或 MRI 等影像学检查，能够较为清晰地区分卵巢肿瘤与子宫肌瘤。超声检查可提供肿块的形态、位置和内在结构信息，CT/MRI 则可更精确地评估肿瘤的性质、大小及与周围组织的关系，从而帮助确定进一步的诊疗方案。

3. 异位妊娠

异位妊娠是指受精卵未能在子宫内着床，而在子宫外（如输卵管、卵巢或腹腔）着床生长。异位妊娠可表现为类似子宫肌瘤的盆腔疼痛和月经异常，但其特征通常伴随急性腹痛或阴道不规则出血。由于异位妊娠的潜在危害较大，早期诊断至关重要。血清 hCG 水平升高及超声检查能够明确诊断异位妊娠的存在，且通过超声可进一步判断妊娠的具体位置。若诊断确认异位妊娠，需立即进行干预，以避免发生生命威胁性的并发症。

4. 子宫腺肌病

子宫腺肌病是指子宫内膜组织向子宫肌层内侵入，导致子宫壁增厚及不规则的结构变化。与子宫肌瘤相似，子宫腺肌病也常表现为月经异常（如月经过多、痛经）和盆腔疼痛，但该病的一个显著特点是子宫的均匀增大。通过超声检查，子宫腺肌病通常表现为子宫壁的不规则增厚，有时可能伴随子宫肌层的结节性变形，这与子宫肌瘤的表现有所不同。超声、MRI 及其他影像学检查可以帮助区分两者，并为后续治疗提供依据。子宫腺肌病的治疗方法多样，包括药物治疗和手术治疗，具体选择需依据患者的症状及病情严重程度。

四、治疗措施

1. 保守治疗

对于症状轻微、没有明显不适或只有轻微症状的患者，可以采取保守治疗，包括药物治疗和定期观察等方法。

（1）药物治疗：

1）激素类药物：激素类药物，如孕激素、口服避孕药等，可以调节月经周期，减少月经量，缓解因子宫肌瘤引起的出血症状。孕激素有助于抑制肌瘤的生长。

2）促性腺激素释放激素（GnRH）激动剂：如利普瑞林等 GnRH 激动剂可以通过抑制卵巢分泌雌激素，暂时性地使患者进入绝经状态，从而减缓肌瘤的生长并改善症状。此类药物通常用于肌瘤较大、症状明显的患者，作为手术前的辅助治疗或非手术治疗的一部分。长期使用 GnRH 激动剂可能会导致骨密度下降，因此通常不推荐长期使用。

3）抗纤溶药物：如氨甲环酸等，常用于控制月经过多的情况，减轻经血量。

4）NSAIDs：用于缓解因子宫肌瘤引起的盆腔疼痛，尤其是与月经有关的疼痛。

（2）定期观察：对于无明显症状或症状较轻的患者，医生可能建议定期随访，观察肌瘤的生长情况。定期的超声检查和临床评估可帮助医生评估是否需要改变治疗策略。

2. 手术治疗

（1）子宫肌瘤剔除术（肌瘤切除术）：是最常见的手术治疗方法，适用于保留子宫、希望保留生育功能的患者。该手术可以通过传统开腹手术或腹腔镜手术进行。手术过程中，医生会将肌瘤从子宫壁中切除，然后修复子宫肌层。此方法适用于单发或多发肌瘤。

（2）子宫全切除术：是最为彻底的手术治疗方法，适用于那些症状严重、且已经完成生育的患者，或是有恶性病变疑虑的患者。此手术通过切除整个子宫，包括子宫内的肌瘤，解决了肌瘤的问题。切除后患者将失去生育能力。

（3）子宫肌瘤切除术与剖宫产合并治疗：对于部分孕妇在妊娠期间出现肌瘤，并且出现分娩困难或其他并发症时，可能需要结合剖宫产与肌瘤切除术来治疗。在这种情况下，医生会评估肌瘤的位置、大小及是否影响分娩。

（4）子宫动脉栓塞术（UAE）：对于不适合手术治疗的患者，或那些不打算保留生育功能的患者，子宫动脉栓塞术可以作为一种非侵入性治疗方法。通过插入导管，在子宫的动脉中注入栓塞剂，使血流供应肌瘤的血管关闭，从而导致肌瘤萎缩。此方法适用于大多数症状性肌瘤患者，尤其是那些肌瘤较大且影响生活质量的患者。虽然该方法相对较安全，但仍可能有子宫坏死、感染等并发症，因此需要严格筛选适应证。

（5）宫腔镜下肌瘤切除术：对于黏膜下肌瘤（位于子宫内膜下）的患者，宫腔镜下肌瘤切除术是一种有效的治疗方法。通过宫腔镜进入子宫腔内，切除肌瘤并清除肌瘤残余部分。该方法通常不需要开腹或全身麻醉，患者恢复较快。

3. 其他治疗方法

（1）激光治疗与冷冻治疗：这些治疗方法相对较少使用，但有些研究表明，对于特定类型的子宫肌瘤，激光或冷冻疗法可能有一定效果。其主要原理是通过激光或冷冻使肌瘤组织坏死、萎缩。

（2）放射治疗：通常不用于子宫肌瘤的常规治疗，但在某些罕见情况下，当肌瘤疑似恶性时，放射治疗可以作为辅助治疗的一部分。

第四节　子宫内膜癌

子宫内膜癌是来源于子宫内膜（子宫内层）的恶性肿瘤，是女性生殖系统最常见的恶性肿瘤之一。通常发生在绝经期后的妇女中，但也可以发生在任何年龄段。由于其早期症状较为明显，子宫内膜癌在早期发现和治疗的可能性较大，因此治疗预后较好。

一、病因病理

（一）病因

1. 激素因素

（1）不排卵的月经周期：某些疾病，如多囊卵巢综合征（PCOS）或肥胖症，往往伴随着排卵功能障碍。这些疾病会导致体内雌激素水平的异常升高，而缺乏孕激素的反向调节作用，进而增加子宫内膜的增生，增加子宫内膜癌的风险。

（2）雌激素替代疗法：在绝经后，部分女性接受雌激素替代疗法以缓解症状。然而，长期使用未经孕激素联合的单纯雌激素治疗，缺乏孕激素对内膜的保护作用，可能导致子宫内膜的过度增生，从而显著增加子宫内膜癌的发生风险。

（3）晚期绝经或早期初潮：女性的激素暴露时间直接影响子宫内膜癌的风险。晚期绝经或早期初潮的女性，体内雌激素暴露的时间相对较长，因此发生子宫内膜癌的风险较高。这是由于长期的激素刺激可能导致内膜细胞的异常增生。

2. 遗传因素

（1）遗传性非息肉性结直肠癌综合征（Lynch 综合征）：这种遗传性疾病与多种癌症的发生密切相关，包括子宫内膜癌。Lynch 综合征携带者由于基因缺陷，DNA 修复功能受到影响，导致内膜细胞突变的风险增加。

（2）家族历史：有家族史的女性，尤其是直系亲属中存在子宫内膜癌病例的人群，发生该病的风险明显增高。遗传因素可能导致激素代谢、免疫反应等方面的异常，从而增加癌症发生的可能性。

3. 环境和生活方式因素

（1）肥胖：是子宫内膜癌的重要危险因素。脂肪组织能够合成并释放雌激素，过量的雌激素会促进子宫内膜细胞的增生，增加癌变的风险。此外，肥胖常伴随其他代谢异常，进一步增加子宫内膜癌的发生概率。

（2）糖尿病和高血压：这两种代谢疾病与子宫内膜癌的发生有显著相关性。糖尿病和高血压患者常伴随胰岛素抵抗和慢性炎症状态，这些因素可能通过激活某些致癌途径，促进子宫内膜癌的发生。

（3）生活方式：不健康的生活习惯，如缺乏运动和不均衡饮食，可能影响激素的代谢和水平，间接增加子宫内膜癌的风险。营养不良、过多的脂肪摄入，以及缺乏体力活动都可能通过激素紊乱，进而影响子宫内膜的健康。

（二）病理

1. 类型

（1）内膜型子宫内膜癌（Type Ⅰ）：占所有子宫内膜癌病例的 70% ～ 80%。这种类型的癌症通常与雌激素刺激密切相关，尤其是在雌激素水平升高的环境下。病理上，内膜型子宫内膜癌常表现为分化较好的腺癌，其癌细胞形态较为接近正常子宫内膜细胞，生长较为缓慢，预后较为良好。治疗上，内膜型子宫内膜癌对手术和激素治疗反应较好，因此其治疗效果较为理想。

（2）非内膜型子宫内膜癌（Type Ⅱ）：占 20% ～ 30%。这种类型的子宫内膜癌通常出现在绝经后女性中，且往往发生在没有明显激素暴露的情况下。病理学上，非内膜型子宫内膜癌通常表现为高分化的腺癌或浆液性癌，且其癌细胞增殖较快，侵袭性较强，预后较差。由于缺乏激素依赖性特征，非内膜型癌通常对激素治疗不敏感，治疗难度较大，患者生存率较低。

2. 分化程度

（1）低分化癌：癌细胞形态不规则，增殖活跃，常伴有较强的侵袭性，容易发生转移。此类肿瘤的预后较差，治疗难度较大。

（2）中分化癌：癌细胞与正常细胞相似，增殖速度适中，具有一定的侵袭性。其预后介于低分化和高分化之间。

（3）高分化癌：癌细胞形态接近正常子宫内膜细胞，增殖较慢，侵袭性较弱，预后较好。高分化癌通常对治疗反应良好，患者生存率较高。

3. 扩展方式

子宫内膜癌的扩展通常首先通过局部浸润侵入子宫肌层。如果病变进一步发展，癌细胞可侵及周围器官，如输卵管、卵巢、膀胱、直肠等，导致更广泛的转移。此外，癌细胞还可通过血液或淋巴系统转移至远处器官，如肺、肝等，进一步加重疾病的进展。子宫内膜癌的扩展方式决定了其临床表现和治疗策略，局部扩展较为容易干预，而远处转移则需要全身性治疗。

二、临床表现

1. 阴道出血

阴道出血是子宫内膜癌最典型的症状，尤其在绝经后的女性中尤为常见。约 90% 的绝经后患者会出现阴道异常出血，表现为不规则阴道出血或绝经后阴道流血。在有月经史的年轻女性中，常见月经周期异常，或出现月经量过多、经期延长等症状。阴道出血的出现通常提示子宫内膜存在病变，尤其在绝经后女性应特别警惕子宫内膜癌的可能性。

2. 白带异常

白带异常是另一个常见的症状，患者可能出现白带增多的现象，且部分患者的白带可能伴有恶臭。恶臭的白带通常提示病变已进入较为晚期，可能伴随感染或肿瘤坏死等情况。

3. 盆腔不适或疼痛

随着肿瘤的生长，部分患者可能会感到盆腔压迫感或疼痛。尤其当肿瘤增大，侵及周围组织和器官时，患者可能出现明显的盆腔不适。这种疼痛可能呈持续性或间歇性，通常随着病变的进展而加重。

4. 体重减轻与乏力

晚期患者常出现体重急剧减轻、食欲下降及明显的乏力感。体重减轻和乏力是癌症晚期的常见症状，通常与全身性疾病进展、代谢异常或恶液质（癌性衰弱）相关。

5. 排尿困难或肠道症状

当子宫内膜癌肿瘤侵及膀胱或直肠时，患者可能出现排尿困难、尿频、便秘等症状。

肿瘤对这些器官的压迫或浸润会影响其正常功能，导致相应的临床表现。

三、诊断与鉴别诊断

（一）诊断

1. 临床症状

绝经后阴道不规则出血是子宫内膜癌最常见的症状之一。通常，绝经后女性的月经周期应当停止，若此时出现不规则出血，尤其是持续性或间歇性的出血，需高度怀疑子宫内膜癌的可能。约 90% 的子宫内膜癌患者在早期即表现为这种异常出血现象，因此其早期识别具有重要意义。其他症状还包括盆腔不适、腰背部疼痛等，但这些症状通常在疾病进展到一定程度后才出现。

2. 影像学检查

（1）超声检查：经阴道超声（TVUS）是评估子宫内膜情况的常用初步检查方法。绝经后的正常子宫内膜厚度通常不应超过 5mm。如果超声检查发现子宫内膜增厚，尤其是超过 5mm，且形态不规则，则提示可能存在癌变。经阴道超声不仅可以有效检测子宫内膜的厚度变化，还能够评估子宫腔的形态及其他异常结构，有助于早期识别潜在的癌症风险。

（2）CT 扫描或 MRI：当怀疑子宫内膜癌时，CT 扫描或 MRI 可用于进一步评估肿瘤的扩展情况。这些影像学检查能够清晰地显示子宫及其周围组织的解剖结构，帮助医生判断肿瘤是否已经侵犯邻近器官，是否存在淋巴结转移或远处转移等。MRI 尤其擅长提供高分辨率的软组织成像，有助于精确评估肿瘤侵犯范围，并为术前规划提供参考。

3. 病理检查

（1）子宫内膜活体组织检查：是确诊子宫内膜癌的金标准。通过宫腔镜或刮宫获取子宫内膜样本后，进行病理学检查，能够发现典型的肿瘤细胞。病理学检查不仅能确认癌症的存在，还能够判断肿瘤的分化程度（如高分化、低分化）及是否存在其他特殊类型的细胞变化，为后续的治疗提供重要依据。

（2）刮宫或宫腔镜检查：对于有阴道不规则出血的患者，刮宫或宫腔镜检查是一项关键的诊断手段。刮宫能够获取子宫内膜样本，通过组织学分析来确定是否存在癌变。宫腔镜检查则能直观地观察到子宫腔内的病变，尤其是在对病灶的定位、形态及扩展范围的评估上，具有重要价值。通过这些检查，医生可以更准确地确定是否为子宫内膜癌及其分期。

（二）鉴别诊断

1. 子宫肌瘤

子宫肌瘤是一种常见的良性肿瘤，通常发生在中年女性。它的典型表现包括阴道不规则出血、盆腔压迫感和腹部肿块。尽管这些症状也可能出现在子宫内膜癌患者中，但超声检查能有效区分两者。子宫肌瘤通常表现为子宫壁的均匀肿块，而子宫内膜癌则表现为内膜增厚或形态不规则，特别是在经阴道超声下，二者的影像学表现有显著差异。

2. 子宫内膜增生

子宫内膜增生是子宫内膜癌的前驱病变，常伴有内膜增厚的影像学表现。患者可能出现不规则阴道出血。通过子宫内膜活体组织检查，增生性病变与恶性肿瘤可得以明确区分。增生的细胞通常较为良性，而恶性肿瘤则表现为高度不规则的细胞增生，并伴有浸润性生长。

3. 子宫颈癌

子宫颈癌的临床症状也可能包括阴道不规则出血，尤其是接触性出血或分泌物异常。子宫颈癌的病理特征与子宫内膜癌明显不同，子宫颈涂片或子宫颈活体组织检查是诊断子宫颈癌的有效手段。影像学检查也能帮助区分子宫颈癌与子宫内膜癌，子宫颈癌通常位于子宫颈部，且有特殊的肿瘤侵袭表现。

4. 卵巢癌

卵巢癌在早期可能没有显著症状，但随着肿瘤发展，可能引起盆腔压迫感、腹胀及不规则阴道出血。影像学检查（如超声或CT）有助于区分卵巢肿瘤与子宫内膜癌。卵巢癌通常表现为囊性或固态肿块，而子宫内膜癌则位于子宫内膜层，且通常通过内膜增厚或不规则形态来表现。

5. 其他良性病变

其他良性病变，如子宫内膜异位症、急性子宫内膜炎等疾病也可能引起类似症状。子宫内膜异位症通常伴随周期性痛经或月经不规律，急性子宫内膜炎则表现为急性腹痛、发热等症状。这些疾病的影像学和病理学检查通常可以帮助明确诊断，并与子宫内膜癌进行区分。

四、治疗措施

（一）手术治疗

1. 根治性子宫切除术

对于早期子宫内膜癌患者，手术是治疗的主要方法。根治性子宫切除术包括子宫全切除、双侧附件切除（即切除双侧卵巢和输卵管），以及双侧盆腔淋巴结清扫。手术的目的是完全切除肿瘤，并清除可能存在的癌细胞转移。

2. 手术指征与适应证

手术治疗适用于局限于子宫的早期癌症，且患者的身体状况允许进行手术。在某些情况下，如肿瘤侵犯到子宫颈或发生转移，可能需要进行更为广泛的手术，如腹腔清扫等。

3. 术后病理评估

手术后，病理检查会帮助进一步确定肿瘤的分期、分化程度、淋巴结转移等信息，为后续治疗提供依据。

（二）放射治疗

1. 适应证

放射治疗主要用于术后辅助治疗，尤其是对那些局部晚期或存在淋巴结转移的患者。对于无法手术的晚期患者，放射治疗也可作为主要治疗手段。

2. 放射治疗方式

（1）外照射治疗（EBRT）：使用高能射线照射肿瘤区域及其可能的转移区域（如盆腔淋巴结）。

（2）近距离放射治疗：通过将放射源直接置入子宫内腔进行治疗，常用于术后辅助治疗，帮助清除残留的癌细胞。

3. 放射治疗的目标

放射治疗可以帮助减少局部复发的风险，尤其是在术后淋巴结有转移或肿瘤未能完全切除的患者。

（三）化学治疗

1. 适应证

化学治疗通常用于晚期或复发性子宫内膜癌患者，尤其是肿瘤已经远程转移（如肺、肝、骨等）。对于那些术后有高风险复发的患者，化学治疗也可作为辅助治疗的一部分。

2. 常用药物

（1）紫杉醇和顺铂：这些药物常用于治疗子宫内膜癌的化学治疗方案。顺铂是最常见的铂类药物之一，常与紫杉醇联合使用。

（2）多西他赛：作为紫杉类药物之一，与顺铂联合也常见于治疗计划中。

（3）其他药物：如果患者对铂类药物有耐药性，医生可能会选择其他替代药物如多西他赛、氟尿嘧啶等。

3. 化学治疗的作用与效果

化学治疗可有效地控制远端转移的肿瘤，并改善生存期。在部分情况下，化学治疗可与放射治疗联合使用，以提高治疗效果。

（四）激素治疗

1. 适应证

激素治疗通常用于那些具有雌激素受体阳性的子宫内膜癌患者。激素治疗的目的是通过抑制雌激素的作用，阻止肿瘤细胞的生长。

2. 常用激素药物

（1）孕激素类药物：如甲羟孕酮等，对某些低分化、雌激素受体阳性的子宫内膜癌患者有较好的疗效。

（2）芳香化酶抑制剂：如来曲唑等，能够通过抑制体内雌激素合成，来减缓肿瘤生长。

3. 效果与应用

激素治疗适用于部分不适合手术的患者，尤其是那些较为早期的、局部肿瘤未转移的病例，能够有效控制病情，改善患者的生活质量。

（五）靶向治疗

靶向治疗是通过针对癌细胞特有的分子靶点进行治疗的一种新型治疗方法。对于某些特殊类型的子宫内膜癌，如微卫星不稳定型（MSI-H）子宫内膜癌，靶向治疗有时可作为一种有效的治疗策略。

1. 适应证

靶向治疗适用于有特定基因突变的患者，或其他传统治疗无效的患者。针对 PD-1 或 PD-L1 抑制剂等免疫检查点抑制剂的靶向药物。

2. 靶向药物

免疫检查点抑制剂：如帕博利尤单抗、纳武利尤单抗等，对于那些有 MSI-H 的患者，免疫治疗取得了较好的效果。

第五节　输卵管癌

输卵管癌（FTC）是一种来源于输卵管上皮细胞的恶性肿瘤，较为罕见，通常分为腺癌、鳞状细胞癌和混合型肿瘤等类型。该疾病通常在早期症状不明显，因此多在疾病进展到晚期时才被确诊。输卵管癌的临床表现与卵巢癌和腹腔内其他恶性肿瘤有较多相似之处，因此容易被误诊。

一、病因病理

（一）病因

1. 遗传因素

（1）*BRCA1* 和 *BRCA2* 基因突变：输卵管癌与乳腺癌、卵巢癌等 *BRCA* 基因突变密切相关。携带 *BRCA1* 和 *BRCA2* 基因突变的女性，其卵巢癌的发病风险增加，同时也有较高的输卵管癌发生风险。*BRCA1* 和 *BRCA2* 基因突变会导致 DNA 修复功能的缺陷，进而增加癌细胞突变和癌变的概率。

（2）遗传综合征：如 Lynch 综合征也与输卵管癌的发生相关。Lynch 综合征通过引起 DNA 修复基因的突变，增加多种癌症的风险，包括输卵管癌。此类遗传性疾病通常表现为早发癌症，并且具有家族聚集性。

2. 生殖激素的作用

长期的雌激素暴露被认为是输卵管癌的潜在危险因素。雌激素可以刺激输卵管上皮细胞的增殖，如果没有适当的孕激素调控或反向抗衡，可能导致上皮细胞的异常增生，增加癌变的风险。尤其是在没有适当激素保护的女性中，过度的雌激素暴露可能为癌症的发生提供了有利环境。

3. 生育史与激素使用

无生育史、早婚晚育及使用激素替代治疗的女性，可能面临更高的输卵管癌风险。生育经历影响激素水平的波动，特别是多次流产或反复人工流产的女性，可能因激素水平失衡而增加患病的概率。使用激素替代疗法的女性，特别是没有联合使用孕激素的单纯雌激素治疗，也可能面临更高的风险。

4. 慢性炎症与输卵管疾病

输卵管的慢性炎症是一个重要的危险因素。反复的输卵管感染或盆腔炎症等疾病，可能导致输卵管上皮细胞的持久性损伤和修复过程中的突变累积，进而增加癌症发生的风险。此外，输卵管积水和输卵管内膜异位症等疾病也被认为是促发输卵管癌的潜在因素，这些疾病通常伴随有持续的慢性炎症，进一步加剧了癌变的风险。

5. 环境与生活方式

环境因素对输卵管癌的发生也有显著影响。暴露于某些化学物质，如石棉、污染物等，可能会引发基因突变或影响内分泌系统，增加癌症的发生风险。此外，不良的生活方式，如吸烟、肥胖等，也与输卵管癌的发生相关。吸烟不仅能够通过其毒性反应直接损伤输卵管组织，还能通过影响免疫功能和激素水平，间接促进癌变。

（二）病理

1. 腺癌

腺癌是输卵管癌中最常见的类型，占据了大多数病例。腺癌的肿瘤细胞通常呈现为管状、腺泡状或乳头状结构，来源于输卵管上皮。常见的组织学类型包括浆液性腺癌和黏液性腺癌。其中，浆液性腺癌是最为常见的类型，具有较高的恶性程度和转移潜力，通常表现为较强的侵袭性并容易通过淋巴或血液系统转移。

2. 浆液性腺癌

浆液性腺癌是最常见的输卵管癌类型，约占输卵管癌的大部分。其组织学特点为高分化的浆液性腺癌细胞，肿瘤通常表现出较强的侵袭性，并且在卵巢癌中也较为常见。浆液性腺癌通常伴随有腹腔转移，肿瘤细胞可扩展至腹腔其他部位，如腹膜和卵巢，因此诊断时常呈现较晚期，具有较差的预后。

3. 黏液性腺癌

黏液性腺癌相对较少见，通常表现为产生大量黏液的肿瘤。这类肿瘤常伴有腹水，并且黏液性腺癌的恶性度较低，但由于其生长较为缓慢，早期症状不明显，因此往往在疾病晚期才被确诊。尽管恶性度较低，黏液性腺癌的诊断延迟可能影响治疗效果，导致较差的临床结局。

4. 鳞状细胞癌

鳞状细胞癌是极为罕见的类型，其肿瘤细胞呈现典型的角化现象，并且通常伴随有丰富的角化珠形成。此类肿瘤的侵袭性较强，但由于其发病率极低，临床上对鳞状细胞癌的研究相对较为有限。鳞状细胞癌的治疗较为复杂，通常伴随较高的复发率和较差的预后。

5. 混合型肿瘤

输卵管癌也可能呈现为混合型肿瘤，包含腺癌和鳞状细胞癌的成分，或腺癌与其他类型的癌症（如透明细胞癌、胚胎性癌等）共存。这类肿瘤通常表现出更为复杂的生物学行为，其治疗和预后也相对较为复杂。混合型肿瘤的诊断和治疗要求医生综合考虑各种癌细胞的特性，制定个性化的治疗方案。

二、临床表现

1. 腹痛与盆腔不适

约 50% 的输卵管癌患者在诊断时表现为持续性或间歇性的腹痛或盆腔不适。由于肿瘤通常生长较慢，初期的疼痛可能较为隐匿，表现为下腹部的坠胀感或钝痛。随着肿瘤逐渐增大或发生扩展，疼痛可能加剧，且往往在肿瘤侵入邻近器官或组织时愈加明显。盆腔不适常伴随有不明原因的腹部压迫感，尤其在肿瘤较大时，患者可能会感到明显的不适。

2. 阴道异常出血

阴道异常出血是输卵管癌的一个常见症状，尤其是在癌症侵及邻近子宫、子宫颈等结构时。表现为月经周期紊乱或绝经后阴道出血。对于绝经后的女性而言，出现不规则阴道出血应特别警惕输卵管癌的可能性，作为早期信号。由于输卵管癌的症状常被忽视，异常阴道出血有时可能是唯一提示癌症的表现。

3. 腹胀与消化不良

输卵管癌的患者可能会出现腹部膨胀感、胃肠道不适或消化不良等症状。当肿瘤扩展到腹腔并引发腹水时，腹胀感可能更为明显。患者可能伴随恶心、呕吐等消化道症状，且腹水的积聚可能加重这些症状。腹胀和消化不良常被忽视或误诊为其他胃肠疾病，导致患者未能及时就诊。

4. 体重减轻

随着肿瘤的进展，尤其是在晚期，患者可能会出现不明原因的体重减轻。这通常是癌症晚期的标志，可能与食欲下降、消化不良或全身性炎症反应等因素相关。体重减轻是一个警示信号，提示患者可能存在严重的健康问题，应尽早进行进一步检查。

5. 尿频与便秘

当肿瘤扩展至膀胱或直肠附近时，可能对这些器官造成压迫，导致排尿困难、尿频、便秘或排便不畅等症状。肿瘤的压迫作用可能使患者在排尿或排便时感到不适或困难，进而影响正常的生活质量。尿频和便秘是常见的消化和泌尿系统症状，若同时伴随其他症状，如腹痛或阴道异常出血，应提高警惕。

三、诊断与鉴别诊断

（一）诊断

1. 临床症状与体征

输卵管癌的早期症状通常不明显，因此诊断较为困难。临床上需要综合分析患者的病史、症状和体征。例如，患者若出现腹痛、阴道异常出血、腹胀、体重减轻等症状，应警惕包括输卵管癌和卵巢癌在内的生殖系统恶性肿瘤的可能性。这些症状虽然并非特异性表现，但在中老年女性中，尤其是绝经后妇女，如果伴随这些症状，应进行进一步检查。

2. 影像学检查

（1）超声检查：TVUS 是初步评估盆腔肿块和积液的首选检查方法。超声可显示输卵管的增厚、扩张及异常液体积聚（如输卵管积水或腹水），并提供盆腔器官的详细信息。然而，对于早期输卵管癌，其诊断敏感性较低。

（2）CT 扫描或 MRI：CT 扫描和 MRI 等影像学检查在输卵管癌的诊断中具有重要作用，尤其在评估肿瘤的大小、分布及浸润或转移情况方面。CT 可清晰显示盆腔和腹腔内的转移情况，而 MRI 在软组织分辨率方面更具优势，适合进一步评估肿瘤与邻近器官的关系。

3. 肿瘤标志物

（1）CA-125：作为卵巢癌的常用标志物，CA-125 在许多输卵管癌患者中也表现为升高。然而，由于其特异性较低，CA-125 的单独应用可能存在局限性，但其动态变化可用于监测疾病进展和评估治疗效果。

（2）人类上皮性蛋白 4（HE4）：HE4 是一种新兴的肿瘤标志物，与输卵管癌及卵巢癌关系密切。HE4 在输卵管癌的诊断中显示出较高的敏感性和特异性，与 CA-125 联合使用可提高诊断准确性。

4. 病理检查

（1）组织学诊断：组织学检查是确诊输卵管癌的金标准。通过腹腔镜或手术切除的肿瘤组织进行病理学分析，可明确肿瘤类型（如浆液性腺癌、黏液性腺癌等）及分化程度，为治疗方案的制定提供依据。

（2）免疫组化：免疫组织化学染色在输卵管癌的鉴别诊断中起重要作用，尤其是区分输卵管癌与卵巢癌或其他类似疾病时，可通过特定标志物染色提供更准确的病理学依据。

5. 腹腔镜检查

腹腔镜检查在某些病例中既是一种诊断工具，也可作为辅助治疗手段。腹腔镜可直观观察输卵管、卵巢及腹腔其他器官的病变情况，并获取活检组织样本进行病理学分析。这种方法对于明确早期癌症病灶和评估手术切除的可能性具有重要意义。

（二）鉴别诊断

1. 卵巢癌

卵巢癌是女性生殖系统最常见的恶性肿瘤，其症状与输卵管癌类似，如腹胀、腹痛、体重减轻、消化不良等。通过影像学检查和病理学检查可以区分卵巢癌与输卵管癌，卵巢癌通常来源于卵巢组织，而输卵管癌则源自输卵管上皮。

2. 子宫内膜癌

子宫内膜癌通常表现为阴道不规则出血、盆腔疼痛等，且常见于绝经后女性。通过超声检查、刮宫活检和病理检查可明确诊断，并与输卵管癌区分。

3. PID

PID 是由于输卵管、卵巢等生殖器官的感染引起的炎症性疾病，常伴有腹痛、发热、白带增多等症状。PID 可通过细菌培养和超声检查来鉴别。

4. 子宫肌瘤

子宫肌瘤是一种常见的良性肿瘤，通常表现为下腹部肿块、月经不规律等。超声检查有助于区分肌瘤和输卵管癌，子宫肌瘤通常表现为均匀的实体肿块。

5. 腹腔转移性肿瘤

输卵管癌可能与腹腔内其他原发肿瘤（如胃癌、胰腺癌等）有相似的临床表现，特别是在晚期时。通过综合影像学检查、病史及组织学检查可以确定肿瘤的原发部位。

四、治疗措施

（一）手术治疗

1. 根治性手术（根治性输卵管切除术）

对于早期、局限性输卵管癌患者，进行根治性手术，包括切除子宫、双侧附件（卵巢和输卵管）及盆腔和腹腔内的部分淋巴结清扫。通过全子宫切除术、双侧附件切除术及淋巴结清扫，尽可能减少肿瘤残留，提高治愈率。如果肿瘤已经扩展至其他区域，可能需要更广泛的手术操作，如腹腔清扫。

2. 术前检查与准备

在进行手术之前，通常需要进行详细的影像学检查（如 CT 扫描、MRI 或超声），以评估肿瘤的大小、分布及是否有转移。

3. 手术风险

输卵管癌的手术治疗风险较高，尤其是晚期患者，手术可能涉及广泛的腹腔操作。患者可能面临手术并发症，如感染、出血、器官损伤等。

4. 术后病理评估

手术后的组织学检查有助于进一步了解肿瘤的分期、分型及是否存在淋巴结转移等重要信息，为术后辅助治疗提供依据。

（二）化学治疗

1. 常用化学治疗方案

（1）铂类药物（如顺铂或卡铂）：铂类药物是治疗卵巢癌及输卵管癌的常用药物，具有显著的抗肿瘤效果。

（2）紫杉类药物（如紫杉醇或多西他赛）：这些药物常与铂类药物联合使用，能够抑制癌细胞的微管组装，从而达到抗肿瘤的效果。

（3）其他化学治疗药物：如氟尿嘧啶或阿霉素也可能在某些情况下用于治疗。

2. 化学治疗的治疗目标

化学治疗可用于缩小肿瘤，控制病情，减缓病程，延长患者的生存期。对于术后辅助化疗，目标是减少肿瘤复发的风险，尤其是在患者存在淋巴结转移或肿瘤切除不完全的情况下。

3. 化学治疗不良反应

化学治疗的常见不良反应包括恶心、呕吐、白细胞计数下降、贫血、脱发、免疫抑制等。患者在接受化学治疗时需要密切监测血常规、肝肾功能等指标，及时调整治疗方案。

（三）放射治疗

1. 适应证

对于那些无法手术的晚期输卵管癌患者，放射治疗可以帮助减少肿瘤体积、控制症状，并延长生存期。放射治疗也可以作为术后的辅助治疗，帮助清除残余癌细胞，防止肿瘤复发。

2. 放射治疗方法

（1）外照射治疗（EBRT）：外照射疗法通过将放射线聚焦于肿瘤区域，对局部病变进行治疗。通常用于控制局部病变或减少肿瘤对周围器官的压迫。

（2）近距离放射治疗：在某些情况下，可将放射源直接放置在输卵管癌病变附近进行局部治疗，帮助有效减少肿瘤残留。

3. 放射治疗的不良反应

放射治疗可能会引起皮肤反应（如皮肤红肿或脱发）、消化道反应（如恶心、呕吐、腹泻）、疲劳等不良反应。

（四）靶向治疗与免疫治疗

1. 靶向治疗

靶向治疗通过针对癌细胞的特定分子靶点来抑制肿瘤的生长和扩散。对于某些特定类型的输卵管癌（如 *BRCA* 基因突变型），靶向治疗可能具有较好的效果。

（1）PARP 抑制剂：如奥拉帕利、拉帕利等，对携带 *BRCA* 突变的输卵管癌患者有效，能够通过抑制 DNA 修复，促进癌细胞死亡。

（2）VEGF 抑制剂：一些靶向药物，如贝伐单抗可抑制血管生成，从而减少肿瘤的血供，阻止肿瘤的生长。

2. 免疫治疗

免疫检查点抑制剂（如 PD-1/PD-L1 抑制剂）在某些输卵管癌患者中表现出较好的治疗效果，尤其是在微卫星不稳定（MSI-H）或高 TMB（肿瘤突变负荷）患者中。

3. 免疫治疗的不良反应

免疫治疗的不良反应可能包括免疫相关不良反应，如皮疹、肠炎、肝炎等，但通常比传统化学治疗的不良反应更为可控。

（五）姑息治疗与支持性治疗

1. 腹水管理

腹水是晚期输卵管癌常见的并发症，通过腹腔穿刺引流腹水或应用利尿剂可以减轻患者的腹胀和不适。

2. 疼痛控制

疼痛是晚期患者常见的问题，通过使用镇痛药物（如阿片类药物）来控制疼痛，提高患者的生活质量。

3. 营养支持

由于化学治疗和癌症本身可能导致食欲下降、体重减轻等问题，合理的营养支持对于维持患者体力、增强免疫力非常重要。

第六节　卵巢肿瘤

卵巢肿瘤是指发生在卵巢的肿瘤性病变，通常表现为良性或恶性肿瘤，病理类型众多。根据其性质可分为上皮性肿瘤、性索间质性肿瘤和生殖细胞肿瘤等不同类型。根据病理和临床特征，卵巢肿瘤可能对女性的生育、内分泌功能及身体健康产生不同程度的影响。

一、病因病理

（一）病因

1. 遗传因素

（1）*BRCA* 基因突变：*BRCA1* 和 *BRCA2* 基因突变与卵巢癌的发生有密切关联。携带这些基因突变的女性患卵巢癌的风险显著增加，尤其是 *BRCA1* 突变携带者，其卵巢癌的发生率可高达 40% ～ 60%。这些基因突变不仅增加卵巢癌的风险，还与乳腺癌的发病风险密切相关，提示遗传背景在卵巢肿瘤的发生中具有重要作用。

（2）家族史：女性如果有直系亲属患有卵巢癌或乳腺癌，其患卵巢肿瘤的概率会显著增加。家族史不仅反映了遗传因素的影响，也可能与共同的环境或生活方式因素有关。

（3）遗传综合征：如 Lynch 综合征也与卵巢癌的发生存在相关性。该综合征导致 DNA 修复基因的突变，从而增加多种肿瘤的风险，包括卵巢癌。

2. 激素因素

（1）生育情况：未婚、未育或初产年龄较晚的女性，患卵巢肿瘤的风险较高。长期未妊娠可能导致激素水平的异常，特别是雌激素和孕激素的不平衡，从而增加卵巢肿瘤的发生风险。妊娠和哺乳期的激素变化被认为能够减少卵巢癌的发生风险。

（2）口服避孕药使用：长期使用口服避孕药的女性，其患卵巢肿瘤的风险可能会有所降低。研究表明，口服避孕药中的激素成分可通过抑制排卵减少卵巢肿瘤的发生，尤其是良性卵巢肿瘤。长期使用避孕药的女性，卵巢癌的风险有显著降低，尤其是对于高风险群体。

3. 环境因素

（1）暴露于有害化学物质：某些职业环境中接触有害化学物质，如石棉、某些农药和工业化学品，可能与卵巢肿瘤的发生相关。石棉暴露尤其被认为与卵巢癌的发生密切相关，暴露史较长的人群风险较高。

（2）饮食因素：饮食习惯也是卵巢肿瘤的一个重要环境因素。研究表明，高脂肪饮食可能增加卵巢肿瘤的风险，尤其是过量摄入动物性脂肪与卵巢癌发生呈正相关。而富含蔬菜和水果的饮食则可能有助于降低患病风险。

4. 年龄因素

年龄是卵巢肿瘤最重要的风险因素之一。随着年龄的增长，卵巢肿瘤的发生率逐渐增高。大多数卵巢恶性肿瘤发生在绝经期后的女性，且在 50 岁以上的女性中，卵巢癌的发病率显著增加。绝经后的女性由于体内激素水平的变化，卵巢的功能逐渐衰退，肿瘤的发生与激素水平的失衡密切相关。

（二）病理

1. 上皮性卵巢肿瘤

（1）浆液性肿瘤：是最常见的类型，按恶性程度分为良性、低度恶性和高度恶性三种亚型。浆液性肿瘤的良性亚型通常为卵巢囊肿，恶性亚型则有较高的转移潜力。

（2）黏液性肿瘤：主要见于年轻女性，通常表现为腹部肿块或腹水，黏液性肿瘤较为缓慢增长，早期症状不明显，导致诊断时常较为滞后。

（3）内分泌性肿瘤：如卵巢黄体囊肿等，虽然相对较少见，但也可能导致激素分泌异常，进而引发月经紊乱或其他内分泌异常表现。

2. 性索间质性卵巢肿瘤

（1）颗粒细胞肿瘤：通常为良性或低度恶性肿瘤，能够分泌雌激素，可能引发月经不调或男性化症状，如体毛增多、声音低沉等。

（2）莱茵细胞肿瘤：较为少见，莱茵细胞肿瘤能够分泌雄激素，进而引起男性化症状，如声音低沉和月经停经等表现，常见于年轻女性。

3. 生殖细胞卵巢肿瘤

（1）畸胎瘤：是最常见的生殖细胞卵巢肿瘤，通常为良性肿瘤，含有多种不同类型的组织成分，如皮肤、骨骼、神经等。畸胎瘤一般增长缓慢，通常不会转移。

（2）胚胎癌：极为罕见，属于恶性卵巢肿瘤，具有较强的侵袭性和转移能力，通常诊断时已处于晚期，治疗难度较大。

4. 转移性卵巢肿瘤

卵巢也可能发生转移性肿瘤，通常来自其他器官的恶性肿瘤。常见的原发部位包括结肠、胃、乳腺等。转移性卵巢肿瘤的病理特征通常与原发肿瘤密切相关，且转移性卵巢癌的预后较差，治疗较为复杂。转移性卵巢肿瘤的识别对确定治疗方案至关重要。

二、临床表现

1. 无症状期

早期的良性卵巢肿瘤，尤其是功能性囊肿，往往没有明显的临床症状，可能仅在常规妇科检查或影像学检查时偶然发现。例如，功能性囊肿可能在月经周期后自行消退，而不表现出任何症状。恶性卵巢肿瘤则通常在早期没有明显症状，往往呈现隐匿性发展，且在初期可能无法通过常规体格检查发现。因此，早期诊断常依赖于影像学检查或患者出现较为晚期的症状。

2. 腹部症状

（1）腹胀：随着肿瘤的增大，尤其是恶性卵巢肿瘤，可能导致腹水的积聚，从而引起腹部膨隆。腹水的积聚使得患者感到腹部不适或明显的腹胀，这是卵巢肿瘤晚期常见的表现之一。

（2）腹痛：肿瘤增大、破裂或发生扭转时，可能会引发急性腹痛，尤其是恶性肿瘤可能伴有持续性或间歇性的剧烈腹痛。肿瘤生长导致的组织侵袭或脏器受压亦可能是腹痛的原因。

（3）触诊可触及肿块：当肿瘤增大时，通过腹部触诊，医生可能能摸到一个包块。通常情况下，这种肿块是无痛的，但在某些情况下，如果肿瘤发生破裂或囊肿扭转时，可能引起触诊时的疼痛。

3. 月经异常

某些卵巢肿瘤（如颗粒细胞肿瘤）会分泌激素，导致内分泌失调，从而引起月经周期的异常。患者可能会表现为月经过多、月经不规律、经期延长，甚至闭经等症状。这是由于肿瘤对激素水平的影响所致，特别是某些肿瘤类型如颗粒细胞肿瘤或萎缩细胞肿瘤可能分泌雌激素或其他激素。

4. 消化道症状

（1）食欲下降、恶心、呕吐：恶性卵巢肿瘤可能会引起腹腔内压增高，导致消化系统症状的出现，尤其是恶性肿瘤可能压迫邻近的胃肠道，导致食欲下降、恶心、呕吐等症状。

（2）便秘：肿瘤的生长可能压迫或牵引肠道，导致排便困难或便秘。在肿瘤较大或向盆腔、直肠扩展时，便秘症状尤为明显。

5. 体重变化

恶性卵巢肿瘤患者通常伴有不明原因的体重减轻，这往往是肿瘤恶性进展的标志。体重减轻常与肿瘤的代谢改变、腹水积聚或患者的食欲下降相关。在晚期患者中，体重减轻通常与全身症状、消化道不适和肿瘤扩展相关。

三、诊断与鉴别诊断

（一）诊断

1. 临床症状和体征

根据患者的症状和体征（如腹痛、腹胀、消化道症状、月经不规律等），医生可以怀疑卵巢肿瘤的存在。

2. 影像学检查

（1）超声检查：是诊断卵巢肿瘤最常用的初筛工具，尤其是腹部超声。通过超声可以确定肿瘤的位置、大小、形态、是否有囊性或实性成分，以及是否有腹水。

（2）CT 扫描或 MRI：对于大型肿瘤、腹水积聚或怀疑肿瘤侵犯其他器官的情况下，CT 扫描或 MRI 能提供更详细的结构性信息。

（3）彩色多普勒超声：可以帮助观察肿瘤的血流情况，恶性肿瘤往往血流丰富。

3. 肿瘤标志物检测

（1）CA-125：是卵巢癌最常用的肿瘤标志物，但其对早期卵巢癌的敏感性较低。

CA-125 水平升高常见于卵巢癌，也可见于良性卵巢疾病、月经期、子宫内膜异位症等。

（2）AFP（甲胎蛋白）、hCG（人绒毛膜促性腺激素）：对于生殖细胞肿瘤（如畸胎瘤、胚胎癌）具有诊断意义。

（3）HE4：另一种卵巢癌的肿瘤标志物，常与 CA-125 联合使用，以提高诊断准确性。

4. 病理学检查

最确切的诊断方法是通过手术切除肿瘤并进行病理学检查。通过组织学染色和免疫组化可明确肿瘤的类型和性质（良性或恶性）。

（二）鉴别诊断

1. 子宫肌瘤

子宫肌瘤可能表现为腹部肿块、腹胀等症状，与卵巢肿瘤容易混淆。子宫肌瘤通常位于子宫内或子宫壁中，超声检查可以清晰区分。

2. 异位妊娠

异位妊娠可引起腹痛、阴道出血等症状，尤其是在早期妊娠的女性中。通过 β-hCG 水平检测和超声检查可以帮助区分。

3. 胃肠疾病

腹胀、便秘等症状可能由胃肠道疾病（如肠梗阻、肠胃炎）引起，需通过临床评估和影像学检查排除。

4. PID

PID 可能导致腹痛、发热等症状，超声检查可见盆腔积液，但病史、体格检查及实验室检查（如白细胞计数升高）有助于区分。

四、治疗措施

1. 手术治疗

（1）良性卵巢肿瘤：

1）卵巢囊肿切除术：对于单侧良性卵巢肿瘤，通常会选择卵巢囊肿切除术。该手术旨在保留卵巢功能，尤其适用于年轻女性，尤其是有生育需求的患者。通过该手术，医生能够有效去除囊肿而不影响卵巢的激素分泌及生育能力。

2）卵巢部分切除术：如果肿瘤较大，或者肿瘤涉及多个部位，可能需要进行卵巢部分切除术。该手术同样目的是保留卵巢功能，尽可能避免影响患者的生育能力。

（2）恶性卵巢肿瘤：

1）卵巢切除术：对于确诊为恶性卵巢肿瘤的患者，通常需要进行单侧卵巢切除术。如果是双侧卵巢的恶性肿瘤，医生会考虑进行双侧卵巢切除术，以避免癌细胞扩散。卵巢切除术是治疗卵巢癌的关键步骤之一。

2）全子宫切除术：当肿瘤扩展到子宫或邻近结构时，可能需要进行全子宫切除术。此手术不仅包括子宫的切除，还可能涉及卵巢、输卵管及部分周围组织的切除，目的是彻底清除肿瘤并减少癌症复发的风险。

3）淋巴结清扫：对于晚期卵巢癌患者，特别是在癌细胞可能已扩散到腹腔或盆腔的情况下，可能需要进行淋巴结清扫手术。淋巴结清扫有助于评估癌症的扩展程度，确定是否存在淋巴转移，同时也为后续的治疗提供重要的信息。

4）腹腔镜手术：对于早期卵巢肿瘤，腹腔镜手术作为一种微创手术方法，越来越多地应用于临床。腹腔镜手术具有创伤小、恢复快、术后疼痛轻等优点，是一种有效的治疗选择，尤其适用于早期发现的肿瘤。

2. 化学治疗

（1）一线化疗：卵巢癌的标准一线治疗方案通常包括铂类药物（如顺铂或卡铂）与紫杉烷类药物（如多西他赛）联合使用。常见的一线化疗方案为TC方案（即多西他赛与卡铂联合使用）。铂类药物和紫杉烷类药物在治疗卵巢癌方面的有效性已被多项研究证明。一线化疗在术后通常作为巩固治疗，以降低肿瘤复发的风险，尤其是对于未能完全切除的晚期卵巢癌患者。

（2）化学治疗的不良反应：化学治疗可能带来一系列不良反应，常见的有恶心、呕吐、脱发、免疫力降低、贫血等。为了减轻这些不良反应，患者通常需要在医生的指导下进行支持性治疗，如止吐药、免疫增强药物等。由于化学治疗对正常细胞的影响，患者在治疗期间需要密切监测其健康状况，并进行必要的支持治疗。

（3）术后化学治疗：对于早期卵巢癌患者，手术治疗后，化学治疗通常作为辅助治疗，旨在巩固治疗效果，降低复发的风险。对于晚期卵巢癌患者，化学治疗通常与手术治疗联合进行，以提高治疗效果并延长生存期。

（4）辅助化疗：对于卵巢癌复发的患者，可能需要进行二线化疗。二线化疗可能采用不同的药物或药物组合，这一治疗方法旨在控制肿瘤进展，并提高患者的生存率。

3. 靶向治疗

（1）PARP抑制剂：如奥拉帕利，主要用于*BRCA*基因突变相关的卵巢癌患者。PARP抑制剂通过抑制DNA修复过程，增加癌细胞对化学治疗的敏感性，尤其适用于那些对传统化学治疗效果不佳的患者。PARP抑制剂的使用可以显著延长*BRCA*突变卵巢癌患者的无进展生存期，成为卵巢癌治疗的新疗法之一。

（2）抗血管生成治疗：贝伐单抗是一种常用的抗血管生成治疗药物，通过抑制肿瘤的血管生成，减少肿瘤的营养供应，从而抑制肿瘤生长。这种治疗方法对于卵巢癌晚期患者，尤其是出现血管生成增生的患者，可能具有良好的疗效。

4. 放射治疗

（1）局部放疗：放射治疗可用于治疗局部区域（如骨骼、腹膜等）的转移病灶。通过局部放射治疗，能够减缓转移肿瘤的生长，改善患者的局部症状。

（2）姑息性放疗：对于晚期卵巢癌患者，放射治疗还可用于缓解症状，如控制肿瘤引起的疼痛、出血或其他不适，提高患者的生活质量。

5. 激素治疗

（1）抗雌激素药物：如他莫昔芬可用于治疗对雌激素敏感的卵巢肿瘤。抗雌激素药物通过竞争性抑制雌激素与肿瘤细胞表面的受体结合，从而阻止雌激素的刺激，达到抑制肿瘤生长的目的。

（2）孕激素治疗：对于某些卵巢肿瘤，尤其是激素受体阳性肿瘤，使用孕激素可能有助于抑制肿瘤的生长。孕激素通过改变体内激素水平，减少雌激素的相对作用，从而抑制肿瘤细胞的增殖。

第三章　女性性功能障碍

第一节　性欲减退

性欲减退是指个体在性活动中的性欲减退，可能伴有性行为兴趣减少、性愉悦感下降等症状，严重时可影响日常生活质量。其学术定义通常侧重于生理、心理、社会等多维因素对性欲的影响。

一、病因病理

（一）病因

1. 生理因素

（1）内分泌失调：激素水平变化，尤其是性激素（如睾酮、雌激素、孕激素）的下降，是性欲减退的常见原因。例如，女性在更年期时由于雌激素水平下降，可能出现性欲减退。

（2）慢性疾病：如糖尿病、高血压、心脏病等慢性病可通过影响血液循环、内分泌或神经系统，导致性欲减退。

（3）药物不良反应：某些药物，尤其是抗抑郁药、抗精神病药、降压药等，可能引起性欲减退。

（4）外科手术或放疗：某些手术，尤其是涉及生殖器、骨盆或脊柱的手术，可能会破坏性功能相关的生理结构或神经通路，导致女性性欲减退。

2. 心理因素

（1）情绪障碍：抑郁、焦虑、压力等心理问题是女性性欲减退的常见心理因素，尤其是在精神压力较大的环境中，其性欲可能会显著下降。

（2）性别身份困惑：对于一些性别认同存在困扰的人群，性欲可能受到心理冲突的影响。

（3）性心理创伤：如童年遭遇性虐待或不良性经历，成人后其性欲可能会受到影响发挥。

3. 社会文化因素

（1）社会文化观念：社会对性欲的态度和文化背景可能会影响个体的性欲表达。例如，在某些文化中，性话题可能被视为禁忌，从而抑制了个体的性欲表现。

（2）亲密关系问题：伴侣之间的关系质量，如沟通不畅、亲密感不足、性生活不和谐等，这些是性欲减退的主要社会因素。

（二）病理

1. 神经内分泌机制

性欲的产生和调控涉及复杂的神经内分泌途径，尤其是下丘脑－垂体－性腺轴（HPG轴）及相关的神经递质。激素水平变化，如睾酮、雌激素、催乳素等的水平异常，可能会直接影响性欲。下丘脑的功能障碍、性激素分泌不正常或神经递质的不平衡都可能导致性欲减退。

2. 神经生物学机制

神经递质（如多巴胺、5-羟色胺、去甲肾上腺素等）在调节性欲中起着关键作用。神经系统的异常可能导致神经传递失调，进而影响性欲的产生和维持。例如，抑郁症患者通常伴随有5-羟色胺分泌失衡，这也是性欲减退的病理基础之一。

3. 心理生理学机制

心理因素对性欲的影响非常复杂，尤其是心理创伤或长期的情绪压抑可能导致性欲的生理性抑制。压力和焦虑会激活应激反应，改变大脑中的神经递质水平，进而抑制性欲。

4. 血液循环与器质性损伤

慢性疾病如糖尿病、高血压、动脉粥样硬化等可能导致血液循环障碍，影响生殖器的血流供应，进而影响性欲。同时，身体器质性损伤，如脊髓损伤、盆腔手术后遗症等，也可能通过损伤相关的神经通路或器官，导致性欲减退。

二、临床表现

1. 性欲明显减退

患者通常表现为对性活动缺乏兴趣或性幻想、性愿望显著减少。在面对诱发性情境时，即便有潜在的生理刺激，患者仍难以产生或维持性欲，表现出明显的性欲丧失。这种现象可能持续一段时间，且难以通过常规的性刺激或亲密接触恢复性欲。

2. 性活动兴趣缺乏

患者对性生活的兴趣显著下降，可能表现为对亲密接触如拥抱、接吻等身体接触产生冷漠或排斥反应。这种情感与行为的疏离感可能影响到伴侣之间的亲密关系，导致双方情感交流受限，进而加剧患者的心理负担。

3. 性生活质量下降

由于性欲减退，患者的性生活质量出现显著下降，通常表现为性生活频率减少，甚至完全避免性行为。性生活的减少或缺失不仅会影响夫妻间的生理需求，也可能对两性关系造成长期的负面影响，进而引发情感冷淡与亲密关系的破裂。

4. 心理反应

患者可能伴随有情绪低落、焦虑、抑郁等心理症状，尤其在意识到性欲减退对伴侣关系或自我认同的影响时，症状可能进一步加重。性欲减退常与心理压力、社会文化期望及对性别角色的自我认知密切相关，患者可能因此产生自责、羞耻或情感隔离等情绪反应。

三、诊断与鉴别诊断

（一）诊断

1. 临床症状

根据DSM-5（《美国精神疾病诊断与统计手册》第五版）标准，性欲减退的诊断要求患者出现持续或反复的性欲减退，且这些症状至少持续6个月，严重影响到日常生活或个人健康。诊断的具体标准包括：显著减少的性欲或性幻想；对性活动缺乏兴趣；性欲减退导致心理痛苦或人际关系的困扰。

2. 病史采集

详细的病史采集是诊断的关键，需要评估患者的性发育史、激素水平、慢性疾病情况、生活方式、药物使用史、精神心理状态及伴侣关系等。此外，还需要考虑性欲减退是否是由外部环境压力或过度的性期望导致的。

3. 体格检查与实验室检查

对于有明显生理原因的患者，应进行体格检查，特别是内分泌系统的评估（如激素水平、甲状腺功能、糖尿病检查等）。此外，影像学检查和其他生理检查可帮助排除器质性病变。

4. 心理评估

心理评估包括评估抑郁、焦虑等情绪状态，了解是否有情感障碍、创伤史或性别身份困惑等。使用标准化的心理学问卷和量表（如性欲障碍评估量表）可以帮助系统化评估患者的具体情况。

5. 性功能评估

女性性功能评估通常包括评估性唤起能力、性高潮体验、阴道润滑及性欲的自我报告等。

（二）鉴别诊断

1. 性功能障碍

（1）性唤起障碍：与性欲减退不同，性唤起障碍患者可能有性欲，但在性行为中难以达到充分的生理唤起（如阴茎勃起困难或阴道润滑不足）。

（2）性高潮障碍：患者有性欲和性唤起，但在性活动中无法体验性高潮，这种情况与性欲减退有所不同。

2. 抑郁症

抑郁症常伴随性欲减退，但它的核心症状为情绪低落、无望感等。抑郁症患者的性欲减退往往与情绪低落、能量不足和兴趣丧失有关。在排除抑郁症时，患者需要接受专业的心理评估和体检。

3. 药物不良反应

某些药物（如抗抑郁药、降压药、抗精神病药等）可能导致性欲减退。此时，诊断需要评估药物使用史，若发现药物为诱因，则应考虑调整治疗方案。

4. 内分泌疾病

激素水平异常所致疾病，如甲状腺功能减退症、糖尿病等，都可能引起性欲减退。这些疾病常伴随其他临床表现，如体重变化、疲劳、皮肤干燥等，因此应通过实验室检查和临床评估加以鉴别。

四、治疗措施

1. 心理治疗

（1）认知行为疗法（CBT）：是通过改变患者的负面思维、情绪和行为模式，帮助患者重新建立对性的健康认知和正向的性态度。对于因性创伤、负性性经历或焦虑导致的性欲减退，CBT 有较好的疗效。

（2）性治疗：性治疗师通过面对面的治疗和技巧培训，帮助患者和伴侣重建性生活，包括性行为教育、沟通技巧和放松训练。性治疗师通常会强调情感亲密和身体接触的恢复，以减轻心理和生理的性欲障碍。

（3）伴侣治疗：对于伴侣关系中的性欲减退问题，伴侣治疗尤其重要。通过改进沟通、解决亲密关系问题、增进双方的情感联结和性需求的表达，能够显著提高女性性欲。

2. 药物治疗

（1）激素替代治疗（HRT）：对于因激素水平下降引起的性欲减退（如更年期女性），激素替代治疗可能有效。

（2）选择性 5-羟色胺再摄取抑制剂（SSRIs）：虽然 SSRIs 常被用于治疗抑郁症和焦虑症，但它们也可能影响性欲。对于一些由于焦虑或抑郁引起的性欲减退，SSRIs（如舍曲林、帕罗西汀等）可能有助于缓解情绪问题，间接改善性欲。然而，SSRIs 本身也可能带来性欲减退的不良反应，因此需权衡治疗风险和收益。

（3）非激素药物：

1）布普洛尼：这是一种抗抑郁药，已知能提升性欲，并且没有 SSRIs 常见的性欲抑制不良反应。对于一些有抑郁症和性欲减退的患者，布普洛尼可能是一个有效的选择。

2）米氮平：也可以用于治疗与抑郁和焦虑相关的性欲减退，虽然它的效果因人而异。

3. 生活方式干预

（1）增加体育锻炼：定期的身体锻炼，尤其是有氧运动（如跑步、游泳、瑜伽等），可以改善血液循环、减少压力、调节激素水平，并在一定程度上提高性欲。

（2）减轻压力：压力是性欲减退的常见原因，学习有效的压力管理技巧（如冥想、深呼吸、放松训练等）可以改善性欲。减少工作和生活中的压力源，能够显著提高性生活质量。

（3）改善睡眠：不良的睡眠质量可能导致激素失衡，进而影响性欲。充足的睡眠有助于恢复体力、调节激素水平，从而提升性欲。

（4）健康饮食：均衡饮食有助于身体各项生理功能的正常运作，包括性欲。富含维生素、矿物质和抗氧化物的食物（如水果、蔬菜、坚果等）能够支持性健康，改善血液循环和内分泌功能。

第二节　性厌恶

性厌恶是一种情感和行为反应，表现为对性活动或性接触的强烈恐惧、厌恶或回避反应，通常伴随着生理和心理的不适。患者通常会对性接触产生极度的厌恶情感，甚至对伴侣的接触产生强烈的回避反应，可能包括躲避亲密接触、拒绝性行为等。性厌恶不仅会影响个人的性生活，还会对情感和心理健康产生负面影响。

一、病因病理

（一）病因

1. 心理创伤与性虐待

早期的性创伤、性虐待、性暴力等不良经历可能导致性厌恶。患者可能会将性联系到创伤和痛苦，从而产生强烈的回避反应，避免与性相关的活动。性创伤经历通常会引发对性行为的恐惧和厌恶。

2. 性别认同与心理冲突

性别认同的混乱或心理冲突，尤其是对自身性别角色的困惑，可能导致个体对性的厌恶。例如，跨性别者在过渡过程中可能会对性产生强烈的不适感，尤其是在性别认同未得到确认的情况下。

3. 情感障碍

一些情感障碍，如抑郁症、焦虑症、创伤后应激障碍（PTSD）等，可能伴随性厌恶。情绪问题如情感冷漠、对亲密关系的不信任，可能会导致对性活动的回避和厌恶。

4. 婚姻或关系问题

不和谐的伴侣关系、缺乏信任、长期的情感疏远等可能导致性厌恶的发生。当伴侣之间存在长期的争吵、沟通不畅或情感冷漠时，会严重影响性欲和性活动。

5. 宗教和文化背景

在某些文化或宗教环境中，性被视为禁忌或不洁，性行为可能被视为负面的或应当避免的行为。长期的文化和宗教教育可能导致个体对性产生不适或厌恶感。

（二）病理

1. 心理生理机制

性厌恶与情绪和认知的失调紧密相关。心理创伤、情绪障碍或消极的性认知可能在潜意识中产生恐惧和回避性行为的反应。这种恐惧通常与条件反射相关，曾经的性创伤或痛苦体验可能通过情绪记忆与性行为联系在一起，从而导致对性的强烈回避。

2. 神经生物学机制

性厌恶与神经生物学方面的因素有关。神经递质（如多巴胺、5-羟色胺等）在调节性欲和性行为中扮演重要角色。某些生理或生化失衡可能使个体对性产生过度敏感或回避反应。神经内分泌失调，尤其是与应激反应相关的激素的分泌异常，也可能导致性厌恶的表现。

3. 社会文化机制

社会文化因素对性态度和性行为有深刻影响。在某些社会或文化中，性可能被视为禁忌、堕落或罪恶，这种文化环境下成长的个体可能发展出性厌恶。宗教信仰或性道德规范对性行为的压抑可能导致个体内化负面的性观念，从而在成人阶段表现为对性的强烈厌恶或恐惧。

4. 性行为学机制

在行为学层面，性厌恶可能源于对性行为的不适应或对性活动的负面联想。例如，某些个体可能会将性行为与不愉快的情感、压力或痛苦经历联系在一起，从而导致回避行为。此外，过度的性焦虑、对自身体形或表现的担忧，也可能增加个体对性行为的负面反应。

5. 性生理学与性功能障碍

生理性因素，如性功能障碍、性疼痛症、慢性盆腔疼痛等，可以作为性厌恶的直接病理基础。疼痛或不适的性体验可能会使个体对性产生负面反应，并最终发展为性厌恶。此外，某些性健康问题（如性传播疾病的恐惧）也可能导致性活动的回避和厌恶。

二、临床表现

1. 对性接触的强烈回避

患者通常会对性接触（如性行为、亲吻、拥抱等身体接触）表现出明显的回避反应。即使是伴侣的亲密接触，也可能引起强烈的不适和心理反应，导致性活动的完全拒绝。

2. 对性行为的情感反应

患者在面对性行为时常表现出强烈的负面情绪，如厌恶、恐惧、焦虑或恶心等。这些情绪反应通常会伴随生理上的不适，如心跳加速、出汗、恶心等。

3. 性恐惧症

在部分情况下，性厌恶与性恐惧相伴而生。患者对性行为的恐惧可能是由于过去的性创伤、性暴力或负面的性经验。性行为对患者而言可能不仅仅是身体上的回避，更是一种心理上的恐惧。

4. 焦虑和情绪困扰

由于对性行为的强烈厌恶，患者可能出现焦虑、抑郁等情绪问题，感到自卑、羞耻、无助，甚至产生内心的冲突，感受到心理上的压力。患者可能对自己产生负面评价，认为自己不正常或不合适。

三、诊断与鉴别诊断

（一）诊断

1. 强烈的负面情感反应

患者对性行为的反应通常是极端的负面情感，表现为恐惧、厌恶、焦虑或不适，甚至伴随生理反应。如恶心、头晕等。这种情感反应是不容忽视的，且会对生活产生重大困扰。

2. 伴随情绪问题

性厌恶常伴随情绪障碍，如焦虑、抑郁、罪恶感等。患者可能感到对伴侣或自身产生不信任和负面评价，影响情感和人际关系。

3. 排除其他可能性

诊断时需要排除其他可能导致性欲缺失或性行为回避的疾病，如性功能障碍、抑郁症、药物不良反应、内分泌问题等。性厌恶应作为一种独立的精神障碍来进行诊断，而不是由其他疾病或生理问题引起。

4. 心理评估

进行全面的心理评估，包括使用标准化的评估工具（如性行为障碍量表、情绪障碍筛查工具等），帮助明确诊断。此外，探讨患者的性创伤历史、性健康教育背景及伴侣关系等方面的信息也是非常重要的。

（二）鉴别诊断

1. 性欲减退

性欲减退与性厌恶有所不同。性欲减退表现为性欲显著减退，但不一定伴随对性行为的厌恶或恐惧。性欲减退的患者可能缺乏性兴趣，但并不强烈回避性接触，而性厌恶则表现为对性行为的强烈回避和恐惧感。

2. 性功能障碍

性功能障碍（如性唤起障碍、性高潮障碍等）可能导致性欲缺乏，但这些障碍通常是生理性或生理－心理交织的结果。性厌恶则侧重于对性行为的心理性回避和情感反应，患者可能对性活动产生极端的负面情绪。

3. 抑郁症

抑郁症常伴随性欲减退、对性生活冷漠或失去兴趣，但这些症状与性厌恶有所区别。抑郁症的性欲缺乏通常伴随情绪低落、无助感、情绪不稳定等症状，而性厌恶则表现为对性行为的恐惧、厌恶或回避，情感反应更为具体和情境化。

4. PTSD

由于性创伤或性暴力引发的创伤后应激障碍可能与性厌恶有重叠症状，尤其是创伤性回忆和对性行为的回避。PTSD 的患者可能会对与创伤相关的情境或触发因素产生过度反应，而性厌恶则是广泛的对所有性行为的恐惧和回避。

四、治疗措施

1. 心理治疗

心理治疗是治疗性厌恶的核心治疗手段之一，特别是当病因涉及心理创伤、性虐待、性别认同问题、情感困扰等时，心理治疗尤为重要。

（1）认知行为疗法（CBT）：是通过改变负面思维模式、消除对性行为的恐惧和回避，帮助患者建立更健康的性态度。治疗师会帮助患者识别并挑战与性相关的扭曲认知，逐步将负面情绪转化为更积极的态度。CBT 还能帮助患者应对性创伤、性虐待等心理创伤带来的影响，减少性回避反应。

（2）暴露疗法：是一种行为治疗方法，旨在通过系统的、逐渐加大的暴露方式，让患者面对自己对性活动的恐惧，逐步适应并减少恐惧感。治疗开始时通常是通过非性接触的亲密行为（如拥抱、亲吻等）进行练习，逐步过渡到性行为的模拟场景，帮助患者消除对性行为的恐惧和厌恶。

（3）心理动力学疗法：对于由于早期创伤、性虐待等原因引发的性厌恶，心理动力学疗法可以帮助患者探索潜意识中的情感冲突、童年经历及性创伤的影响，从根本上解决情感障碍。

2. 药物治疗

（1）抗抑郁药：选择性 5- 羟色胺再摄取抑制剂（SSRIs）和去甲肾上腺素再摄取抑制剂（SNRIs）常用于治疗伴随的抑郁症和焦虑症。对于性厌恶患者，改善情绪障碍能够间接缓解性厌恶状，减少性活动时的负面情绪。尽管 SSRIs 本身可能对性欲有一定抑制作用，但通过缓解焦虑或抑郁等情绪问题，有时反而有助于恢复性欲。

（2）抗焦虑药：对于因焦虑症或社交恐惧症引发的性厌恶，抗焦虑药（如苯二氮䓬类药物等）可能对缓解焦虑症状有所帮助，从而减少与性行为相关的恐惧和不适感。

（3）性欲增强药物：对于部分女性性厌恶患者，使用性欲增强药物（如氯氮平等）可能有效，尤其是在存在性欲减退或性唤起障碍的情况下。对男性患者，睾酮补充疗法也可能对性欲的恢复起到积极作用。

3. 性教育

对于性厌恶患者，性教育是治疗的核心内容之一。性教育可以帮助患者了解身体的生理反应、性行为的生理和心理健康，纠正对性的不真实或负面认知。特别是在存在性创伤的情况下，性教育有助于消除错误观念，帮助患者重新审视性行为和性接触的积极意义。

4. 生活方式干预

（1）减轻压力：压力往往是性厌恶的加剧因素之一。通过冥想、瑜伽、深呼吸等放松技巧，可以帮助患者减轻压力和焦虑，从而改善性生活质量。

（2）健康饮食与运动：增加体育锻炼（如有氧运动、瑜伽等）和保持均衡饮食，有助于提升体力、调节激素水平、改善情绪，从而对恢复性健康产生积极作用。

（3）改善睡眠质量：不良的睡眠质量与性欲减退、情绪障碍密切相关。良好的睡眠能改善体力、增强情绪稳定性，有助于恢复性欲和性健康。

第三节　性高潮障碍

性高潮障碍是指个体在性刺激下无法正常达到性高潮，或在进行性活动时难以经历性高潮的情形。它属于性功能障碍的一种，通常会影响患者的性生活质量和心理健康。性高潮障碍可表现为女性或男性在性活动中经历性高潮的延迟、缺失或完全无法达到性高潮。该障碍可单独发生，也可能伴随其他性功能问题，如性欲减退、性唤起障碍等。

一、病因病理

（一）病因

1. 生理因素

（1）激素水平变化：激素水平，尤其是雌激素、睾酮和催乳素等激素，其变化可能影响性欲和性高潮的发生。例如，女性在更年期期间由于雌激素水平下降，可能会经历性高潮的困难或延迟。

（2）神经系统疾病：包括糖尿病、脊髓损伤、帕金森病、多发性硬化症等神经系统疾病可能影响性反应的神经传导，进而导致性高潮障碍。

（3）慢性疾病：部分慢性疾病，如心血管疾病、糖尿病、高血压等，可能会影响血流、神经传导或激素水平，导致性高潮的困难。

（4）药物不良反应：某些药物（如抗抑郁药、抗精神病药、抗高血压药、激素类药物等）可能抑制性欲或性高潮的发生。尤其是 SSRIs 等抗抑郁药，常见不良反应是性高潮延迟或缺失性高潮。

2. 心理因素

（1）焦虑和压力：性高潮障碍常伴随焦虑症状。焦虑可能来自对性生活的过高期望、对伴侣的性表现担忧或对自己性功能的怀疑。此外，情绪困扰、工作压力、家庭问题等也可能导致性功能障碍。

（2）抑郁症：抑郁症患者常存在对性活动缺乏兴趣及无法达到性高潮的困扰。抑郁症引起的低自尊、悲观情绪及生理性变化可能会影响性欲和性高潮的发生。

3. 关系因素

（1）伴侣关系的不和谐：长期的伴侣关系问题，如缺乏信任、情感疏远、沟通不畅、性不和谐等，可能导致性高潮的障碍。当伴侣之间缺乏情感支持或对性生活缺乏关注时，性高潮的发生往往受到影响。

（2）性不满与亲密问题：性高潮障碍也可能是由于伴侣在性活动中的不满足所引起的，如没有进行足够的前戏、未能理解对方的性需求等。对性行为的不适应和性技巧的不和谐也会导致性高潮的难以实现。

（3）生育与性健康问题：女性在生育后、哺乳期或经历妇科手术后可能会出现性高潮障碍。是因为这些生理状态可能导致阴道干涩、性敏感度减弱、或性功能受限，从而影响性高潮的发生。

（4）生活方式与习惯：不健康的生活方式，如酗酒、吸毒、吸烟等可能影响性高潮的体验。过度饮酒和药物滥用会干扰神经系统的正常功能，导致性高潮缺失。

（二）病理

1. 神经生物学机制

性高潮的发生依赖于神经系统的正常功能，涉及从外界性刺激到大脑神经回路的信号传递。在某些情况下，神经系统损伤（如糖尿病引起的神经病变、脊髓损伤等）可能导致性高潮障碍。中枢神经系统中的神经递质（如多巴胺、5-羟色胺、去甲肾上腺素等）在性高潮的产生中扮演着重要角色。神经递质不平衡可能导致性高潮的迟缓或缺失。

2. 内分泌与激素失调

激素水平的不平衡（如低睾酮、低雌激素等）可能影响性高潮的发生。例如，女性在更年期期间由于雌激素水平下降，常出现性欲减退、阴道干涩等问题，从而影响性高潮的实现。

3. 生理性结构与功能问题

一些生理性问题，如阴道干涩、阴茎勃起功能障碍、阴道萎缩等，会影响性高潮的实现。阴道干涩会导致性活动不适，从而影响女性的性高潮体验。

4. 心理机制

心理因素在性高潮障碍中扮演着重要角色。情绪障碍（如抑郁症、焦虑症等）、心理创伤（如性虐待或创伤后应激障碍）、对性行为的负面态度等，都可能导致性高潮的缺失。心理学家通常认为，性高潮不仅仅是生理现象，还是心理和生理的共同反应。过度焦虑、情感疏离、缺乏自信等心理因素会妨碍身体对性刺激的自然反应，进而导致性高潮障碍。

二、临床表现

1. 性高潮障碍

患者在性活动中无论如何刺激，始终无法体验到性高潮的感觉。性高潮的出现严重延迟，通常需要长时间的刺激才能达到。性高潮的强度或满足感显著减弱，即使在性行为中能体验到性高潮，仍感到不完全或不充分。

2. 心理表现

（1）性欲减退：性高潮障碍常伴随性欲减退或性活动兴趣的下降，患者可能对性生活表现冷淡，感到性活动是负担或令人沮丧的事情。

（2）焦虑与紧张：对无法达到性高潮的焦虑感或对伴侣性表现的过度担忧可能加重性高潮障碍。

3. 伴随症状

（1）性交痛：对于女性患者，性交过程中可能伴随阴道干涩或疼痛，这也会影响性高潮的正常发生。

（2）情感疏离：性高潮障碍常会导致伴侣之间的情感疏远，影响亲密关系，甚至可能引起冲突。

三、诊断与鉴别诊断

（一）诊断

1. 病史采集

诊断的首要步骤是详细了解患者的性历史，包括性活动的频率、性高潮的出现情况、伴随的情绪状态（如焦虑、抑郁等），以及是否有其他性功能障碍（如性欲减退、性唤起障碍等）。重要的是要询问是否有慢性疾病、药物使用史，以及任何影响性生活的心理或情感因素。

2. 性健康评估

通过性功能评估工具（如女性性功能指数 FSFI）来量化患者的性高潮障碍的严重程度。这些工具有助于客观评估性高潮体验、性欲、性刺激及性满足等方面的情况。

3. 体格检查与实验室检查

在部分情况下，进行体格检查和相关的实验室检查是必需的，特别是当怀疑有生理因素（如激素异常、神经系统疾病等）时。检查内容可能包括激素水平检测（如睾酮、雌激素等），生殖器检查，神经功能评估等。

4. 心理评估

由于性高潮障碍往往伴随心理因素，心理评估尤为重要。评估内容包括焦虑、抑郁、过去的性创伤经历、关系动态等。若怀疑存在心理创伤或性虐待，需进行相应的心理咨询和评估。

（二）鉴别诊断

1. 性欲减退

性欲减退和性高潮障碍都可能导致性生活质量下降，但性欲减退主要表现为对性活动的兴趣丧失，而性高潮障碍的主要表现是尽管有性活动，但无法达到性高潮。两者的关键区别在于是否存在性欲的缺失。

2. 性交痛或阴道痉挛

性交痛或阴道痉挛可能会影响性活动的进行，尤其是女性患者。性交痛或阴道痉挛可能导致性活动中无法体验性高潮，因此需要排除这些生理性问题，确定性高潮障碍是否由于疼痛或生理性不适引起。

3. 抑郁症和焦虑症

抑郁症和焦虑症患者常伴有性功能障碍，包括性欲减退、性高潮障碍等。性高潮障碍尤其常见于抑郁症患者，鉴别诊断时需评估患者的情绪状态，是否存在抑郁症或焦虑症的症状。

四、治疗措施

1. 药物治疗

（1）雌激素和孕激素替代疗法：对于更年期女性或激素水平低下的女性，雌激素和孕激素替代疗法（如局部雌激素治疗）有助于改善阴道润滑、减轻阴道干涩和改善性高潮的体验。也可通过调整女性激素水平来恢复正常的性反应。

（2）抗抑郁药：虽然一些 SSRIs 和 SNRIs 类抗抑郁药可能导致性高潮延迟或缺失，但在部分患者中，使用 SSRIs 或 SNRIs 类药物治疗焦虑或抑郁症时，能间接改善性高潮障碍。特别是对于那些因情绪障碍而引发性高潮障碍的患者，抗抑郁药可通过改善心理状态来帮助恢复性功能。

（3）5-HT3 受体拮抗剂：有研究表明，5-HT3 受体拮抗剂，如纳曲酮，可能有助于改善性高潮的发生，尤其是对于女性性高潮障碍患者，这类药物可以通过调整神经递质来影响性高潮的发生。

2. 心理治疗

（1）CBT：CBT 有助于改变患者对性行为的负面认知和焦虑。例如，帮助患者识别和改变对性生活的负面信念，缓解由对性高潮的过高期望或对性表现的焦虑引发的障碍。通过减轻压力和提高自信心，CBT 能够改善性功能。

（2）性治疗：性治疗通过专门的性治疗师提供治疗，旨在改善性体验和性功能，通常包括针对性行为的技巧训练、沟通技巧、性探索等。这对于那些因性关系问题或性行为习惯问题导致的性高潮障碍尤为有效。

（3）情感聚焦疗法（EFT）：EFT 主要关注情感和亲密关系，适用于因伴侣关系不和谐或情感疏远导致的性高潮障碍。通过改善伴侣间的情感连接和沟通，可以提高性生活质量并恢复性高潮。

3. 行为治疗

通过放松训练帮助缓解因紧张或焦虑而导致的性高潮障碍。患者在性活动中可通过控制呼吸和放松肌肉来减少心理压力和生理不适，提高性反应。

第四节　阴道痉挛

一、病因病理

（一）病因

1. 心理因素

（1）性创伤或性虐待：遭受性虐待或性创伤的女性，可能会因为负面情绪和心理创伤而产生对性接触的强烈恐惧或回避反应，从而引发阴道痉挛。性创伤或性虐待的回忆常常触发强烈的防御机制，导致阴道肌肉的过度紧张。

（2）性恐惧与焦虑：对性生活或性行为的恐惧、焦虑、紧张或害怕被评判，均可能导致阴道肌肉的反射性收缩。焦虑型人格障碍、社会性焦虑症等心理障碍的人群，可能更容易出现阴道痉挛。

（3）婚姻问题与性关系紧张：伴侣间的性关系不和谐、缺乏信任、沟通不畅或情感疏离也可能促发阴道痉挛。性行为中产生的不适或痛苦体验可能加剧阴道痉挛的发生。

2. 生理因素

（1）阴道和盆底肌肉的紧张：阴道及周围的盆底肌肉功能障碍，尤其是盆底肌肉的过度紧张或不协调，可能是阴道痉挛的生理基础。这些肌肉的收缩可能影响性行为，导致性交时出现强烈的痛感或完全无法插入。

（2）生殖器官发育异常：阴道畸形、先天性或后天性的结构异常（如狭窄、纵隔、缺失等）可能导致阴道插入时的痛感和痉挛。

（3）更年期：更年期女性由于雌激素水平下降，可能出现阴道干涩、萎缩等症状，这些变化可能增加性交痛，导致阴道痉挛的发生。

3. 药物和生理刺激

（1）药物不良反应：某些药物，尤其是抗抑郁药、抗焦虑药等，可能影响性欲和性功能，间接导致阴道痉挛。同时，长期使用某些药物（如激素类药物或镇痛药物）也可能对性行为产生不利影响。

（2）疼痛或不适感：如阴道干涩、外阴瘙痒等症状引发的疼痛可能导致对性接触的恐惧或回避，进而诱发阴道痉挛。

（二）病理

1. 肌肉生理学机制

阴道痉挛的病理机制涉及阴道及盆底肌肉的异常反应。当发生阴道插入或类似的性刺激时，正常情况下阴道及周围的盆底肌肉应当放松以容纳插入物。但在阴道痉挛的情况下，这些肌肉会异常地收缩，形成一种无法控制的闭锁状态，进而影响性生活。

2. 神经生理机制

阴道痉挛可能与神经系统的过度激活或异常反应相关。性行为时，正常情况下，外阴和阴道区域的感觉神经会将刺激信号传递至大脑，大脑对这些信号进行处理并引发放松反应。然而，在阴道痉挛患者中，这些神经反应可能变得过于敏感或失常，导致神经系统产生过度的紧张信号，继而触发阴道的强烈收缩。

3. 心理生理机制

阴道痉挛的发生不仅仅是肌肉和神经的反应，还与心理因素密切相关。焦虑、恐惧和紧张等负面情绪会激活自主神经系统的“战斗或逃跑”反应，这种生理反应可以导致阴道及盆底肌肉的过度紧张。通过这种方式，心理因素可直接影响身体的生理反应，形成恶性循环。

4. 性反应的生理障碍

在阴道痉挛的情况下，女性的性反应过程（包括性唤起、润滑等）可能受到影响。阴道润滑不足和性愉悦感的缺乏常伴随阴道痉挛发生。这种生理障碍可能增加性交时的痛苦感，从而进一步加剧女性对性接触的恐惧。

5. 继发性病理

长期阴道痉挛可能导致相关生理和心理问题的恶化，如慢性阴道炎、盆腔痛、夫妻关系紧张等。生理上的不适感和心理上的焦虑可能会形成相互作用，进一步加重症状，导致疾病的恶性循环。

二、临床表现

1. 性交困难或无法进行性交

阴道痉挛最典型的表现是在性接触过程中，阴道及其周围肌肉在遇到阴茎、阴道扩张器或任何插入物时不自主地收缩，导致性交变得困难或不能进行。

2. 阴道或外阴的疼痛

在性接触时，阴道的剧烈收缩可能引发显著的疼痛。患者通常在插入时感到刺痛、灼痛、钝痛或剧烈地收缩痛，疼痛的程度因人而异。

3. 强烈的心理恐惧或焦虑

阴道痉挛患者常表现出对性接触的强烈恐惧或焦虑。在性行为前或性接触的过程中，患者可能产生强烈的害怕心理，担心无法完成性交或感到羞耻、尴尬。

三、诊断与鉴别诊断

（一）诊断

1. 病史采集

医生通过详细询问患者的性生活史、疼痛表现、妇科检查史及可能的创伤史，来了解阴道痉挛的潜在诱因。例如，患者是否有过性创伤、性虐待史，是否对性行为产生过度的焦虑或恐惧，是否有过往的妇科疾病史等。

2. 症状评估

阴道痉挛的典型症状包括性接触时的疼痛、插入困难、伴随心理恐惧等。对这些症状进行系统评估有助于确诊。

3. 身体检查

在没有阴道痉挛症状的情况下，医生可能会进行一般的妇科检查来排除其他可能的病因（如阴道炎、子宫颈病变等）。如果怀疑阴道痉挛，检查时需要特别小心，以免触发疼痛或引发过度的肌肉收缩。对于已明确诊断的阴道痉挛患者，医生通常不会进行过于深入的阴道插入式检查。

4. 心理评估

由于阴道痉挛常与心理因素密切相关，因此心理学评估也很重要。心理评估可以帮助识别是否存在性恐惧、PTSD、性别认同障碍等心理问题，这些因素可能对阴道痉挛的发生和维持起到重要作用。

（二）鉴别诊断

1. 阴道炎或外阴炎

阴道炎、外阴炎、外阴湿疹等引起的阴道或外阴区域的疼痛可导致性交时的不适，但这些疾病通常伴随有其他症状，如分泌物异常、瘙痒、灼热感等。阴道痉挛则更多表现为阴道肌肉的反射性收缩，而非局部的炎症反应。

2. 盆腔炎性疾病（PID）

盆腔炎性疾病可引起性交痛和不适，但通常伴随其他症状，如下腹部疼痛、发热、异常阴道分泌物等。盆腔炎性疾病通常在检查中可通过超声、血液检查等手段确诊。

3. 子宫内膜异位症

子宫内膜异位症是一种因子宫内膜组织生长在子宫腔外的病症，常表现为性交痛、月经痛和下腹痛。与阴道痉挛不同，子宫内膜异位症的疼痛通常呈现周期性，且有明确的月经相关性。

4. 外阴疼痛综合征

外阴疼痛综合征表现为外阴区域的持续或间歇性疼痛，可能在性接触时加重。与阴道痉挛不同，外阴疼痛综合征的疼痛通常集中在外阴部位，而不是阴道内。可以通过触诊评估和分辨两者的区别。

四、治疗措施

1. 心理治疗

（1）CBT：认知行为疗法通过帮助患者识别和改变负面情绪和不合理的思维模式，来减轻其对性行为的恐惧或焦虑。CBT 有助于缓解患者对性接触的恐惧，减少因心理因素导致的阴道肌肉过度紧张。治疗过程中，患者可学习到放松技巧，逐步通过暴露疗法（如渐进式接触治疗）来克服恐惧。

（2）性治疗：性治疗的重点是通过了解患者的性功能问题，帮助患者建立正确的性认知，改善性沟通与性态度。性治疗师会指导患者进行渐进的暴露疗法，帮助其逐步适应阴道插入，最终恢复正常的性行为。

（3）心理支持与情感治疗：如果阴道痉挛与情感创伤、性虐待或过往的负面性经验有关，心理治疗则应特别关注这些创伤的治疗。通过情感支持和心理疏导，帮助患者减轻负面情绪，促进心理创伤的愈合。

2. 物理治疗

（1）盆底肌肉放松训练：盆底肌肉放松是阴道痉挛治疗的关键。通过专业的物理治疗师指导，患者可进行盆底肌肉的放松训练。这些训练包括深呼吸、阴道肌肉的自主放松与控制练习（如凯格尔运动），以及利用生物反馈技术帮助患者了解和控制盆底肌肉的紧张度。

（2）生物反馈治疗：生物反馈疗法通过监测和反馈盆底肌肉的活动，帮助患者学会如何放松过度紧张的肌肉。通过仪器监控肌肉活动，患者可以实时得到反馈，从而增强对肌肉放松的控制能力。

3. 药物治疗

（1）局部麻醉药：对于因阴道插入引起的剧烈疼痛，医生可能会建议使用局部麻醉药（如利多卡因凝胶）来暂时缓解疼痛。在某些情况下，局部麻醉可帮助患者逐步适应阴道扩张器治疗。

（2）抗焦虑药物：对于因焦虑或恐惧导致的阴道痉挛，可以短期用抗焦虑药物（如苯二氮䓬类药物）来缓解情绪紧张。但长期使用药物可能导致依赖性，因此不推荐。

（3）抗抑郁药：如果阴道痉挛伴随有抑郁症状，抗抑郁药物（如 SSRIs）可能会被使用。这些药物能够调节情绪，减轻抑郁症状，进而有助于减轻阴道痉挛的症状。

（4）激素治疗：对于更年期女性，阴道干涩和阴道壁萎缩可能是导致阴道痉挛的原因之一。局部激素治疗（如雌激素霜）可以改善阴道的润滑和弹性，从而减轻因生理变化引起的性交痛。

第五节　性交痛

一、病因病理

性交痛是指在性交过程中或性交后出现的阴道、外阴、盆腔或下腹部的疼痛。这种疼痛通常是反复发生的，并且可能影响到性生活质量，甚至造成情感和心理上的困扰。性交痛的病因和病理机制多种多样，涉及生理、心理、社会文化等多方面因素。

（一）病因

1. 生理性因素

（1）阴道干涩：阴道干涩是性交痛的常见原因，尤其是在女性的更年期或哺乳期，是因体内雌激素水平下降导致阴道润滑不足。缺乏足够的润滑可能导致性交过程中阴道黏膜的摩擦和刺激，引发疼痛。

（2）阴道炎症或感染：细菌、真菌、病毒感染及性传播疾病（如淋病、梅毒、衣原体感染等）是常见的病因。

（3）子宫或子宫颈病变：子宫肌瘤、子宫颈糜烂、子宫颈炎等妇科疾病可能导致性交时的疼痛。这些病变可能通过机械性压迫或炎症反应引发性交时的痛感。

（4）盆腔疾病：盆腔炎性疾病（PID）、卵巢囊肿、子宫内膜异位症等疾病均可能引发性交痛。盆腔疾病常伴随慢性下腹部疼痛和性交时的疼痛，影响性生活质量。

（5）外伤或手术后恢复：产后恢复、外科手术（如剖宫产、妇科手术）后的愈合过程可能导致阴道或外阴区域的敏感和疼痛。此外，某些外伤或手术后的瘢痕组织也可能引起性交痛。

2. 心理性因素

（1）性焦虑和恐惧：对性交的焦虑、恐惧或羞耻感可能导致女性在性交时出现不自觉的阴道肌肉收缩（如阴道痉挛），进而引发疼痛。性焦虑常伴随对性交的过度担忧或对疼痛的预期，使疼痛感变得更加明显。

（2）情感障碍：情感上的问题，如情感疏离、关系冲突、情感压抑等，可能导致对性接触的回避或疼痛的感知增强。对伴侣的不满、婚姻问题等因素也会影响性功能，引起性交痛。

（3）性虐待历史：遭遇过性虐待的女性可能对性行为产生强烈的负面反应。存在PTSD等心理问题可能会影响性欲和性功能，造成性交痛。

（4）精神疾病：抑郁症、焦虑症、人格障碍等精神疾病常伴有性生活质量的下降和性功能障碍，导致性交痛的发生。精神压力和情绪困扰可能加剧疼痛感知。

3. 社会文化因素

（1）性教育缺乏或误导：性教育不充分或对性行为的误解可能导致性接触时产生过度的恐惧、焦虑或羞耻感，从而引发性交痛。特别是在一些性禁忌较重的文化中，个体往往无法获得正确的性知识，导致对性行为的心理压力增大。

（2）文化或宗教压力：在某些文化或宗教背景下，女性可能因性行为被视为禁忌或负面行为而产生心理障碍，影响其性功能。性角色的压抑可能会导致性交时的紧张或不适。

（二）病理

1. 阴道及外阴的病理改变

交痛常常与局部的病理变化有关，如阴道炎、外阴炎、子宫颈病变、阴道干涩等。这些病理变化可能导致阴道黏膜的破损、炎症和敏感性增加，从而加剧性交时的疼痛感。

2. 生殖器官的结构性异常

例如，先天性或后天性原因造成的阴道狭窄、阴道畸形等可能导致性交时的机械性疼痛。此类结构性异常通常表现为对插入物的抗拒和疼痛。子宫颈的结构性异常或病变（如宫颈炎）也会导致性交时痛，尤其是在深度插入时。

3. 盆底肌肉的病理性紧张

盆底肌肉（包括阴道括约肌、盆腔肌肉等）功能障碍或过度紧张是性交痛常见的病理基础。此类肌肉过度收缩或不协调运动可引起阴道或外阴的强烈疼痛感。盆底肌肉的病理性紧张可由心理因素、盆腔疾病或长期不良习惯（如长期久坐）等引发。

4. 神经性病理

神经系统病变或对性刺激的异常反应也可能导致性交痛。例如，阴道或外阴神经过度敏感可能是由于神经损伤、慢性盆腔痛或神经性疼痛综合征等因素导致的。这些病理改变常伴随慢性疼痛。

5. 慢性盆腔炎症

慢性盆腔炎症或盆腔疼痛综合征的患者常伴有性交痛。此类患者常有持续的盆腔不适或疼痛，尤其是在性接触时，疼痛症状可能加剧。慢性盆腔炎症可能通过引发组织的水肿、纤维化或炎症性反应来加重疼痛。

二、临床表现

1. 外阴性性交痛

（1）表现特征：患者通常在性交时感受到外阴部的疼痛或不适。这种疼痛多发生在阴道外口及外阴部，常伴阴唇、阴道前庭、阴蒂等部位的灼痛、刺痛或压痛。

（2）常见病因：阴道干涩、外阴炎、阴道前庭炎、外阴瘙痒症、性传播疾病（如疱疹、尖锐湿疣）、外伤、阴道肌张力障碍等。

2. 深部性交痛

（1）表现特征：这种疼痛通常在性交的深入部分发生，可能在插入或深度插入时引发疼痛，疼痛感可能放射至下腹部、骶骨或骨盆区域。患者往往描述为压迫感、钝痛或锐痛，有时伴有持续性疼痛。

（2）常见病因：盆腔疾病（如子宫肌瘤、盆腔炎性疾病）、子宫内膜异位症、卵巢囊肿、盆底肌肉紧张等病理改变可导致深部性交痛。

3. 疼痛的时间特点

（1）性交开始时疼痛：多见于外阴性疼痛，可能由阴道干涩、外阴炎症或阴道狭窄等引起。

（2）性交过程中疼痛加剧：在性交过程中疼痛逐渐加剧或呈持续性疼痛，提示可能与子宫、子宫颈或盆腔结构异常有关。

（3）性交后疼痛：疼痛在性交后持续存在，并伴有腹痛、腰痛等，可能与盆腔疾病（如子宫肌瘤、子宫内膜异位症、盆腔感染等）相关。

4. 疼痛的性质

（1）钝痛：多见于子宫或盆腔病变，尤其是子宫颈病变、子宫肌瘤等。

（2）锐痛：常见于外阴部感染（如阴道炎、外阴炎、性传播疾病等）或盆腔器官的急性病变。

（3）灼痛或刺痛：可能提示阴道黏膜受损、外阴感染或阴道前庭炎等。

5. 伴随症状

（1）阴道分泌物异常：如果伴随有异常分泌物（如白带增多、带血分泌物等），可能提示感染、性传播疾病或子宫颈病变。

（2）阴道或外阴瘙痒：外阴瘙痒通常与外阴炎、阴道炎、过敏或感染有关。

三、诊断与鉴别诊断

（一）诊断

1. 病史询问

了解疼痛的起始时间、持续时间、疼痛的性质和强度、疼痛发生的具体时机（性交前、性交中或性交后）。询问是否有阴道干涩、阴道分泌物异常、外阴瘙痒等症状。询问既往是否有盆腔疾病、妇科手术或外伤史。

2. 体格检查

（1）外阴及阴道检查：对外阴和阴道进行详细检查，注意观察患者是否有红肿、溃疡、出血、分泌物异常等。

（2）子宫颈检查：通过触诊或取样检查子宫颈是否有糜烂、肿块或其他异常表现。

（3）盆腔检查：通过阴道检查、直肠检查等评估盆腔脏器（如子宫、卵巢、输卵管等）是否存在肿块、压痛或其他异常。

3. 实验室检查

（1）阴道分泌物检查：检查是否有致病菌（如细菌、真菌、病毒等），并根据需要做病原学检查（如细菌培养、PCR 检测等）。

（2）血液检查：完整的血液检查有助于排除感染、炎症、免疫性疾病等潜在问题。

（3）尿液检查：如有尿频、尿痛等症状，应做尿液检查，排除泌尿系统感染。

4. 影像学检查

（1）盆腔超声：盆腔超声检查可以帮助评估子宫、卵巢、输卵管等盆腔脏器的结构，检查是否存在子宫肌瘤、卵巢囊肿、子宫内膜异位症等疾病。

（2）CT 或 MRI：对于疑难病例或无法通过超声检查明确诊断的患者，可以考虑进行腹盆腔 CT 或 MRI 检查，以获得更详细的解剖结构信息。

（二）鉴别诊断

1. 阴道炎或外阴炎

可导致外阴部的灼痛或刺痛，通常伴有异常分泌物，需通过分泌物检查确认病原。

2. 急性 PID

患者可能会表现为下腹痛、性交痛及其他全身症状（如发热、恶心等）。需要通过临床表现和影像学检查（如盆腔超声）来鉴别。

3. 子宫内膜异位症

子宫内膜异位症可导致性交痛，患者常伴有月经痛、排便痛等症状，可通过盆腔超声或腹腔镜诊断。

4. 更年期或哺乳期引起的阴道干涩

更年期女性或哺乳期女性因雌激素水平下降可能出现阴道干涩、性交痛，需通过病史询问、激素水平检测来鉴别。

四、治疗措施

1. 药物治疗

（1）润滑剂：对于因阴道干涩导致的性交痛，可以使用水溶性润滑剂或含有玻尿酸的润滑剂，改善阴道润滑度，减少摩擦和不适。润滑剂通常用于短期缓解。

（2）局部激素治疗：对于更年期或哺乳期女性，因雌激素水平下降引起的阴道干涩和炎症，可通过局部雌激素药物来治疗，帮助恢复阴道润滑和弹性，减轻性交痛。

（3）抗生素或抗真菌药物：如果性交痛患者伴有阴道炎、外阴炎等感染，可根据病原学检查结果使用适当的抗生素或抗真菌药物进行治疗。例如，细菌性阴道病可使用克林霉素或甲硝唑治疗，外阴阴道假丝酵母菌病可使用氟康唑或咪康唑等抗真菌药物治疗。

（4）止痛药：对于由盆腔疾病（如子宫肌瘤、子宫内膜异位症）引起的深部性交痛，可以使用非甾体抗炎药（NSAIDs），如布洛芬或萘普生等来缓解疼痛。

（5）抗抑郁药物：对于因抑郁症引起的性功能障碍，可能需要使用 SSRIs 等抗抑郁药物来治疗。

2. 物理治疗

（1）凯格尔运动：盆底肌肉的紧张或不协调是性交痛的常见原因之一。通过凯格尔运动可以增强盆底肌肉的力量，改善肌肉的控制能力，减轻由于肌肉痉挛或紧张引起的疼痛。

（2）生物反馈治疗：生物反馈是通过监测和反馈盆底肌肉的活动，帮助患者识别并控制盆底肌肉的放松与紧张。对于由于盆底肌肉紧张或痉挛导致的性交痛，可以进行生物反馈治疗。

（3）物理治疗器械：对于盆底肌肉过度紧张或痉挛的患者，使用特定的物理治疗器械（如阴道扩张器、软质假体等）可以帮助放松阴道或外阴的肌肉，改善阴道的弹性，缓解性交痛。

3. 心理治疗

（1）性疗法：是一种针对性焦虑、性恐惧和其他心理因素引起的性交痛的治疗方法。治疗师通过与患者和其伴侣进行沟通，帮助患者放松，减少性行为中的紧张和焦虑，提高性生活质量。

（2）CBT：可以帮助患者识别和改变负面的思维模式，减少由于焦虑、羞耻或恐惧引起的性交痛。CBT 通过改变患者对性的认知和情绪反应来减轻由心理因素引起的性交痛。

（3）情感与行为咨询：如果性交痛与情感问题或伴侣关系有关，情感和行为咨询可以帮助改善夫妻间的沟通，缓解由于关系紧张或不和谐引发的疼痛。治疗师可能会通过双方交流来帮助解决情感冲突和性关系中的问题。

（4）创伤后压力治疗：如果患者曾经历过性创伤或性暴力，创伤后压力治疗可以帮助患者处理创伤经历，减轻创伤相关的性恐惧和不适感，从而缓解性交痛。

第四章　性传播疾病

第一节　梅毒

梅毒是一种由梅毒螺旋体引起的慢性传染性疾病，主要通过性接触传播，也可通过母婴垂直传播、输血或直接接触病变部位的方式传播。梅毒的临床表现可呈现不同的阶段，典型的梅毒表现包括初期的硬下疳、继发期的皮疹、潜伏期的无症状阶段及晚期的各种脏器损害。梅毒的治疗通常依赖抗生素，尤其是青霉素类药物。

一、传播途径

1. 性传播

性传播是梅毒最常见的传播途径，尤其是无保护的性行为。梅毒螺旋体主要通过与人体的皮肤或黏膜接触传播，特别是在患者出现硬下疳或其他病变时，因为这些部位充满梅毒螺旋体，传染性非常高。即便在患者处于潜伏期或无症状时，梅毒依然具有传染性，增加了性传播的复杂性。

2. 母婴传播

梅毒通过妊娠期的胎盘传给胎儿，是导致先天性梅毒的主要途径。母婴传播通常发生在梅毒的早期阶段，尤其是母亲处于活动期梅毒时。胎儿感染梅毒可能导致早产、流产、死胎或出生后出现严重的健康问题，如皮肤病变、骨骼损害、神经系统损害等。垂直传播是梅毒对新生儿健康危害的主要原因，预防母婴传播在梅毒控制中至关重要。

3. 输血传播

尽管现代血液筛查技术已显著降低了输血传播梅毒的风险，但梅毒螺旋体仍然可能通过未经充分筛查的血液产品传播。输血传播在部分资源匮乏地区仍然是潜在的公共卫生问题，因此对血液的严格筛查仍然是预防梅毒传播的重要措施。

二、易感性因素

1. 免疫状态

个体免疫功能是影响梅毒易感性的关键因素。免疫力较低的人群（如艾滋病患者、长期免疫抑制治疗者）较易感染梅毒，且更易出现梅毒的晚期并发症。梅毒的临床表现及其传播与个体的免疫反应密切相关。

2. 性行为方式

不安全的性行为是梅毒传播的主要途径。无保护的性接触、频繁更换性伴侣、同性性接触等行为会显著增加梅毒传播的风险。

3. 性伴侣的数量

多伴侣性行为是梅毒传播的风险因素之一。与多个性伴侣发生性关系的个体面临更高的感染风险，因为每个新伴侣都可能是潜在的传播源。

4. 保护措施的使用

使用避孕套是预防梅毒及其他性传播疾病的重要手段。尽管避孕套并不能提供百分之百的保护（尤其是避孕套覆盖不到的皮肤和黏膜部位仍可能暴露于梅毒螺旋体），但正确使用避孕套可以显著减少梅毒的传播风险。

5. 无症状的梅毒患者

梅毒的隐匿性是其防控的难点之一。即便患者无明显症状，梅毒螺旋体仍然能够传播给他人。这也是梅毒控制的挑战之一，因为许多患者可能会在未意识到自己已经感染的情况下无意中造成传播。

二、临床表现

梅毒的临床表现根据病程的不同分为几个阶段，每个阶段的症状和体征各不相同。

1. 初期梅毒（硬下疳期）

（1）潜伏期：梅毒螺旋体通过性接触进入体内，潜伏期一般为3周左右，无明显症状。

（2）硬下疳：初期梅毒的典型表现是硬下疳，通常出现在性接触的部位（如外生殖器、肛门、口腔等），表现为无痛性、坚硬的圆形或椭圆形溃疡，边缘整齐，底部较硬，表面光滑，充血。硬下疳通常伴有局部淋巴结肿大（无痛性）。硬下疳一般持续 3 ～ 6 周后自行愈合，但梅毒螺旋体仍然存在于体内，患者此时具有传染性。

2. 二期梅毒（继发期）

（1）皮肤损害：继发期通常发生在硬下疳愈合后的数周至数个月。患者典型的皮肤表现是梅毒性皮疹，表现为红色斑疹或丘疹，常见于掌心和足底，皮疹可以伴有脱屑或溃疡。

（2）黏膜损害：除了皮肤损害外，还可能出现口腔、咽部、外阴或肛门的黏膜斑块，常为灰白色或黄色，周围呈红肿，类似溃疡。

（3）湿疣样损害：常见于肛门、外阴等部位，呈柔软的乳头状肿物。

（4）全身症状：患者可能会出现全身不适、发热、乏力、头痛、肌肉痛等症状，类似流感。

（5）淋巴结肿大：二期梅毒的另一个特点是全身性淋巴结肿大，常伴有皮疹或湿疣。

3. 潜伏梅毒（隐匿期）

继发期的症状会逐渐消退，进入潜伏期。此时患者无任何症状，体内仍然存在梅毒螺旋体。潜伏期可分为早期和晚期。

（1）早期潜伏梅毒：指梅毒感染后的前 2 年，虽然无临床症状，但患者仍具传染性。

（2）晚期潜伏梅毒：指感染超过 2 年但无临床症状的阶段，此时梅毒螺旋体仍然存在，但患者不再具有传染性。

4. 三期梅毒（晚期梅毒）

（1）时间特征：晚期梅毒通常在感染后的多年才出现，未接受治疗的梅毒患者约有 1/3 在 10 ～ 20 年后发展为晚期梅毒。

（2）梅毒性硬化性肉芽肿（梅毒性瘢痕）：在皮肤、骨骼、内脏等处形成结节或肿块，严重影响器官功能。最常见的器官受累包括皮肤、骨骼和大血管。

（3）神经梅毒：10% ～ 30% 的患者可能发生神经梅毒，表现为脑膜炎、脊髓炎、脑血管损伤等症状，如头痛、癫痫、失语、共济失调等。

（4）心血管梅毒：晚期梅毒常导致主动脉扩张、主动脉瓣关闭不全等心血管病变，可能表现为心力衰竭、胸痛等症状。

（5）其他器官受损：除了皮肤、骨骼和心血管系统外，晚期梅毒还可影响肝、眼等器官，造成相应的病变。

5. 先天性梅毒

（1）出生前传播：梅毒螺旋体可以通过胎盘传播给胎儿，导致先天性梅毒。新生儿可能表现为皮疹、肝脾肿大、黄疸、贫血等症状。

（2）长期并发症：未经治疗的先天性梅毒可能导致骨骼畸形 [如哈钦森（Hutchinson）牙]、耳聋、视觉障碍等长期并发症。

三、诊断与鉴别诊断

（一）诊断

1. 临床表现

对于梅毒的初步诊断，病史的询问是至关重要的。详细了解患者的性接触史、是否有梅毒高危因素（如多性伴侣、无保护的性行为、曾经诊断为性传播疾病等）有助于评估感染的风险。此外，梅毒的临床表现因其不同的阶段而有所不同。硬下疳是初期梅毒的标志性表现，通常在暴露后 3 周左右出现，表现为无痛性溃疡。进入第二期后，梅毒患者可能出现皮疹、黏膜病变（如口腔、外阴的白色斑点）等症状。临床上，梅毒的不同表现形态可提示其发展阶段，帮助医生进行初步判断。

2. 实验室检查

（1）直接检查梅毒螺旋体：暗视野显微镜检查是直接观察梅毒螺旋体的常用方法。通过从硬下疳、皮疹或其他梅毒病变部位（如溃疡、淋巴结等）取分泌物或组织样本，使用显微镜可以直接观察到梅毒螺旋体的存在，这一方法对于早期诊断尤为重要。

（2）血清学检测：

1）非特异性抗体检测：如快速血浆反应素试验（RPR）和梅毒血清学试验（VDRL）是梅毒的常规筛查工具，用于检测患者体内的非特异性抗体。这些试验对于梅毒的早期诊断有重要作用，尤其在梅毒的初期阶段，可以显示出抗体水平的变化。

2）特异性抗体检测：如梅毒螺旋体凝集试验（TPPA）和荧光梅毒螺旋体抗体吸附试验（FTA-ABS），这些试验通过检测患者体内针对梅毒螺旋体的特异性抗体，是梅毒确诊的金标准。特异性抗体的存在表明患者曾经或正在感染梅毒，这些检测对确认梅毒的存在至关重要。

（3）孕妇筛查：为了防止梅毒的母婴传播，所有孕妇在妊娠期间都应接受梅毒筛查。妊娠期间未接受梅毒筛查的女性有较高的风险将梅毒传染给胎儿，导致先天性梅毒等严重后果。因此，孕期梅毒筛查是公共卫生措施的重要一环。

3. 早期和晚期梅毒的分期

梅毒的临床分期是确定治疗方案和评估疾病进展的重要依据。梅毒通常分为早期梅毒

（包括初期梅毒和继发期梅毒）和晚期梅毒（如潜伏梅毒和三期梅毒）。

1）早期梅毒：通常表现为硬下疳、皮疹、黏膜病变等症状，经过治疗通常能够完全治愈。

2）晚期梅毒：如果未及时治疗，梅毒可能进入潜伏期，患者没有临床症状，但梅毒螺旋体仍可能存在体内，且具有传染性。长期未治疗的梅毒可发展为三期梅毒，表现为严重的器官损害，如心血管梅毒、神经梅毒等。

（二）鉴别诊断

1. 生殖器溃疡

（1）单纯疱疹病毒感染：单纯疱疹病毒（HSV）可引起生殖器区域的溃疡，伴有水疱或结痂，与梅毒的硬下疳不同，单纯疱疹溃疡通常较为疼痛。

（2）淋病：淋病也可能导致生殖器溃疡，通常伴有脓性分泌物，不同于梅毒的无痛性溃疡。

2. 尖锐湿疣

人乳头瘤病毒（HPV）可引起外阴、肛门区域的乳头状肿物（即尖锐湿疣），与梅毒的湿疣样病变（乳头状）类似，称为尖锐湿疣，但尖锐湿疣不会有梅毒性硬下疳的特征。

3. 系统性红斑狼疮

系统性红斑狼疮（SLE）可以出现类似梅毒的皮疹，尤其是面部和四肢，但这些皮疹有特定的形态和分布（蝶形红斑）及其他系统症状。

4. 药物反应

药物引起的过敏反应有时会表现为类似梅毒的皮疹，尤其是在用药后不久，但这种皮疹通常与药物暴露有关。

5. 肝病或其他免疫性疾病

由于梅毒的继发期和潜伏期可能会表现为全身症状，需要与其他免疫系统疾病（如类风湿关节炎、结核性皮肤病等）进行鉴别。

四、治疗措施

1. 常规梅毒治疗

（1）首选药物：青霉素是治疗梅毒的首选药物，无论是早期梅毒还是晚期梅毒，都推荐使用青霉素。青霉素对梅毒螺旋体具有高效杀菌作用，且至今没有耐药性问题。

对于初期和二期梅毒（包括硬下疳、皮疹、湿疣等），推荐使用单次肌内注射青霉素G（2.4百万U）。对于潜伏期梅毒（早期潜伏梅毒），也采用单次注射2.4百万U的青霉素G。对于晚期梅毒（如三期梅毒或神经梅毒），治疗方案可能需要多次给药，通常是每周注射一次的青霉素G，持续3周以上，具体剂量和疗程视医生建议而定。

（2）替代药物：

1）头孢菌素：对于青霉素过敏的患者，通常使用头孢曲松或头孢克洛等头孢菌素。头孢菌素同样对梅毒螺旋体具有良好的抗菌作用。

2）阿莫西林：对青霉素过敏且对头孢菌素有过敏反应的患者，部分研究表明阿莫西林也是一种有效的替代药物。

2. 神经梅毒的治疗

（1）青霉素 G 治疗：神经梅毒通常需要通过静脉输注高剂量的青霉素 G 来治疗，通常需要每日连续静脉输注 4 ～ 6 百万 U，持续治疗 10 ～ 14 日）。

（2）头孢曲松替代：对于青霉素过敏的患者，头孢曲松可以作为替代药物，通常也是静脉给药。

3. 妊娠妇女的治疗

（1）妊娠期治疗：对于孕妇患有梅毒，治疗方案与非孕妇相同，首选青霉素。孕妇接受治疗后需要定期复查，以确保梅毒的彻底清除，并避免传染给胎儿。

（2）胎儿治疗：若孕妇梅毒未得到及时治疗，胎儿可能会受到梅毒螺旋体的感染，导致先天性梅毒。治疗可以降低先天性梅毒的风险，但如果出现梅毒相关的胎儿发育异常或病变，可能无法完全逆转。

4. 治疗后的随访与监测

（1）治疗反应监测：治疗后应定期进行血清学检查，主要检测 RPR 或 VDRL 等非特异性梅毒抗体的滴度变化。一般梅毒抗体在治疗后会逐渐下降，其速度取决于梅毒的阶段。对于初期梅毒和二期梅毒，应该在治疗后的 6 个月内进行两次检测。对于晚期梅毒，治疗后的随访检查时间更长，通常需要在 1 年内定期复查。

（2）临床症状监测：治疗过程中要密切关注患者是否有临床症状改善或复发，特别是对于晚期梅毒患者，复发可能导致新的组织损害。

（3）传染性评估：即使治疗后，潜伏期梅毒患者仍可能对他人具有传染性，因此在治疗过程中和治疗后的一段时间内，患者应避免性行为或采取有效的防护措施。

5. 治疗中的注意事项

（1）过敏反应：青霉素过敏是治疗梅毒的一个重要考虑因素。对青霉素过敏的患者应使用替代药物，如头孢菌素或阿莫西林。

（2）治疗失败与复发：治疗失败或梅毒复发通常与用药不当（如剂量不足、疗程不充分）或患者未能遵循治疗方案有关。在治疗后仍然存在高滴度的梅毒抗体或症状加重时，应及时重新评估治疗方案。

（3）性伴侣的治疗：梅毒是一种高度传染性的性传播疾病，因此，患者的所有性伴侣都应接受梅毒检测并在需要时接受治疗，以避免再感染和传播。

6. 预防与教育

（1）梅毒筛查：对于高危人群（如性工作者、多人性伴侣的个体、孕妇等），定期筛查梅毒是预防和控制梅毒传播的有效措施。

（2）性教育与安全性行为：加强性健康教育，倡导安全性行为，尤其是安全套的使用，可以有效减少梅毒的传播。

（3）母婴传播预防：孕妇在妊娠期间应定期进行梅毒筛查，早期发现并治疗可以显著降低先天性梅毒的发生。

第二节　尖锐湿疣

尖锐湿疣又称为生殖器疣，是一种由人乳头瘤病毒（HPV）感染引起的常见性传播病。它主要表现为外生殖器、肛门周围及其他湿润部位出现肿物或疣状病变。大部分尖锐湿疣是由低危型 HPV（如 HPV 6 型和 11 型）引起的，少部分由高危型 HPV（如 HPV 16 型、18 型）导致的尖锐湿疣可引发子宫颈癌、肛门癌等恶性肿瘤。该病以性接触传播为主，但也可以通过非性接触（如共用毛巾、浴池等）发生传播。

一、病因病理

（一）病因

1. 传播途径

（1）性传播：尖锐湿疣最常见的传播途径为性接触。HPV 可通过性接触时传播至皮肤或黏膜，即使感染者处于无症状或潜伏期，仍然能够传播病毒，这使得疾病控制和预防更加复杂。

（2）母婴传播：在分娩过程中，若孕妇生殖道存在 HPV 感染，可能通过产道将病毒传给新生儿，导致新生儿感染。新生儿可因此患上喉乳头状瘤，这是一种影响气道的良性肿瘤，可能引发呼吸困难。因此，母婴传播是尖锐湿疣及其他 HPV 相关疾病的一个重要关注点。

（3）非性接触传播：虽然性接触是主要传播途径，但 HPV 也可能通过日常接触传播，尤其是在湿润的环境中。像游泳池、更衣室等公共场所，通过皮肤直接接触、共用毛巾或浴巾等物品，HPV 病毒可能传播。然而，这种传播方式相对较少见，且感染的风险主要取决于个人的免疫状态和接触的程度。

2. 易感性因素

（1）免疫抑制：免疫系统功能较弱的人群，尤其是艾滋病患者、长期使用免疫抑制药物的患者等，其感染 HPV 的风险显著增加。免疫抑制会使身体难以清除病毒，从而造成感染持续且易于发展成更严重的疾病。免疫系统功能低下者在感染 HPV 后病情会更为严重，如尖锐湿疣反复发作或病变恶化。

（2）高风险性行为：多性伴侣、无保护的性行为（如不使用安全套）及较早或较晚开始性生活等均是 HPV 感染的高风险因素。尤其是在性伴侣较多的群体中，暴露于 HPV 的风险会显著增加。高风险行为不仅增加感染的概率，还可能使感染者接触到多种不同类型的 HPV 病毒，进一步增加患上恶性病变（如子宫颈癌、肛门癌等）的风险。

（3）有 HPV 感染史：曾经感染过 HPV 的人群，特别是高风险型 HPV 感染者，存在病毒复发的可能性。尽管有些人能够清除病毒，但一旦感染过 HPV，体内可能长期存在潜伏病毒，任何免疫力下降或外界刺激都可能导致病毒复发。长期未能清除的 HPV，尤其是高风险型（如 HPV 16 型、18 型等），更容易引发与癌变相关的并发症。

（二）病理

1. 病变位置

尖锐湿疣主要发生在生殖器、肛门、外阴、阴茎、子宫颈等部位，但它也可发生在其他黏膜区域，如口腔、咽喉、眼部等。尖锐湿疣的病变部位与 HPV 的传播途径密切相关，尤其是通过性接触传播的类型，因此生殖器和肛门区域是最常见的病变部位。在免疫功能低下的患者中，湿疣可能会遍布身体其他部位，甚至可能在无明显性接触史的情况下发生。

2. 组织学改变

（1）上皮增生：湿疣的表皮层出现明显增厚，形成乳头状或指状结构。这种上皮的增生是湿疣最显著的特征。

（2）角化过度：病变区域的角质层增厚，表现为典型的菜花样外观。角化过度是湿疣常见的外观特征之一，特别是在外阴部位。

（3）空泡变性：上皮基底层的细胞可能出现空泡变性，尤其是在表皮基底层与上皮表层的过渡区。细胞空泡化常见于病毒感染引起的细胞损伤。

（4）核增大与不规则：湿疣细胞的核显著增大，且核内形态不规则。细胞核的这种变化是病毒感染的特征之一，同时常伴有核仁增生。

（5）HPV 的核内感染：通过特殊染色技术（如 HPV DNA 原位杂交法）可以在病理样本中发现 HPV DNA 的存在，这对于确诊湿疣及鉴别不同类型 HPV 感染非常重要。

3. 免疫反应

HPV 感染通常可引发局部免疫反应，尽管免疫系统能识别并清除部分低危型 HPV 感染，但由于 HPV 能够在宿主细胞中长期存在并潜伏，免疫系统难以完全清除感染。免疫功能正常的个体通常能够在 1 ～ 2 年内清除大多数低危型 HPV 感染，但在免疫抑制者（如艾滋病患者或长期使用免疫抑制药物者）中，HPV 感染可能长期存在，并且尖锐湿疣会反复发作，甚至出现多发性湿疣。

4. 癌前病变

低危型 HPV（如 HPV 6 型、11 型）通常与尖锐湿疣相关，虽然这些类型的病毒感染不大可能导致恶性转化，但它们可能引发持续的局部病变，影响生活质量。然而，高危型 HPV 感染（如 HPV 16 型、18 型）与多种生殖器癌（如子宫颈癌、肛门癌等）密切相关。高危型 HPV 感染的长期感染，尤其是在免疫抑制的背景下，可能导致细胞基因组改变，进而发展为癌前病变或恶性肿瘤。

二、临床表现

1. 外生殖器湿疣

尖锐湿疣在外生殖器部位最为常见，通常表现为小而硬的疣状肿物，形态上多为圆形、椭圆形或指状，表面呈颗粒感。病变的形态通常为菜花状、乳头状或丘疹状，且疣体的大小不一，可能单个存在或呈簇状生长。湿疣的颜色通常为肉色或灰白色，但在部分病例中也可见到红色或棕色的表现。湿疣常见于外阴、肛门、阴道内及子宫颈等部位，其中外阴和肛门区域为最常见的发病部位。湿疣的生长模式通常是逐渐增大，并可能在局部扩展形成连片或簇状增生。大多数患者无明显症状，少数患者可能会感到轻微的不适，如瘙痒、疼痛或出血。若尖锐湿疣发生在肛门、尿道或口腔等区域，可能会引起排便、排尿困难或喉部不适，甚至出现肛门疼痛等症状。

2. 宫颈尖锐湿疣

宫颈尖锐湿疣的临床表现往往较为隐匿，很多患者在初期阶段并无明显症状，常通过常规妇科检查（如子宫颈涂片）发现。部分患者可能出现不规则的阴道出血或白带增多。由于女性生殖器的特殊结构，子宫颈区域易成为 HPV 感染的温床。宫颈尖锐湿疣感染范围较广，不仅局限于子宫颈，还可波及外阴、阴道及肛门周围。子宫颈湿疣的发现依赖于定期的妇科检查，特别是在高风险人群中，早期诊断和治疗尤为重要，以减少疾病的进一步发展及恶性转化的风险。

3. 口腔、咽喉湿疣

除了生殖器部位，尖锐湿疣还可以在口腔、咽喉等部位发生，尤其是通过口腔性接触传播的病例。在这些部位，尖锐湿疣常见于口唇、舌、软腭、咽部及喉部。症状上，尖锐湿疣可能表现为白色或灰色的隆起性病变，并伴随吞咽困难、口腔不适、声音沙哑等症状，尤其在高风险人群中，如免疫抑制患者，湿疣可能导致更为严重的临床症状。

4. 肛门湿疣

肛门湿疣是尖锐湿疣常见的发病部位之一，主要表现为肛门周围的菜花状或乳头状疣体。肛门湿疣可能导致局部的瘙痒、出血或不适，患者在排便时可能会感到疼痛或不适。若湿疣增生较大或数量较多，可能引起肛门或直肠的阻塞，导致排便困难，甚至引起肠道不适和肛门的持续性疼痛。由于肛门湿疣常与性传播有关，患者需要警惕相关的性健康问题，并采取适当的防治措施。

5. 新生儿湿疣

新生儿湿疣常表现为喉乳头状瘤，是由于母亲患有尖锐湿疣，在分娩过程中通过产道将 HPV 传染给新生儿所致。该病导致新生儿喉部发生肿物，严重时可影响呼吸，甚至导致窒息。喉乳头状瘤的症状表现为喉部阻塞性症状，如呼吸急促、喘鸣、声音沙哑等，若病情不及时治疗，可能会影响新生儿的正常呼吸及喂养功能。因此，对于有尖锐湿疣病史的孕妇，应进行妊娠期的定期检查，尽早发现和处理，以减少对新生儿的潜在危害。

三、诊断与鉴别诊断

（一）诊断

1. 临床表现

尖锐湿疣的临床表现通常通过观察局部病变来初步诊断。病变通常为菜花状、乳头状或丘疹状的肿物，大小不等，呈疣状形态，常见于外阴、肛门等部位。湿疣的表面质地较为粗糙，部分患者可能伴有轻度的瘙痒、疼痛或局部不适。对于子宫颈、口腔、咽喉和肛门等不易直接观察的部位，临床医生通常需要进行专业检查，如子宫颈涂片、肛门指检或口腔内镜检查，以确保不漏诊。这些部位的湿疣可能无明显症状，患者通常依赖于定期体检或出现症状时就医。因此，早期筛查尤为重要，尤其是对于高风险人群，如有多个性伴侣、无保护性行为或免疫功能低下的患者。

2. HPV 核酸检测

HPV 感染的核酸检测是通过 PCR 技术来检测患者体内是否存在 HPV 病毒。此检测可以识别低危型 HPV（如 HPV 6 型、11 型）和高危型 HPV（如 HPV 16 型、18 型等）在体内的存在。通过这种方法，不仅能够明确是否感染 HPV，还能为医生提供病毒类型的具体信息。低危型 HPV 感染通常与尖锐湿疣的发生相关，而高危型 HPV 则与子宫颈癌、肛门癌等恶性肿瘤的发生密切相关。因此，HPV 核酸检测不仅能确认感染类型，还能够帮助医生评估患者的癌变风险，并为制定进一步的治疗方案提供依据。

3. HPV 分型检测

HPV 分型检测通过检测不同类型的 HPV DNA 来明确感染的具体类型。这项检测能够区分低危型 HPV（如 HPV 6 型、11 型）与高危型 HPV（如 HPV 16 型、18 型等）。低危型 HPV 感染通常与尖锐湿疣的发生有关，而高危型 HPV 则可能引起子宫颈癌、肛门癌、头颈部癌等多种恶性肿瘤。通过 HPV 分型检测，医生可以评估患者是否存在恶性转化的风险，并据此制定个体化的治疗策略。对于高危型 HPV 感染的患者，尤其是子宫颈和肛门等易发生癌变的部位，需进行进一步的监测和筛查。

4. 局部病变的活体组织检查

在临床症状不典型或需要排除其他疾病时，活体组织检查可以为诊断提供更为可靠的依据。通常可以在显微镜下观察到湿疣病变的典型特征，包括上皮增生、角化过度及基底层细胞的空泡变性等。活体组织检查不仅有助于确诊尖锐湿疣，还能够明确病变是否涉及恶性变，尤其是存在高危型 HPV 感染时，活体组织检查对早期癌变的检测至关重要。

5. 子宫颈筛查

对于女性患者，尤其是有不规则阴道出血或白带增多的患者，建议进行定期的子宫颈筛查。子宫颈涂片和 HPV 核酸检测是评估子宫颈健康的常规手段。通过子宫颈涂片检查可以发现子宫颈细胞的异型性或早期病变，HPV 核酸检测则可以明确是否存在 HPV 感染及其类型。子宫颈筛查能够早期发现子宫颈部位的 HPV 感染及相关的前癌变病变，从而实现早期干预，显著降低子宫颈癌的发生率。定期筛查是女性生殖健康管理的重要组成部分，尤其对于高危人群更为重要。

（二）鉴别诊断

1. 生殖器疱疹

生殖器疱疹是由 HSV 引起的常见性传播疾病，其主要症状表现为生殖器部位的水疱或溃疡。初期可见小水泡群，破裂后形成溃疡，伴随明显的疼痛和灼热感。与尖锐湿疣不同，后者呈现为硬质、无痛的菜花状疣体，且通常不伴有溃疡。实验室检查方面，可以通过 PCR 技术检测 HSV DNA，从而确诊生殖器疱疹感染。PCR 检测是准确鉴别生殖器疱疹的金标准，能够确认是否为 HSV 引起的感染。

2. 毛囊炎

毛囊炎是由于毛囊感染引起的炎症反应，通常表现为毛囊周围的红色丘疹，可能伴随有脓液，局部轻度疼痛或不适。与尖锐湿疣相比，毛囊炎的病变区域通常更为红肿，并伴有明显的炎症反应，而尖锐湿疣表现为无痛性、坚硬的菜花状疣体，且通常不会引起炎症。毛囊炎的诊断通常依赖于临床观察和可能的培养检查，而尖锐湿疣则需要通过 HPV 分型或组织学检查进行确认。

3. 乳头状瘤

乳头状瘤主要由 HPV 感染引起，常见于喉部、肺部等部位，特别是在喉乳头状瘤中尤为常见。其主要症状包括声音沙哑、呼吸急促等呼吸道症状。与尖锐湿疣不同，乳头状瘤多发生于上呼吸道，尤其是喉部，而尖锐湿疣主要表现为生殖器部位的菜花状疣体。乳头状瘤可能通过口腔性接触传播，且可引起显著的呼吸道症状，而尖锐湿疣则以生殖器和肛门为主要感染部位。

4. 外阴白斑

外阴白斑是一种外阴皮肤的病理性改变，通常表现为白色斑块，可能伴有瘙痒或不适。与尖锐湿疣相比，外阴白斑的病变通常是平坦的白色斑块，边缘清晰，且多伴有皮肤的色泽改变，而尖锐湿疣表现为硬质、菜花状的肿物，表面粗糙且无明显的皮肤色泽改变。外阴白斑往往与慢性炎症或激素水平变化相关，而尖锐湿疣则与 HPV 感染密切相关，且不伴有明显的色泽改变。

四、治疗措施

1. 局部治疗

（1）冷冻疗法：冷冻疗法利用液氮通过低温作用破坏湿疣组织，是治疗尖锐湿疣的一种常见方法。该方法适用于局部单个或少数湿疣的治疗，具有较好的疗效且不良反应较小。治疗时，液氮迅速冷冻湿疣组织，导致细胞坏死并脱落。尽管该方法效果较好，但需要由专业医生操作，且不适用于广泛的湿疣或较深的病变。

（2）局部药物：

1）三氟氯嘧吨：具有强烈的化学腐蚀作用，可直接去除湿疣组织。其主要机制是通过化学灼烧使湿疣组织坏死。使用时局部会产生一定的疼痛和刺激反应，因此应在医生指导下进行。三氟氯嘧吨通常适用于较小且局限的湿疣病变，但使用时需避免过度涂抹，以防对健康组织造成损伤。

2）咪喹莫特：咪喹莫特是一种免疫调节剂，能够通过刺激宿主免疫系统的反应来清除 HPV 感染。作为一种外用药物，咪喹莫特对局部湿疣具有较好的治疗效果，尤其是在外阴、肛门等部位的湿疣治疗中应用广泛。通过增强免疫反应，咪喹莫特可以有效抑制湿疣的生长，减少复发的风险。

3）泊洛昔汀：泊洛昔汀通过抑制细胞分裂作用来治疗湿疣，常用于外用治疗。该药物能够通过破坏湿疣细胞的分裂机制，达到去除湿疣的效果。患者在使用时应严格遵循医生的指示，避免过度使用，以减少药物引起的不良反应。

（3）激光治疗：激光治疗是一种高效的治疗方法，适用于大面积或难以通过冷冻和药物治疗去除的湿疣。激光通过释放高强度能量来局部消除湿疣，能够迅速且有效地去除病变组织，并具有较低的复发率。激光治疗具有较高的精准度，能够尽量减少对周围健康组织的损伤，适合用于生殖器、外阴等难以治疗的区域。

2. 外科手术治疗

（1）手术切除：手术切除适用于难以通过冷冻或药物治疗去除的湿疣，尤其是大面积湿疣或位于内生性部位（如阴道内或尿道口）的湿疣。切除手术能够彻底去除病变组织，但术后需要较长时间的局部护理和随访，以预防复发和并发症。术后患者需要遵循医生的指导，保持良好的卫生习惯，防止感染。

（2）电灼术：电灼术是利用电流的热效应，通过高温烧灼湿疣组织，从而破坏病变区域的细胞。此方法适用于较小的局部湿疣，能够在较短时间内达到去除湿疣的效果。然而，电灼术对操作的精细度要求较高，过度烧灼可能导致局部组织损伤，因此需要经验丰富的医生进行操作。

3. 系统治疗

（1）干扰素治疗：干扰素是一种免疫调节剂，通过增强机体的免疫反应来清除 HPV 病毒。干扰素治疗通常用于局部治疗效果不佳的患者，尤其是免疫系统较差的患者。通过增强机体的免疫功能，干扰素能够促进 HPV 感染的清除，并有助于减少复发的风险。

（2）口服药物：

1）阿昔洛韦：是一种抗病毒药物，通常用于治疗由单纯疱疹病毒引起的感染，但部分研究表明，阿昔洛韦对治疗某些类型的 HPV 感染也可能具有一定的作用，尤其是在免疫功能低下的患者中。它主要通过抑制人乳头瘤病毒的复制来减轻病情，减少尖锐湿疣的发生。

2）口服免疫调节剂：对于免疫功能较差的患者，可能需要使用口服免疫调节药物来增强免疫系统的反应。免疫调节剂能够帮助减少尖锐湿疣的复发和扩散，尤其是在长期或复发性尖锐湿疣的治疗中具有重要作用。

4. 综合治疗

（1）多种治疗结合：局部治疗（如冷冻疗法、TCA 治疗或激光治疗）与系统治疗（如抗病毒药物或免疫增强药物）结合使用，有助于从多个方面清除尖锐湿疣病变并减少病毒的复发。综合治疗能够根据患者的具体病情，个体化地选择合适的治疗方法，提高治疗效果。

（2）免疫增强治疗：对于免疫功能较弱的患者（如艾滋病患者或接受免疫抑制治疗的患者），使用免疫增强药物（如咪喹莫特、干扰素等）可以有效促进免疫系统清除 HPV 病毒，减少湿疣复发和扩散。

5. 预防复发与随访

（1）定期随访：治疗后，患者应定期随访，尤其是免疫功能受损的患者，应密切监测湿疣是否复发或是否出现新的病变。定期随访有助于尽早发现潜在的复发或转变为恶性病变的风险。

（2）预防传播：在治疗期间及治疗后的数个月内，患者应避免性接触或采取适当的保护措施（如使用避孕套），以防尖锐湿疣的传播给其他人。同时，患者也应避免与可能感染的人群接触，减少交叉感染的风险。

6. HPV 疫苗接种

虽然 HPV 疫苗无法治疗已经存在的尖锐湿疣，但它可以有效预防新的 HPV 感染，尤其是高危型 HPV（如 HPV 16 型和 18 型），从而降低发生子宫颈癌等恶性肿瘤的风险。对于未感染 HPV 的个体，接种疫苗可以有效预防尖锐湿疣的发生，尤其是性活跃的年轻人群。疫苗接种不仅能保护个体免受常见的低危型和高危型 HPV 感染，还能起到群体免疫的作用，减少 HPV 传播和相关疾病的发生。

第三节　生殖器疱疹

生殖器疱疹是由单纯疱疹病毒（HSV）引起的常见性传播感染。生殖器疱疹主要由 HSV-2 型引起，但 HSV-1 型也可以通过口腔到生殖器的接触传播导致生殖器疱疹。生殖器疱疹的主要特点是外生殖器区域出现痛性水疱，并伴有局部红肿、烧灼感等症状。生殖器疱疹的感染具有终生潜伏性，病毒可在体内潜伏并周期性复发。

一、病因病理

（一）病因

1. HSV-1 型

HSV-1 型主要引起口唇疱疹（常称为唇疱疹），通常表现为唇部或周围区域的水疱性病变。虽然 HSV-1 型引起的生殖器疱疹比 HSV-2 型引起的症状轻微，且复发率较低，但它仍可能导致长期的生殖器不适和并发症，尤其在免疫系统受抑制的患者中。

2. HSV-2 型

HSV-2 型是生殖器疱疹的主要病原体。HSV-2 型主要通过性接触传播，尤其是通过阴道、肛门及口腔性行为传播到生殖器区域。HSV-2 型感染后，往往表现为水疱破裂后形成疼痛性溃疡，且具有较高的复发率。HSV-2 型的感染可以引起反复发作，尤其是在免疫系统受损或处于精神、身体压力状态下的患者中。尽管 HSV-2 型引起的生殖器疱疹通常较为严重，但在免疫功能正常的个体中，感染后大部分病例会有相对缓解期。

3. 传播途径

（1）性接触传播：HSV-2 型通过直接的性接触传播，是生殖器疱疹的最常见传播途径。即使感染者处于无症状期（病毒携带者），也可能通过性接触传播病毒给他人。无论是口腔、阴道还是肛门性行为，都可能成为传播途径。

（2）母婴传播：在妊娠晚期或分娩过程中，如果孕妇存在活动性生殖器疱疹感染，病毒可能通过产道传播给新生儿。新生儿受到 HSV 感染后，可能出现新生儿疱疹或喉乳头状瘤等严重并发症，甚至威胁生命。孕妇在分娩前应进行病毒检测，采取适当的干预措施，以降低母婴传播的风险。

（3）自体传播：在 HSV-2 型感染者的活动性疱疹期，触摸病变区域后，再触摸身体的其他部位（如眼部）可能会导致自体传播。病毒通过直接接触传染给非感染部位，尤其在疱疹症状明显时，需要特别注意避免传播。

4. 易感性因素

（1）免疫系统抑制：免疫功能低下的人群（如 HIV 感染者、长期使用免疫抑制药物者）更容易感染 HSV，并且复发率较高。免疫抑制导致机体无法有效清除病毒，容易造成持续的病毒复制与扩散。

（2）性行为：多性伴侣、不安全的性行为（如无保护的性接触）是感染 HSV 的高危因素。虽然使用避孕套可以显著降低 HSV 传播的风险，但避孕套未必能够完全覆盖所有受影响区域，因此不能完全避免病毒的传播。

（3）青春期及年轻人群：青春期及 20 ～ 30 岁年轻人群是感染 HSV 的高风险群体。随着性活动的增加和性行为习惯的多样化，该人群更容易暴露于病毒感染的风险。此外，年轻人群通常对于病毒的免疫反应较弱，可能导致更易发生初次感染和更频繁的复发。

（二）病理

1. 病毒感染机制

HSV 通过皮肤或黏膜破损进入体内，随后沿着神经轴突传播至神经节（如脊髓背根神经节），并在此潜伏。当机体免疫系统受到抑制或局部刺激时，潜伏的病毒会被激活，沿着神经末梢向皮肤或黏膜传播，重新引发疱疹的临床表现。

2. 水疱及溃疡形成

在病毒感染的初期，患者的生殖器区域会出现红色斑点或小丘疹，继而迅速发展为水疱。水疱为清澈的液体，随着病程的发展，水疱破裂后形成痛性溃疡，溃疡区常伴有灼热感或疼痛。

溃疡破裂后，愈合过程中可能会形成结痂，愈合过程通常需要数日到两周时间，且可能会留下色素沉着或轻度瘢痕。

3. 病变区域的炎症反应

由于 HSV 感染的局部免疫反应，感染部位可能出现明显的炎症反应。组织病理学上，湿疹样反应、表皮细胞的水肿、核内空泡变性、壳样细胞及局部淋巴细胞浸润等均为典型表现。病理学切片中，巨噬细胞、淋巴细胞、中性粒细胞等免疫细胞浸润是常见现象，进一步证实了局部的免疫反应。

4. 潜伏与复发

一旦初次感染后，HSV 会沿着神经通路感染到神经节，并进入潜伏期。HSV 的潜伏期通常无症状，但病毒可在神经节内长期存在。当机体免疫系统受到抑制时，病毒可能重新激活并沿神经路径传播到皮肤或黏膜，出现复发性疱疹。

5. 免疫反应

初次感染时，机体会产生针对 HSV 的抗体，但由于病毒的高度变异性，这些抗体无法完全清除体内的病毒。因此，患者通常处于反复感染和潜伏的状态。免疫反应较弱的个体（如 HIV 感染者或接受免疫抑制治疗的患者）可能会经历更加频繁且严重的复发。

二、临床表现

1. 急性期表现（初次感染）

（1）水疱：急性期的最典型表现为生殖器区域（如阴道、外阴、肛门等）出现小水疱，水疱内充满清亮液体，破裂后形成溃疡。通常较为痛苦，并可能伴随明显的局部不适。

（2）溃疡：水疱破裂后形成的溃疡具有显著的疼痛性，溃疡的表面可能会有灰色或黄色的渗出物，且具有强烈的灼痛。溃疡区域的疼痛可能会加剧，尤其在排尿、坐立或走动时，给患者带来显著的不适。

（3）局部红肿和灼热感：水疱和溃疡常伴有明显的局部红肿，患者可能会感到强烈的烧灼感或疼痛，尤其在病变区域触碰时，这些症状更为明显。局部炎症表现为明显的红肿和触痛，通常随着水疱的形成和破裂而逐步加重。

（4）阴道分泌物：女性患者可能会出现异常的阴道分泌物，通常表现为清澈或黄色的分泌物，可能伴有轻微的异味。异常分泌物的出现常是急性生殖器疱疹感染的部分表现。

2. 复发期表现

（1）病变局限：与初次感染相比，复发通常局限于原发感染区域，且症状较为轻微。水疱通常较小，溃疡的深度较浅，病变范围较小且局限，不易向其他区域扩展。

（2）较短的病程：复发的病程通常较初次感染为短，通常持续 3 ～ 7 日即可恢复。与初次感染的较长持续时间相比，复发期的症状更为轻微，并且患者的恢复时间更快。

（3）不常伴随全身症状：复发期的患者通常不伴有显著的全身症状，如发热、头痛或肌肉疼痛等。复发主要表现为局部症状，如水疱或溃疡，且通常不再涉及全身性免疫反应。

（4）可能伴随不适：复发的患者可能会在溃疡出现前出现局部的刺痛、瘙痒、灼热感或灼痛，为常见的前驱症状，提示病毒即将激活并引发新的病变。此类前驱症状通常较轻微，但能为患者提供早期预警。

3. 潜伏期表现

（1）潜伏期：在初次感染后，HSV 能够潜伏在神经节内，在免疫系统正常的情况下不会引发症状。虽然患者在潜伏期内不会出现明显的临床表现，但病毒依然可以在体内潜藏，并在免疫功能受到抑制时重新激活。

（2）免疫系统受损后的复发：在潜伏期，病毒处于休眠状态，但在免疫系统受损或受到外界诱因（如压力、免疫抑制药物或创伤）时，病毒可重新激活并引发复发性生殖器疱疹。免疫系统的减弱是复发的重要风险因素，因此维持良好的免疫功能对减少复发具有重要意义。

三、诊断与鉴别诊断

（一）诊断

1. 临床诊断

临床症状包括水疱、溃疡、疼痛、灼热感等，且通常出现在生殖器、肛门等部位，具有典型的局部病变特征。根据这些症状，尤其是初次感染时的较为严重表现，医生可以初步判断为生殖器疱疹。需要特别注意的是，初次感染可能会引起较为广泛的病变，而复发时病变较为局限。

2. 病毒学检测

（1）病毒培养：从溃疡或水疱中取样进行病毒培养，是诊断 HSV 感染的金标准。通过培养可以确认是否为 HSV 感染，但该方法较为费时且需要较长的培养周期。

（2）PCR 检测（聚合酶链反应）：是最常用的诊断方法之一。它可以通过检测病毒的 DNA 来确定是否为 HSV 感染，且能鉴别 HSV-1 型和 HSV-2 型。

（3）直接免疫荧光法（DFA）：用于直接检测水疱、溃疡中的病毒抗原。虽然不如 PCR 敏感，但可以提供较快的结果。

3. 血清学检测

通过检测抗体的存在来确认 HSV 感染。对于既往感染者，可以通过检测 IgG 抗体来判断是否曾感染 HSV。首次感染或复发时，IgM 抗体可用于辅助判断。虽然血清学检测不能确诊急性期感染，但对于鉴别患者是否曾感染过 HSV 具有一定的帮助。

4. 病理学检查

在疑难病例中，可以通过活体组织检查检查溃疡组织，显微镜下观察是否存在巨噬细胞、淋巴细胞浸润及疱疹病毒特有的壳样细胞，有助于辅助诊断。

（二）鉴别诊断

1. 梅毒

梅毒的初期症状为无痛性硬性下疳，通常出现在生殖器部位，并伴有淋巴结肿大。与生殖器疱疹不同，梅毒初期不伴随水疱或溃疡的破裂。通过血清学检测可以与生殖器疱疹区别开来。

2. 尖锐湿疣

尖锐湿疣表现为生殖器部位的菜花状增生物，通常无痛，不伴随水疱。与生殖器疱疹不同，尖锐湿疣通常没有急性炎症反应。通过临床表现及 HPV 核酸检测可以作出区分。

3. 生殖器疣状皮炎

生殖器疣状皮炎主要表现为小的丘疹、斑块或皮肤增生。虽然外观类似尖锐湿疣，但缺乏疱疹病毒的典型水疱和溃疡表现。

4. 生殖器天疱疮

（1）症状对比：天疱疮可引起水疱及糜烂，但通常没有 HSV 引起的疼痛性症状，且水疱较大。天疱疮的水疱破裂后会形成痛性糜烂，与生殖器疱疹的病变区域有所不同。

（2）检查方法：通过皮肤病理学检查可发现天疱疮的特征性病理表现，如鳞状上皮的水肿、裂解和空泡化。

5. 真菌感染

真菌感染（如外阴阴道假丝酵母菌感染）通常表现为局部瘙痒、红肿和白色分泌物，但没有水疱或溃疡。真菌感染可通过显微镜检查或真菌培养来确诊。

四、治疗措施

1. 抗病毒药物治疗

（1）首选药物：

1）阿昔洛韦：是治疗生殖器疱疹的标准药物，广泛用于急性发作和复发性治疗。其主要作用是通过抑制 HSV 的 DNA 合成，减少病毒的复制。该药物通常口服给药，能够显著减轻症状，并缩短急性期病程。在急性发作期，常推荐的剂量为每日 400mg，分 3 次服用，持续 7 ～ 10 日；对于复发性生殖器疱疹，治疗方案可以包括低剂量的长期或按需治疗，以减少复发。

2）伐昔洛韦：是阿昔洛韦的前体药物，具有较好的肠道吸收性，因而提供了较高的血药浓度。其抗 HSV 的效力和阿昔洛韦相似，且有助于减少复发性生殖器疱疹的症状。急性发作时，常规剂量为每日 500mg，分 2 次服用，疗程为 5 日。复发性治疗时，常使用较低的剂量（如 500mg，每日一次，持续 5 日）进行干预。

3）泛昔洛韦：是另一种有效的抗病毒药物，常用于急性生殖器疱疹治疗及复发的抑制。其机制与阿昔洛韦类似，但在体内代谢较快，产生的活性代谢物具有较强的抗病毒作用。在急性发作时，推荐剂量为每日 250mg，分 3 次服用，疗程为 5 日。复发性治疗时，通常使用相同的剂量，疗程为 5 日。

（2）抗病毒药物的治疗作用：

1）减少病程：能够有效缩短生殖器疱疹的病程，促进水疱和溃疡的愈合，减轻临床症状，帮助患者更快恢复。

2）缓解症状：不仅能加速病变的愈合，还能显著减轻疼痛、灼热感、瘙痒等不适症状，改善患者的生活质量。

3）降低复发频率：长期或间歇性使用抗病毒药物能够显著减少复发的频率和复发症状的严重性。这对于频繁复发的患者，尤其是免疫功能较差的个体，具有重要的意义。

4）降低传播风险：能够减少 HSV 的传播性，尤其是通过性接触传播的风险。虽然药物不能完全消除病毒，但它们可以显著减少病毒的活跃性，降低性伴侣感染的风险。

2. 免疫调节治疗

（1）干扰素：是一种天然的免疫调节蛋白质，能够增强免疫系统的抗病毒反应。研究表明，干扰素的局部或系统性应用可以帮助提高机体对 HSV 的免疫反应，并有效减少生殖器疱疹的复发。干扰素治疗通常适用于反复发作的生殖器疱疹，尤其是在免疫功能较差的患者中。然而，干扰素的不良反应（如流感样症状）较为常见，因此通常不作为常规治疗，且仅用于特定临床情况。

（2）咪喹莫特：是一种免疫调节剂，能够通过激活宿主的免疫系统，增强局部免疫反应，促进免疫系统清除病毒。咪喹莫特常用于局部治疗生殖器疱疹，特别是在外阴区域的治疗中具有一定的效果。应用方法通常为局部外用，每晚 1 次，治疗时间为 3 ～ 5 日。

3. 局部治疗

（1）局部镇痛药物：对于有明显局部疼痛的患者，局部使用止痛药物（如利多卡因凝胶）可以有效缓解灼热感、疼痛等症状，尤其是在排尿时疼痛较明显的患者。局部麻醉剂能够缓解痛感，改善患者的生活质量和日常功能。

（2）温水坐浴：局部清洁和温水坐浴可以帮助缓解疼痛，减轻灼热感，并促进疱疹溃疡的愈合。温水坐浴对缓解局部不适、消毒和保持清洁有一定的帮助。

（3）局部消毒：使用温和的无刺激性消毒剂（如生理盐水）清洗感染区域，有助于减少局部感染并促进溃疡的愈合。避免使用刺激性较强的洗涤剂或香皂，以免加重炎症或引发不适。

4. 抑制性治疗

（1）持续抑制治疗：持续的低剂量抗病毒治疗是减少生殖器疱疹复发的有效方法。患者可以每日服用低剂量的抗病毒药物（如阿昔洛韦、伐昔洛韦或泛昔洛韦），长期使用能够显著降低复发的频率和严重性。例如，伐昔洛韦每日 500mg 或阿昔洛韦每日 400mg 的持续治疗能够有效维持病毒的低水平活跃状态。

（2）按需治疗：对于部分复发较少的患者，可以选择按需治疗，即在出现前驱症状（如灼热、刺痛、瘙痒等）时开始使用抗病毒药物。这种方法通常适用于那些复发不频繁的患者，能在症状加重前及时介入。

5. 生活方式调整

（1）避免性接触：在生殖器疱疹急性发作期，患者应避免性接触，直至所有病变愈合，以防止病毒传播给性伴侣。此外，患者应避免与他人共用个人物品（如毛巾、内衣等），以减少交叉感染的风险。

（2）增强免疫功能：健康的生活方式有助于增强免疫系统，从而减少生殖器疱疹的复发风险。均衡饮食、规律锻炼、充足的睡眠及有效的压力管理是保持免疫系统正常功能的重要措施。

（3）心理支持：生殖器疱疹的复发可能给患者带来心理压力，特别是在性健康和社会交往方面。通过心理咨询、支持小组或家庭支持等途径，患者可以获得情感支持，帮助应对疾病带来的心理负担。

第四节　支原体感染

一、病因病理

（一）病因

1. 肺炎支原体（Mycoplasma pneumoniae）

（1）病因：是一种无细胞壁的细菌，常见于引起非典型肺炎的病原体，特别是在儿童、青少年及年轻成人中较为普遍。其感染表现通常较为轻微或症状不典型，常误诊为其他类型的呼吸道感染。肺炎支原体的传染性较强，且具有飞沫传播特性，感染者的咳嗽、打喷嚏、甚至说话时均可传播病原。值得注意的是，除肺炎外，感染还可能引起上呼吸道症状、支气管炎、咽炎等。

（2）流行病学：具有明显的季节性，通常在秋冬季节更为高发。该病原主要通过飞沫传播，尤其在人群密集的环境中，如学校、军营、家庭等场所，容易形成局部暴发。流行病学研究表明，除呼吸道感染外，部分肺炎支原体感染者也会出现急性耳炎、咳嗽及肺间质炎等并发症。

2. 生殖支原体

（1）病因：是一种主要通过性传播的病原体，是尿道炎、子宫颈炎、盆腔炎等生殖道感染的重要致病因子。生殖支原体感染具有一定的隐匿性，部分患者可能为无症状携带者，因此常被忽视。然而，这些无症状感染者仍具有传染性，尤其在性活跃的群体中，感染风险较高。生殖支原体感染不仅可以引起急性症状，也与不孕、流产等生殖健康问题密切相关。

（2）流行病学：多见于性活跃的个体，尤其是在未采取安全性行为的群体中，传播率较高。研究表明，生殖支原体的感染率在年轻性活跃人群中逐年增加，且性别不再是传播的主要限制因素。

3. 解脲支原体

（1）病因：是一种普遍存在于人体尿道和生殖道内的微生物，通常为正常菌群的一部分，但在免疫功能低下或其他临床因素的影响下，可能会导致尿道炎、前列腺炎、子宫颈炎及盆腔炎等疾病。解脲支原体感染的一个重要特点是其能够在没有症状的情况下长期存在于宿主体内，因此部分感染者并未表现出临床症状，但其仍具有传播性。

（2）流行病学：传播方式主要是性接触，但在某些情况下，母婴垂直传播也可发生。解脲支原体广泛存在于性活跃人群中，尤其是在多个性伴侣及无保护性行为的群体中，感染率较高。研究表明，解脲支原体的感染与许多生殖健康问题密切相关，包括不育症、流产及慢性盆腔疼痛等。

4. 其他支原体（如人型支原体）

（1）病因：人型支原体是另一种常见的支原体种类，主要寄生于泌尿生殖道，能够引发下尿路感染、盆腔炎、异位妊娠及流产等疾病。尽管它通常在免疫正常的个体中不会引起严重感染，但在免疫抑制或免疫功能低下的患者中，感染的风险显著增加。

（2）流行病学：传播方式与其他支原体类似，主要通过性接触传播。此外，在免疫抑制的群体中，特别是接受免疫抑制治疗的患者或艾滋病患者，人型支原体的感染风险明显升高。其广泛存在于生殖道中，感染率在性活跃个体中较高，并可能导致一系列生殖健康问题。

（二）病理

1. 细胞黏附和侵袭

支原体能够通过表面黏附因子与宿主细胞的受体结合，特别是与上皮细胞表面的受体结合。支原体通过这种方式进入宿主细胞，进行细胞内寄生，从而避免了宿主的免疫系统的检测。在呼吸道感染中，肺炎支原体能够附着于上呼吸道的上皮细胞，进而引发炎症反应和组织损伤。

2. 免疫逃逸机制

支原体感染通常没有细胞壁，这使其不容易被作用于细胞壁的抗生素（如青霉素）消除。支原体通过与宿主的免疫系统“共存”来实现免疫逃逸，常常导致慢性或隐匿性感染。

支原体感染能够通过释放抗免疫因子、抑制宿主的免疫反应或通过变异其抗原表面特征来逃避免疫系统的识别。

3. 免疫介导的损伤

支原体的感染可能会引发局部免疫反应，产生特异性抗体和细胞介导的免疫反应，进而导致炎症反应和组织损伤。在呼吸道感染中，支原体感染通过引起气道上皮细胞的损伤、引发局部的免疫反应和炎症反应，导致气道炎症、分泌物增加和咳嗽等症状。在生殖道感染中，支原体感染可能引发尿道炎、子宫颈炎等疾病，导致局部炎症和分泌物异常，甚至可能引起不孕等长期并发症。

4. 组织损伤与并发症

支原体感染在其引起的炎症中可能会导致组织损伤和结构改变。以肺部感染为例，支原体通过损伤肺泡上皮细胞，进而引起肺泡的炎症反应，表现为肺炎、肺部浸润等影像学变化。在生殖道感染中，支原体感染可能引发急性或慢性的生殖系统炎症，如盆腔炎症性疾病（PID），甚至可能导致不孕、流产等并发症。

5. 慢性感染和复发

支原体感染具有较强的慢性化倾向，特别是在免疫力低下的个体中。支原体通过长期潜伏或隐匿感染，在宿主免疫系统压力较小的情况下可以维持长期感染，偶尔可能复发，表现为临床症状的反复发作。

二、临床表现

1. 肺炎支原体感染

（1）呼吸道症状：

1）咳嗽：肺炎支原体感染的典型症状之一是持续性干咳，初期可能表现为轻微的干咳，随着病程进展，咳嗽通常会逐渐加重，并可能伴随少量白色痰液。严重病例可能会出现痰多的情况，干咳持续存在，影响患者的日常生活。

2）发热：感染初期通常伴随轻度至中度的发热，体温一般可升高至 38 ～ 39℃。发热伴随症状如寒战，尤其在感染初期较为明显。

3）胸痛：由于支原体引起的肺部炎症，患者可能感到胸部不适或胸痛。胸痛通常为钝痛或压迫感，并且在深呼吸或咳嗽时加重。

4）呼吸急促：在部分重症患者中，感染可能引发肺部严重炎症，导致患者出现呼吸急促、气喘或呼吸困难。

（2）体征：胸部检查时，可能会听到干性啰音或局部啰音，特别是肺炎发生时。肺部气体交换受限，患者可能出现呼吸音减弱，尤其是在双肺出现弥漫性浸润影像学表现时。

（3）其他症状：

1）乏力、头痛、肌肉酸痛：患者常伴有类似流感的症状，如头痛、全身肌肉酸痛及乏力感，表现为全身不适，导致日常活动受到影响。

2）咽痛、流感样症状：部分患者可能伴有上呼吸道感染的症状，如咽喉痛、流感样症状，通常这些症状会与肺部症状一起出现。

2. 生殖支原体感染

（1）尿道炎：常表现为尿道分泌物，排尿时伴有灼痛。尿道炎是最常见的症状之一，患者可感觉到尿急、尿频，并有强烈的排尿不适。

（2）子宫颈炎：女性感染生殖支原体后，常出现异常阴道分泌物，可能为黄色或带有异味的分泌物。部分女性也可能表现为下腹疼痛、性交痛等症状，子宫颈炎是生殖支原体感染的常见表现。

（3）盆腔炎：未及时治疗的生殖支原体感染可能引起盆腔炎症性疾病（PID），表现为下腹痛、发热、月经不调等症状。盆腔炎症可能导致输卵管阻塞，严重时可影响生育能力。

（4）不孕症：长时间的生殖支原体感染，尤其在女性中，可能会导致不孕症，尤其是因其引发的盆腔炎症，损害输卵管通畅性，进而影响妊娠的可能性。

（5）外阴瘙痒、灼热感：部分女性患者可能出现外阴瘙痒、灼热感，特别是在尿道口附近区域，常伴随尿道炎症状。

3. 解脲支原体感染

（1）尿道炎症：表现为阴道分泌物增多、尿痛等症状。解脲支原体的感染通常引起泌尿系统不适，症状较为轻微但持续性明显。

（2）无症状感染：具有隐匿性，许多携带者没有明显的临床症状，通常在无症状情况下感染者可长期携带病原。即使在没有症状的情况下，携带者也可能成为传播者。

（3）慢性盆腔炎：长期感染可能导致女性慢性盆腔炎，表现为下腹部持续性不适、疼痛、月经不调，且症状往往慢性存在，严重时可导致输卵管损害或不孕症。

4. 其他支原体感染（如人型支原体）

（1）尿路感染：解脲支原体和人型支原体常共同感染生殖道，可能引起尿道炎、膀胱炎等尿路感染症状，表现为尿痛、尿频、尿急等症状。感染时，患者通常伴有明显的尿道不适感。

（2）流产和早产：解脲支原体感染与孕期并发症有一定相关性。感染可能增加流产、早产的风险，部分患者可能出现胎膜早破。孕期感染可能对胎儿健康造成不良影响，因此对孕妇的早期筛查和治疗至关重要。

三、诊断与鉴别诊断

（一）诊断

1. 临床诊断

基于患者的临床症状和体征（如持续咳嗽、发热、胸痛、尿道分泌物等），结合病史（如性行为史、发病季节等），医生可怀疑支原体感染。对于呼吸道感染患者，若有非典型肺炎的表现，尤其是咳嗽、咳痰和发热等症状，考虑肺炎支原体感染。对于生殖道症状的患者，若有尿道炎、子宫颈炎等症状，考虑生殖支原体感染。

2. 实验室诊断

（1）血清学检测：通过检测血清中的特异性抗体（如 IgM、IgG 抗体）可初步判断是否为支原体感染。IgM 抗体的阳性通常提示急性感染，而 IgG 抗体的阳性则提示既往感染或免疫反应。该检测方法可作为支原体感染的辅助诊断工具，尤其在早期诊断中具有一定价值。

（2）聚合酶链反应（PCR）检测：被认为是支原体感染的金标准，具有极高的敏感性和特异性，尤其对于生殖道感染和非典型肺炎的诊断尤为重要。PCR 能够准确检测到支原体的特异性 DNA，因此成为支原体感染的首选分子诊断方法。对于呼吸道感染，PCR 可以用于检测肺炎支原体，而对于生殖道感染，也可用于检测生殖支原体和解脲支原体。

（3）细菌培养：可以从患者的分泌物中分离支原体，但由于支原体没有细胞壁，常规细菌培养技术难以检测，通常需要使用专门的支原体培养基。该方法通常需要较长时间（数日至数周）来完成，因此在急性期诊断中应用有限，但在确诊和研究中仍有一定的价值。

（4）尿道分泌物检测：对于疑似生殖道感染的患者，尿道分泌物的 PCR 检测或细菌培养可帮助确定是否存在支原体感染。这些检测方法有助于明确诊断，尤其是在无典型症状的情况下，对于无症状感染者的筛查也具有一定的意义。

（5）胸部 X 线检查：对于怀疑为呼吸道感染的患者，胸部 X 线检查可以显示肺部浸润、肺炎等影像学改变。特别是在诊断肺炎支原体感染所致的肺炎时，胸部 X 线检查有助于判断感染的范围和肺部受累情况。

3. 分子检测法

逆转录 - 聚合酶链反应（RT-PCR）：对于某些支原体感染，尤其是生殖道感染，RT-PCR 检测是一种重要的诊断工具。与常规 PCR 相比，RT-PCR 能够检测到 RNA 型病原，适用于需要鉴定不同支原体种类（如解脲支原体、细小支原体等）的病例。该方法可提供更高的诊断准确性，特别是在存在多重感染时，有助于明确致病菌种类。RT-PCR 技术已广泛应用于支原体的临床诊断，尤其在检测低水平感染及早期诊断中，发挥了重要作用。

（二）鉴别诊断

1. 与肺炎相关的鉴别诊断

（1）病毒性肺炎：与支原体肺炎类似，病毒性肺炎通常也会引起持续咳嗽、发热和胸痛。病毒性肺炎通过检测病毒抗原或核酸进行诊断，影像学上可能呈现类似的肺浸润表现。

（2）细菌性肺炎：通常伴有高热、脓痰和明显的胸痛。细菌培养和血液培养可以帮助诊断细菌性肺炎。

（3）支气管炎：支原体引起的非典型肺炎需要与由其他病原引起的支气管炎进行区分，后者可能表现为急性咳嗽和痰多，通常伴有较短的发病史。

2. 与生殖道症状相关的鉴别诊断

（1）淋病：可引起类似的尿道炎和子宫颈炎症状。通过淋病的特异性核酸检测（如 PCR）可以与支原体感染区分。

（2）沙眼衣原体感染：与支原体感染症状相似，但通常通过沙眼衣原体的核酸检测进行鉴别。

（3）阴道假丝酵母菌感染：可能引起阴道瘙痒和分泌物异常。通过显微镜检查和培养可以区分两者。

（4）急性膀胱炎：可能伴有尿频、尿急和尿痛，需要与解脲支原体感染进行鉴别，后者通常伴有尿道分泌物。

（5）非特异性尿道炎：支原体感染可能与其他非特异性尿道炎病因（如细菌感染）表现相似，需通过核酸扩增技术进行进一步鉴别。

3. 与慢性盆腔炎的鉴别诊断

（1）细菌性盆腔炎：与生殖支原体感染引起的盆腔炎症有类似症状。细菌性盆腔炎通过细菌培养可以确诊。

（2）卵巢囊肿破裂或异位妊娠：可能也会引起腹痛和盆腔不适，影像学检查有助于区分。

四、治疗措施

1. 呼吸道感染（肺炎支原体感染）

（1）一线治疗药物：

1）阿奇霉素：是常用的治疗人型支原体肺炎的药物，通常口服治疗。成人常用剂量为 500mg/d，连续 3 ～ 5 日。

2）克拉霉素：与阿奇霉素类似，也是常用的治疗药物。常用剂量为每次 250 ～ 500mg，每日 2 次，治疗 5 ～ 10 日。

3）多西环素（Doxycycline）：对于成人，尤其是对阿奇霉素过敏的患者，可以使用多西环素，通常剂量为每次 100mg，每日 2 次，疗程为 7 ～ 14 日。

（2）其他药物：左氧氟沙星对于耐药性较强的支原体感染或严重感染的病例，可使用左氧氟沙星，剂量为 500mg/d，疗程通常为 7 ～ 10 日。

（3）治疗方案：对于轻症患者，通常使用口服药物如阿奇霉素、克拉霉素或多西环素。

对于重症或需要住院治疗的患者，常使用静脉注射抗生素，如阿奇霉素、克拉霉素、左氧氟沙星等。

（4）疗程：轻度感染通常治疗 7 ～ 10 日，重度感染可能需要更长时间的治疗（10 ～ 14 日）。临床症状改善后，应继续治疗 2 ～ 3 日，以确保完全清除病原。

2. 生殖道感染（生殖支原体感染）

（1）一线治疗药物：

1）阿奇霉素：治疗生殖支原体感染的首选药物。常用剂量为 1000mg（一次口服）或 500mg，每日 1 次，疗程为 1 ～ 3 日。

2）多西环素：对于生殖支原体引起的尿道炎或子宫颈炎，可使用多西环素，剂量为 100mg，每日 2 次，疗程 7 ～ 14 日。

3）米诺环素：作为四环素类药物，米诺环素对生殖支原体有较好的效果，可用于治疗生殖道感染。常用剂量为 100mg，每日 2 次，疗程为 7 ～ 14 日。

（2）其他药物：左氧氟沙星，对于对常规抗生素耐药的生殖支原体感染或合并严重感染的病例，可选择左氧氟沙星，剂量为 500mg/d，疗程 7 ～ 10 日。

（3）治疗方案：对于不伴有并发症的轻度尿道炎、子宫颈炎患者，可以使用口服阿奇霉素或多西环素。对于合并盆腔炎、输卵管炎或不孕症的患者，可能需要联合治疗，使用阿奇霉素与其他抗生素（如甲硝唑或头孢菌素类药物）联合治疗。

（4）疗程：对于轻度感染，通常疗程为 7 ～ 10 日。对于复杂或重症感染，治疗可能需要 14 ～ 21 日，且需要根据临床情况调整药物。

3. 解脲支原体感染

（1）一线治疗药物：

1）阿奇霉素：治疗解脲支原体感染的首选药物。常用剂量为1000mg（一次口服），疗程通常为1～3天。

2）多西环素：可用于治疗解脲支原体引起的尿道炎、子宫颈炎，通常使用剂量为100mg，每日2次，疗程为7～14日。

（2）其他药物：左氧氟沙星对于耐药性解脲支原体感染，可使用左氧氟沙星，剂量为500mg/d，疗程7～10日。

（3）治疗方案：轻度感染患者可使用阿奇霉素或多西环素进行单药治疗。对于合并其他感染的患者或耐药性较强的病例，可能需要联合用药。

（4）疗程：治疗解脲支原体感染通常需要7～14日。

4. 孕妇支原体感染的治疗

阿奇霉素和红霉素是治疗孕妇支原体感染的首选药物。其他药物（如四环素类药物）因可能对胎儿产生不良影响而避免使用。阿奇霉素的治疗通常为单次1000mg口服，或500mg每日一次，治疗3～5日。孕妇应避免使用四环素类药物（如多西环素），因为它们可能导致胎儿骨骼和牙齿的发育问题。

5. 抗生素耐药和复发管理

（1）抗生素耐药性：支原体在治疗过程中可能会对某些抗生素产生耐药性，尤其是在滥用抗生素或不规范使用的情况下。因此，对于复发性或耐药性支原体感染，可能需要进行药物敏感性试验，以确定最合适的治疗方案。

（2）复发性感染：支原体感染有时可能呈现慢性或复发性病程，尤其是在免疫力低下的患者中。对于复发性感染，可能需要延长治疗时间，或改用不同的抗生素。

第五节　衣原体感染

衣原体感染是由衣原体属细菌引起的一类常见感染性疾病，主要通过性接触传播。衣原体是一类具有特殊生命周期的细菌，能够在宿主细胞内生长和繁殖。衣原体感染可以引起多种临床表现，涵盖生殖系统、呼吸系统、眼部及其他部位的感染。

一、病因病理

（一）病因

1. 沙眼衣原体

沙眼衣原体是最常见的性传播疾病病原之一，能够引发多种生殖道感染。该病原感染常表现为尿道炎、子宫颈炎、盆腔炎等症状，尤以尿道炎和子宫颈炎最为常见，患者可能出现排尿痛、尿频、白带异常等症状。由于感染常无明显临床症状，沙眼衣原体感染可能导致无症状的慢性感染，进而引起不孕症及异位妊娠等并发症。沙眼衣原体还可以通过眼部传播，导致沙眼和结膜炎，尤其在卫生条件差的地区和人群中较为常见。沙眼衣原体是全球公共卫生问题之一，尤其在发展中国家流行，可能会引起视觉损害，严重者可导致失明。

2. 肺炎衣原体

肺炎衣原体主要通过飞沫传播，感染后可引发呼吸道疾病，表现为咳嗽、发热、喉痛等症状。部分患者可能会发展为肺炎，表现为持续性咳嗽、胸痛及呼吸急促等。该病原常见于青少年和成人群体中，且有一定的季节性，尤其在秋冬季节流行。肺炎衣原体感染也可能引起轻度上呼吸道感染，如咽喉炎或鼻窦炎，严重者可引起下呼吸道感染，进而影响肺功能。

3. 鹦鹉热肺炎衣原体

鹦鹉热肺炎衣原体通过鸟类传播，尤其是鹦鹉、鸽子等鸟类。感染后，患者常表现为类似肺炎的症状，通常包括发热、头痛、寒战、咳嗽等呼吸道症状。鹦鹉热肺炎衣原体感染较为罕见，但其致病性强，若未得到及时治疗，可能导致严重的肺炎或呼吸衰竭。该病主要发生在鸟类饲养者、动物园工作人员等高风险职业群体中，职业暴露增加了感染的风险。

（二）病理

1. 侵入宿主细胞

衣原体的感染过程始于其与宿主细胞表面受体的结合。这一结合触发了内吞作用，使衣原体能够进入宿主细胞，通常是上皮细胞或免疫细胞。衣原体通过这种方式绕过宿主的屏障系统，迅速进入细胞内。一旦进入细胞，衣原体维持在一个被宿主细胞膜包围的内体内，以小体的形式存在，并开始感染宿主细胞。这一过程为后续的繁殖阶段奠定了基础，同时也有助于衣原体逃避宿主的免疫监视。

2. 转变为繁殖性大体

衣原体进入宿主细胞后，其小体会转变为大体。大体是衣原体的繁殖形式，它在宿主细胞内不断分裂，产生大量新的衣原体。这些新形成的衣原体将在宿主细胞内继续成熟，最终导致宿主细胞的破裂，释放出大量的子代衣原体，进而传播至周围的健康细胞。这一繁殖周期不仅加速了感染的蔓延，还加剧了宿主细胞的损伤，导致局部炎症反应和组织损伤。

3. 宿主免疫反应

宿主的免疫系统通常会试图识别并清除感染细胞。免疫系统通过特异性免疫应答，如细胞介导的免疫反应、抗体反应等，来限制衣原体的传播。然而，衣原体在宿主细胞内以隐藏的形式存在，这种隐匿的生长方式使其能有效逃避宿主的免疫监视。衣原体通过改变其生命周期的某些方面，降低了宿主免疫系统的清除效率，从而使感染可能转为慢性或反复发作。

4. 组织损伤与临床表现

衣原体感染引起的宿主免疫反应和炎症反应常导致明显的组织损伤，这也是其临床表现的基础。生殖道感染时，患者通常会出现尿道灼热感、白带异常、子宫颈触痛及下腹痛等症状。若感染未能及时得到控制，可能引发严重的并发症，如盆腔炎症性疾病（PID）、输卵管阻塞，甚至导致不孕症。呼吸道感染时，常见的症状包括持续咳嗽、发热、气促等，这些症状可能与衣原体引发的肺炎密切相关。由于衣原体的隐匿性生长模式，其引发的炎症常较为持续，导致患者的症状持续较长时间。

二、临床表现

1. 生殖道感染

初期可能没有明显症状，但随着感染的加重，常见症状包括阴道分泌物增多、异常出血、尿频、尿急、尿痛，部分患者可能伴有下腹部疼痛。未经治疗的感染可能导致子宫颈炎、盆腔炎、输卵管阻塞，进而影响生育功能。

2. 眼部感染（沙眼）

沙眼衣原体感染是引起眼部疾病的常见病因之一。早期症状包括眼的红肿、异物感、流泪、眼睑肿胀和结膜充血等。随着感染的加重，可能会出现角膜损伤，严重时导致视力丧失。沙眼衣原体主要通过不洁的手接触传播，尤其是在缺乏卫生设施和较差生活条件的地区，常见于发展中国家。该感染的慢性反复发作会对眼部造成长期损害，因此早期诊断和治疗非常关键。

3. 呼吸系统感染

肺炎衣原体感染常通过飞沫传播，初期症状通常表现为上呼吸道感染，包括咽喉痛、干咳、发热及头痛等。随着病情进展，感染可能引发肺炎，患者常出现持续性咳嗽、呼吸急促、胸痛和高热等症状。肺炎衣原体感染通常是非典型肺炎的原因之一，尤其在免疫功能较弱或未治疗的患者中可能加重病情，导致严重的肺部炎症反应。

4. 系统性表现

衣原体感染不仅局限于局部器官，还可能引发全身症状。部分患者，尤其是在免疫功能低下或合并其他感染的情况下，可能会出现发热、乏力、头痛等全身症状。这些系统性表现与衣原体引起的慢性炎症反应和免疫系统的激活密切相关，常见于感染未得到及时控制或治疗不当的情况。

三、诊断与鉴别诊断

（一）诊断

1. 分泌物培养

传统的细菌培养法是诊断衣原体感染的一种经典方法，但由于衣原体缺乏细胞壁，需要在活细胞内培养，且培养过程较为复杂且耗时，因此在现代临床中使用较为有限。通常，这种方法需要通过特殊的细胞培养基来进行，且培养时间较长，可能需要数日至数周，这使得其在急性病例的诊断中不如其他方法高效。

2. 核酸扩增技术

核酸扩增技术（NAAT），尤其是聚合酶链反应（PCR），是目前诊断衣原体感染的金标准。通过 PCR 检测尿液、阴道分泌物或子宫颈分泌物中的衣原体 DNA 或 RNA，这种方法具有高度的敏感性和特异性，能够在早期阶段准确诊断衣原体感染。NAAT 不仅能精确识别衣原体的存在，还能区别其他类似的病原体，且检测过程较为快速，常用于生殖道和呼吸道感染的诊断。

3. 酶联免疫吸附试验

酶联免疫吸附试验（ELISA）是通过检测衣原体感染者体内是否产生特异性的抗原或抗体来进行诊断的方法。虽然 ELISA 操作较为简便，且不需要活细胞培养，但其灵敏度和特异性相较于PCR较低。ELISA常用于大规模筛查或初步检测，但不适合作为确诊手段，尤其是在临床症状模糊或存在其他类似感染的情况下。

4. 免疫荧光染色法

免疫荧光染色法是一种通过荧光标记的抗体直接检测衣原体的感染方法，特别适用于眼部感染的诊断。在此方法中，荧光标记的抗体会与衣原体的特定抗原结合，从而在荧光显微镜下可观察到感染区域。尽管该方法较为快速和简便，但它对技术的要求较高，且主要用于病变组织的检测，因此在其他部位的应用有限。

5. 临床表现及病史

结合患者的临床症状和病史，特别是生殖道分泌物异常、尿道不适、疼痛、发热等症状，医生可以初步判断是否为衣原体感染。患者的性传播史、卫生习惯等背景因素也能为诊断提供重要线索。例如，性活跃者或无保护性行为者更容易感染沙眼衣原体和生殖道衣原体。此外，部分患者可能会呈现类似流感或呼吸道感染的症状，特别是肺炎衣原体感染，因此临床背景和症状的结合有助于提高诊断的准确性。

（二）鉴别诊断

1. 生殖道感染

（1）淋病：由淋病奈瑟球菌引起，症状与衣原体感染类似，尤其是在尿道炎和子宫颈炎方面。淋病的分泌物通常呈脓性，而衣原体感染的分泌物则较为黏稠。这一区别对于临床诊断具有一定价值。淋病还可能伴随尿急、尿痛等症状，且通常有较强的急性症状表现。相比之下，衣原体感染的症状常较为隐匿，且较易转为慢性，造成长期的不适。

（2）细菌性阴道病：主要由加德纳菌等细菌引起，表现为阴道分泌物增多并伴有特征性的鱼腥味。与衣原体感染不同，细菌性阴道病通常不伴有典型的尿道症状（如尿痛、尿频），而且其分泌物具有特有的气味，有助于与衣原体感染的分泌物进行鉴别。

2. 尿道炎

单纯性尿道炎，常由大肠埃希菌等常见细菌引起，症状表现为尿痛、尿频和尿急等。单纯性尿道炎的特点是急性症状明显，且分泌物通常较少或没有。相比之下，衣原体感染引起的尿道炎通常伴随较为持续的分泌物，且有较高的慢性化倾向，可能导致长期的症状和并发症。

3. 沙眼

沙眼是由沙眼衣原体引起的眼部感染，其典型表现为持续性的结膜充血、眼睑肿胀、异物感及眼分泌物。与由金黄色葡萄球菌、链球菌或腺病毒等引起的细菌性或病毒性结膜炎不同，沙眼的眼部症状通常更为长期，且分泌物特征明显，常常伴有眼睑肿胀。沙眼在卫生条件较差的地区更为常见，需与其他眼部感染进行鉴别。

4. 呼吸系统感染

（1）普通感冒：由多种病毒引起，症状通常较为轻微，表现为流感样症状，如咳嗽、鼻塞、头痛和轻度发热等。与肺炎衣原体感染不同，普通感冒的症状通常较为短暂，并不涉及严重的肺部表现。肺炎衣原体感染则可能持续较长时间，伴有咳嗽、胸痛和气促等更为严重的肺部症状。

（2）其他细菌性肺炎：如由肺炎链球菌、金黄色葡萄球菌等引起的肺炎，通常表现为急性症状，患者可出现显著的胸痛、咳脓性痰、高热等症状。与肺炎衣原体感染不同，细菌性肺炎通常伴随更加急性的全身反应，并可能迅速进展为严重的呼吸衰竭，临床上需要区别对待。

四、治疗措施

1. 药物治疗

（1）阿奇霉素：是治疗沙眼衣原体感染（如生殖道感染、眼部感染、肺炎）的首选药物。其机制是通过抑制衣原体的蛋白质合成来阻止其生长。阿奇霉素通常以口服形式给药，成人通常使用一次性剂量（如 1g），每日 1 次，连续使用 3 ～ 5 日。该药物具有良好的组织穿透性，尤其在生殖道和眼部有较好的疗效。

（2）多西环素：是另一种常用药物，适用于大多数衣原体感染，特别是生殖道感染。成人治疗时通剂量为 100mg，2 次 / 日，疗程为 7 ～ 10 日。该药物属于四环素类抗生素，作用机制是通过抑制细菌蛋白质合成来抗菌。多西环素的不良反应包括胃肠不适、食管刺激等，因此建议与食物一起服用。

（3）左氧氟沙星：作为广谱抗生素，可用于治疗由肺炎衣原体引起的肺炎。通常采用每日 500mg 的剂量，疗程为 7 ～ 10 日。左氧氟沙星具有较好的组织渗透性，可有效治疗下呼吸道感染。

（4）克拉霉素：属于大环内酯类抗生素，常用于治疗肺炎衣原体感染，特别是在不能使用阿奇霉素的情况下。剂量通常为 500mg，2 次 / 日，疗程 7 ～ 10 日。

2. 局部治疗

（1）眼部感染：对于由衣原体引起的结膜炎或沙眼，除口服抗生素外，还可使用局部抗生素眼药水或眼膏（如阿奇霉素眼膏或四环素眼膏）。沙眼患者有时需要局部冲洗和护理，避免继发感染。

（2）生殖道感染：对于生殖道感染，除系统性抗生素治疗外，患者还需保持良好的个人卫生习惯，避免过度清洗阴道，避免性行为直到治疗完成，防止复发。

3. 治疗方案的选择

治疗方案的选择通常取决于感染的部位、患者的年龄、免疫状态及药物的耐药性。对于免疫力正常的成人患者，阿奇霉素和多西环素通常是首选治疗方案。对于孕妇治疗方案需要更为谨慎，通常以阿奇霉素为首选，因为多西环素对孕妇有潜在的不良影响。

4. 联合治疗

对于并发症较为严重或耐药性感染的患者，需要联合使用两种或更多的抗生素进行治疗。常见的联合方案为阿奇霉素联合多西环素，用于治疗复杂的生殖道感染，尤其是在同时存在其他细菌感染的情况下。对于肺炎衣原体感染，可能需要与其他抗生素（如大环内酯类药物或氟喹诺酮类药物）联合使用。

5. 治疗监测与随访

（1）症状改善：治疗后应监测症状是否缓解，特别是分泌物的减少和炎症反应的改善。

（2）复发与耐药性：若治疗后症状未完全消失或复发，需考虑耐药性问题，进行适当的药物敏感试验，并根据结果调整治疗方案。

第五章　异常妊娠

第一节　流产

流产是指在妊娠20周前，胎儿或胚胎丧失或死亡，导致妊娠终止的现象。流产根据其发生的时间、临床表现和原因不同，可分为自发性流产和人工流产。自发性流产是指由于各种内外因子导致胚胎或胎儿发育异常或无法继续妊娠，从而自发终止妊娠的现象；而人工流产则通常是指在医疗指征下，通过外科手术或药物等方法人为终止妊娠。

一、病因病理

（一）病因

1. 胚胎或胎儿因素

（1）染色体异常：是自发性流产的常见原因之一，约50%的流产病例与胚胎或胎儿的染色体异常有关。常见的染色体异常包括三体综合征（如21三体综合征）、单体综合征及三倍体等，通常会导致胚胎发育停滞或无法正常存活，最终导致流产。染色体异常影响胚胎的基因表达，干扰正常发育，通常在妊娠初期就出现流产现象。

（2）胚胎发育缺陷：包括基因突变和结构异常等因素，可能导致胎儿发育停滞或早期丧失。基因突变可能导致胚胎无法正常发育，而胎儿在妊娠早期可能会停止发育并导致流产。

（3）胎盘异常：胎盘在维持妊娠中的关键作用不容忽视。胎盘功能不全、胎盘前置等异常可能导致胎儿供氧和营养不足，从而影响胎儿的正常发育，最终导致流产。胎盘异常的发生可能与母体的健康状况或遗传因素相关。

2. 母体因素

（1）激素失调：孕激素水平不足、甲状腺功能异常（如甲状腺功能亢进或减退）、糖尿病等内分泌失调可导致流产。孕激素对胚胎的着床和维持妊娠至关重要，若孕激素水平不足，子宫内膜无法提供足够的支持，导致流产的发生。甲状腺激素异常则可能干扰胚胎的正常发育，增加流产的风险。

（2）免疫因素：如抗磷脂抗体综合征（APS）、系统性红斑狼疮等免疫系统疾病可能导致母体免疫系统异常反应，攻击胚胎或胎盘，进而引发流产。免疫系统的异常功能可能导致母体对胚胎产生免疫排斥反应，导致流产。

（3）解剖异常：解剖结构问题，如子宫畸形（如子宫纵隔、双子宫、子宫肌瘤）或子宫颈无力等，可能影响胚胎的正常着床或妊娠的维持。子宫颈无力可导致妊娠早期流产或胎儿早产，而子宫的结构异常则可能妨碍胚胎的正常发育和着床。

（4）感染：某些病毒（如风疹病毒、巨细胞病毒）和细菌（如弓形虫、梅毒）感染是流产的潜在风险因素。这些病原体可通过不同途径传播，影响胚胎的发育并引起流产。

（5）血液疾病：如贫血、血栓性疾病等可能影响妊娠的正常进程，导致流产。血液疾病可能影响胎盘的供血，进而影响胎儿的正常发育。

3. 外部环境因素

（1）物理因素：外伤、跌倒或重力过大等物理因素，尤其是在妊娠早期，可能导致胚胎或胎儿的损伤，进而引发流产。妊娠早期胚胎对外部冲击较为敏感，任何剧烈的外力都可能导致流产的发生。

（2）化学毒素：烟草、酒精、药物及环境污染物（如苯、铅、农药等）可能干扰胚胎的正常发育，增加流产的风险。尤其是在妊娠早期，化学毒素对胚胎的发育有显著的负面影响，可能导致流产、胎儿发育障碍等不良后果。

（3）辐射：高剂量的辐射暴露可能导致胚胎或胎儿的发育异常，进而引发流产。辐射会对胚胎的基因造成损伤，可能导致发育停滞或致畸，从而增加流产的概率。

4. 生活习惯

（1）不良生活习惯：长期吸烟、酗酒或滥用药物等不良生活习惯可能显著增加流产的风险。烟草中的有害物质会干扰胚胎的正常发育，酒精则可能导致胎儿发育异常。滥用药物则可能通过直接毒性反应或影响激素平衡等机制，引发流产。

（2）营养不良：缺乏必要的营养素（如叶酸、维生素 D 等）可能对妊娠早期的胚胎发育产生不利影响。营养不良可导致胎儿发育受限，增加流产的概率，尤其是叶酸的缺乏与神经管缺陷和流产风险相关。

（二）病理

1. 胚胎死亡

胚胎死亡通常表现为胚胎停止发育，未能进一步分化或生长。染色体异常是最常见的原因之一。胚胎死亡后，可能出现黄体功能不全，导致孕激素水平下降，子宫内膜无法维持，最终导致流产。

2. 胎盘功能障碍

胎盘是妊娠中胎儿与母体交换养分和废物的重要器官。胎盘功能障碍可能是由于母体免疫系统、血管系统或胎盘本身的异常导致的。这些异常可能导致胎儿无法获得足够的氧气和营养，进而引发胎儿死亡和流产。

3. 子宫内膜变化

流产早期，子宫内膜通常会出现不同程度的变化。若胚胎未能成功植入或发生胚胎死亡，子宫内膜可能会发生剥离，表现为阴道出血。随着胚胎或胎儿的排出，子宫内膜逐渐恢复。

4. 宫腔积血与炎症反应

在流产过程中，宫腔内可能积聚血液、脱落的组织和炎症因子。流产发生时，宫腔可能会发生感染，形成宫内炎症反应（如子宫内膜炎）。这可能导致进一步的并发症和恢复困难。

5. 子宫颈和子宫收缩异常

子宫的过度收缩或子宫颈的无力也可能导致流产。子宫的过度收缩通常与妊娠激素水平失衡或宫腔内感染有关。子宫颈无力则通常与解剖异常或以前的流产史有关，可能导致妊娠无法维持并最终发生流产。

二、临床表现

1. 阴道出血

阴道出血是流产最常见的症状，通常出现在妊娠初期，并且常作为流产的早期征兆。出血的量和性质可以有所不同，从轻微的点滴状出血到大量的鲜血流出不等。出血的持续时间和量通常与流产的进程及严重程度相关。初期流产可能出现少量点滴状出血，而随着流产进程的推进，出血量可能增多，并且伴随有腹痛、腹胀等症状。流产的类型（如自然流产、药物流产等）及出血的具体特点通常帮助临床医生评估流产的严重程度。

2. 腹痛与腹部不适

腹痛是流产常见的伴随症状，特别是在流产初期。大多数女性会出现不同程度的下腹部不适，可能表现为间歇性钝痛或绞痛。这些疼痛通常与子宫收缩有关，随着流产的进行，腹痛可能变得更加剧烈和频繁。在部分病例中，腹痛可能伴随或指示着子宫内膜或胎囊的排出。在流产的过程中，腹痛往往呈现周期性，随着宫缩的加强而增加。

3. 排出物

流产过程中，孕囊或胚胎组织的排出是另一常见现象。特别是在早期流产时，阴道出血可能伴随孕囊、胚胎组织、血块等排出物。排出物的性质可能是黏液性或血性，有时还会伴随胎膜的破裂或胚胎的部分结构。组织的排出通常是流产进程的一部分，标志着子宫内胚胎或胎囊的排除。部分女性可能在此过程中感受到明显的不适，尤其是伴随血性分泌物时。

4. 妊娠症状减退

流产前，部分女性可能会感到妊娠症状明显减轻或消失，特别是早期妊娠常见的恶心、呕吐、乳房胀痛等妊娠反应。这些症状的减退可能是流产的先兆，尤其是在妊娠较早期时。部分女性报告在流产前感受到胚胎停止生长或活动，通常表现为妊娠症状的突然消失或变化。这种现象表明胚胎可能已不再存活。

5. 流产后的症状

流产后，女性通常会出现持续的阴道出血，表现为轻度到中度的阴道流血，持续数日或更长时间。在某些情况下，流产可能不完全，即部分胎儿组织未能完全排出，导致持续的腹痛、阴道出血等症状。流产后的恢复过程中，若出现发热、寒战或异味分泌物等感染症状，可能提示宫腔内存在感染或未排出的胎儿组织。因此，持续监测流产后的症状十分重要，及时的医学干预可以有效预防并发症的发生。

6. 流产的分类

（1）自发性流产：如早期流产。

（2）稽留流产：胚胎死亡但未排出。

（3）不全流产：部分胎盘组织未排出。

（4）完全流产：胎儿及胎盘组织完全排出。

三、诊断与鉴别诊断

（一）诊断

1. 病史采集

询问妊娠的相关背景（如末次月经、妊娠试纸阳性反应、超声检查等），并了解流产的相关症状（如阴道出血、腹痛、排出物等）。过去的流产史、妊娠期并发症及母体健康状况等都是重要的诊断线索。

2. 阴道超声检查

超声检查是诊断流产的重要工具。通过阴道超声可以检查孕囊的位置、大小、胚胎心率情况及胎盘和子宫内膜的状况。若孕囊没有正常发育、胚胎停止心跳，或者有胎膜破裂、宫腔内出现积血等，均可诊断为流产。超声还可用于判断是否为完全流产或不全流产。

3. 孕酮水平测定

孕酮是维持妊娠的关键激素，早期妊娠时孕酮水平的测定可以帮助评估流产的可能性。孕酮水平低于正常范围通常提示妊娠可能终止，若血液检查中孕酮水平显著低于正常，提示可能发生流产。

4. hCG 水平检测

妊娠早期，血液中的人绒毛膜促性腺激素（hCG）水平通常随着妊娠的发展而增加。如果 hCG 水平没有预期的增长或开始下降，可能提示发生流产。hCG 水平的下降通常见于胚胎死亡或流产发生后。

5. 临床体征和影像学检查

在部分患者中，临床体征（如宫口开放、子宫大小不符等）及影像学检查（如超声、MRI）也有助于进一步确认诊断。

（二）鉴别诊断

1. 妊娠葡萄胎

妊娠葡萄胎是一种由异常胚胎组织形成的妊娠病理状态。其临床表现包括阴道出血、子宫增大、孕吐严重等。超声检查可见子宫内出现葡萄状泡沫组织，通常无胎儿心率或胚胎发育。血清 hCG 水平通常会异常升高。

2. 子宫颈息肉或子宫颈炎

子宫颈息肉或子宫颈炎可能导致阴道出血，尤其是在妊娠早期。与流产不同，子宫颈息肉通常没有腹痛，超声和子宫颈检查可以帮助诊断，并排除流产的可能性。

3. 早期宫内出血

早期妊娠中，阴道出血并不一定意味着流产，可能是由于植入性出血或其他生理原因引起的。通常，在宫内没有发现胚胎死亡或宫腔积血时，出血会自行停止。

4. 急性阑尾炎或其他急腹症

早期流产的症状与急性阑尾炎、肠梗阻等腹部急症可能相似，尤其是当腹痛较为剧烈时。通过体格检查、血液检查和影像学检查可以帮助明确诊断。

四、治疗措施

1. 保守治疗

保守治疗适用于流产初期、症状较轻或妊娠尚未完全丧失的患者。其目的是帮助女性自行排出胎儿组织，避免使用手术治疗。

（1）观察与等待：对于部分不全流产（如轻度阴道出血，胚胎未完全排出），如果患者无严重症状（如剧烈腹痛、大量出血等），可采取观察等待策略，给予适当的卧床休息，定期监测出血量和体征变化，直至胎儿组织排出。

（2）药物治疗：若流产未完全发生，可使用药物促进胚胎组织的排出。

1）米非司酮：是一种抗孕激素药物，可用于稽留流产或不全流产的治疗。它通过阻断孕激素的作用，导致子宫内膜改变，帮助胚胎或胎囊排出。

2）前列腺素：能够引起子宫收缩，帮助排出残余组织。常与米非司酮联合使用，通常给予口服或阴道给药，效果良好。

2. 手术治疗

（1）刮宫术：是最常见的流产后手术治疗方法。通过刮除宫腔内的胎盘组织、胚胎组织和血块，清空宫腔。刮宫通常适用于未完全流产、稽留流产或有感染风险的患者。术后患者可能会经历短期的阴道出血和轻微腹痛。

（2）吸宫术（负压吸引术）：通过负压吸引将宫腔内的胚胎组织和血块清除，通常适用于早期流产。相比刮宫，吸宫术创伤较小、出血较少，恢复较快。它是现代妇产科中常用的手术方法之一。

（3）宫腔镜手术：在部分复杂的流产病例中，可能需要使用宫腔镜进行手术治疗。宫腔镜手术具有较高的精确度，可以直接看到宫腔内的情况，避免不必要的组织损伤，且有助于治疗与诊断并发症（如宫腔粘连）。

3. 抗生素治疗

（1）常用抗生素：头孢菌素（如头孢呋辛、头孢曲松等）或克林霉素可以用于预防或治疗流产后的感染。

（2）感染症状的监测：若患者出现发热、阴道异常分泌物、腹痛加重等症状，应尽快进行血液和阴道分泌物的细菌培养，以确认感染类型，并调整抗生素治疗。

4. 止血与输血治疗

（1）止血药物：可使用氨甲环酸等药物以减少出血。若出现大量出血，可能需要进行宫腔填塞或手术止血。

（2）输血：当患者失血过多时，应考虑输血补充血容量，尤其是在贫血或血容量不足的情况下。

5. 心理支持与疏导

（1）情绪支持：医护人员应为患者提供情绪上的支持，帮助她们理解流产的原因，并鼓励她们积极面对治疗。心理疏导和必要的心理治疗可以帮助患者缓解焦虑，恢复心理健康。

（2）家属支持：流产不仅影响女性个体，也可能对伴侣和家属造成情感上的打击。家庭支持系统的建立对于女性恢复具有积极作用。

6. 后续监测与随访

（1）检查子宫恢复情况：流产后需要定期随访，检查子宫恢复情况。尤其是在经历过手术治疗的患者，应定期检查宫腔清洁程度。

（2）恢复月经与妊娠准备：流产后，月经通常会在 6 ～ 8 周内恢复。对于计划再次妊娠的患者，医生通常会建议在流产后等待一段时间（如 3 个月）再尝试妊娠，以保证子宫内膜恢复正常。

（3）避免过早的性生活：建议流产后的前几周内避免性生活，以降低感染的风险。

第二节　胎盘早剥

胎盘早剥是指在妊娠20周后，胎盘与子宫壁的正常附着关系提前剥离，导致胎盘部分或完全脱离子宫壁，影响胎儿的供氧和营养，可能导致胎儿缺氧、出血，甚至死亡。胎盘早剥是妊娠期的一种急症，严重时可威胁到母婴生命，通常表现为阴道出血、腹痛、子宫收缩等症状。

一、病因病理

（一）病因

1. 妊娠期高血压疾病（如妊娠期高血压、子痫前症）

妊娠期高血压和子痫前症是妊娠期常见的并发症，通常表现为高血压、蛋白尿和水肿等症状。妊娠期高血压和子痫前症可通过引发血管内皮损伤、微血管损伤及血流不畅，影响胎盘的正常功能。血管内皮损伤使胎盘血管的扩张和血流量减少，导致胎盘供血不足。胎盘供血不良不仅妨碍了胎儿的正常生长，还增加了胎盘早剥的风险。高血压状态下，母体的循环系统和胎盘之间的血流量不均匀可能使胎盘与子宫壁的附着力减弱，从而引发胎盘早期剥离。此外，妊娠期高血压患者常合并有肾功能损害，也加重了胎盘早剥的发生。

2. 外伤或机械性因素

妊娠期外伤，尤其是腹部受到外力作用，如车祸、摔倒或直接的腹部撞击，可能导致胎盘与子宫壁的剥离，增加胎盘早剥的风险。特别是在妊娠晚期，胎盘已经占据了较大的子宫面积，外力的作用更容易引发胎盘的部分或完全剥离。这种外力作用可能导致胎盘与子宫壁的分离，造成母体出血，并影响胎儿的供氧和营养。外伤的严重程度和受影响的部位不同，可能对胎盘的影响存在差异，因此及时评估外伤后的风险至关重要。

3. 胎盘结构异常

胎盘的结构或位置异常，如胎盘前置、胎盘剥离的脆弱部位等，可能导致胎盘附着不牢固，增加胎盘早剥的风险。胎盘前置是指胎盘在子宫下段或子宫颈内口处附着，造成胎盘与子宫壁的附着力较弱，容易发生早期剥离。部分胎盘或先兆胎盘在其附着部位也可能存在脆弱区域，这些区域的血管容易破裂，增加了胎盘早剥的风险。此外，胎盘附着的深度和胎盘血管的分布不均匀也可能影响胎盘的正常功能，导致剥离现象的发生。

4. 多胎妊娠

多胎妊娠，尤其是双胎或三胎妊娠，通常伴随有子宫的过度扩张。随着胎儿数量的增加，子宫空间和血液供应不均匀可能导致子宫内的压力和张力变化，从而影响胎盘的正常附着和功能。多胎妊娠中，子宫扩张过度可能使得胎盘与子宫壁之间的张力不均匀，容易引起胎盘早剥。此外，多胎妊娠常伴随羊水过多、胎位异常等情况，进一步增加了胎盘早剥的发生风险。

5. 过度的子宫扩张

过度的子宫扩张，尤其是在多胎妊娠、羊水过多或胎儿过大的情况下，可能导致子宫壁的张力增加，从而对胎盘附着造成影响。随着子宫的过度扩展，胎盘的附着力可能逐渐减弱，进而引发胎盘早剥。过度扩张的子宫也可能引起子宫颈口的改变或引发子宫收缩，从而增加胎盘剥离的风险。因此，妊娠期需要密切关注胎儿的生长情况，及时评估胎盘附着的稳定性。

（二）病理

1. 胎盘剥离

胎盘早剥的最基本病理过程是胎盘与子宫壁的分离。通常胎盘应紧密附着于子宫内膜，确保母体和胎儿之间的正常营养和氧气交换。当胎盘早期或过早剥离时，胎儿供氧和营养受到限制。胎盘剥离可以是部分剥离，也可以是完全剥离，完全剥离可能会导致胎儿死亡。

2. 血液积聚与血肿形成

胎盘脱离后，剥离处的血管破裂，出血进入子宫腔或胎盘后方，形成血肿。血肿的大小和位置会影响子宫和胎盘的功能，进一步增加胎儿缺氧和孕妇出血的风险。较大血肿可压迫胎盘，导致胎儿发育受限或死亡。

3. 子宫收缩异常

胎盘早剥时，子宫内的胎盘脱离会刺激子宫产生强烈的收缩，形成持续的宫缩和腹痛。子宫的过度收缩可能加重胎盘剥离的程度，并造成更多的出血，影响胎儿的生长发育。

4. 缺氧与胎儿窘迫

胎盘脱离后，胎儿的氧气供应受到限制，导致胎儿缺氧。在胎盘完全剥离或血肿过大时，胎儿的窘迫症状（如胎心率异常）通常会变得更加明显。缺氧可导致胎儿发育障碍，严重时可导致胎死宫内。

5. 胎盘功能障碍

胎盘早剥还会导致胎盘功能的明显减弱，减少胎儿的营养供应和代谢废物排出。随着胎盘功能的衰退，胎儿可能发生发育迟缓、胎动减少、甚至胎死宫内。

二、临床表现

1. 阴道出血

胎盘早剥的最常见症状是阴道出血，出血量可多可少，通常表现为暗红色或褐色的血液。出血程度取决于胎盘剥离的范围和位置。在部分胎盘早剥的情况下，出血可能较少，甚至可能完全没有阴道出血（特别是胎盘深层剥离时）。而在完全性胎盘早剥中，出血量可能大量，需立即处理。

2. 腹痛

腹痛是胎盘早剥的另一典型症状，疼痛通常为突然发生的持续性腹痛，并且可能呈剧烈的阵发性加重。疼痛多为下腹部的钝痛或剧烈的绞痛，且与胎儿活动无关。痛感可局限于下腹部，也可能放射至腰部或背部。持续的腹痛通常提示胎盘早剥，尤其是在合并其他症状时。

3. 子宫异常紧张

胎盘早剥可引起子宫的异常紧张或持续性强硬，即子宫过度收缩，常伴有疼痛。子宫变硬时，触摸可感到其异常紧绷，类似硬块，通常表现为持续的子宫收缩。持续的子宫紧张也会影响到胎儿的供氧，导致胎心监测异常。

4. 胎动减少或停止

胎盘早剥可能导致胎儿供氧不足，从而影响胎动的频率和强度。胎儿在缺氧时可能表现为胎动减少或完全停止。严重的胎盘早剥情况下，胎儿可能发生宫内窘迫，进一步导致胎心率异常或胎儿死亡，因此胎动减少或停止是一个警示信号。

5. 休克症状

在严重的胎盘早剥病例中，尤其是出血量较大时，孕妇可能会出现休克症状。表现为低血压、心率加快、面色苍白、皮肤湿冷、呼吸急促等。大出血导致的失血性休克可能危及母体生命，需要紧急处理。休克症状常常伴随着持续的腹痛和剧烈的子宫收缩。

三、诊断与鉴别诊断

（一）诊断

1. 病史采集

详细的病史采集是诊断胎盘早剥的首要步骤。医护人员应询问患者的妊娠史，包括是否为高危妊娠（如妊娠期高血压、多胎妊娠等）、既往史及症状的出现时间、性质和持续情况。特别需要关注胎盘早剥的已知危险因素，如妊娠期高血压、外伤（如车祸或跌倒）、吸烟、药物滥用等。患者的主诉，尤其是阴道出血的性质、持续时间及伴随的腹痛（如绞痛或钝痛）等，往往有助于初步判断胎盘是否发生早剥。此外，了解患者的孕期进展及其他相关病史（如糖尿病、心血管疾病等）对综合评估胎盘早剥的风险至关重要。

2. 临床表现评估

临床表现评估是诊断胎盘早剥的关键环节。常见症状包括阴道出血、腹痛及宫缩等。阴道出血通常为暗红色，且量可多可少，持续时间也有所不同。腹痛则通常集中在下腹部，呈绞痛或持续性钝痛，且与胎动变化相伴。宫缩往往较为频繁且强烈，可能伴有子宫硬化。胎动的变化，尤其是减少或消失，也是判断胎盘是否剥离的临床依据之一。通过综合评估这些症状，可以帮助医生做出初步判断，并决定是否需要进一步的检查或紧急处理。

3. 超声检查

超声检查是诊断胎盘早剥的常用工具，能够提供胎盘附着位置、胎盘剥离范围、血肿大小等关键信息。超声影像可能显示胎盘后方存在血肿，或部分胎盘剥离，帮助评估胎盘的完整性和功能。然而，尽管超声对胎盘早剥的诊断具有一定的价值，但在某些情况下，尤其是在胎盘早剥的早期，超声可能无法完全准确诊断。特别是当胎盘剥离较小或未引起明显血肿时，超声可能表现为阴性，因此需要结合其他临床表现进一步诊断。

4. 胎儿心电图监测

胎儿心电图（CTG）监测是评估胎儿是否存在窘迫的重要手段。在胎盘早剥的情况下，胎儿可能出现心率异常，表现为胎心过快、胎心过慢或变异性减弱等。CTG 监测可以帮助医生判断胎儿是否受到胎盘血流不足的影响，以及胎盘剥离的严重程度。胎儿心率的异常变化往往提示胎盘功能不全，甚至可能指示胎儿窘迫或缺氧，因此在胎盘早剥的诊断和治疗中，CTG 是不可或缺的监测工具。

5. 血液检查

血液检查对评估母体健康状况及失血程度至关重要。通过血液检查，可以了解患者是否存在贫血、凝血功能异常、肝肾功能不全等并发症。尤其是在胎盘早剥的情况下，母体可能因失血而出现贫血或低血容量状态，严重时可能需要输血治疗以维持母体生命体征稳定。凝血功能异常的检测也能帮助判断是否存在凝血问题，防止出血性并发症的发生。因此，血液检查不仅有助于评估流产或早剥的风险，也为治疗决策提供支持。

（二）鉴别诊断

1. 胎盘前置

胎盘前置是指胎盘附着在子宫下段或靠近子宫颈口的部位，导致部分或完全覆盖子宫颈内口。其临床表现通常为无痛性阴道出血，特别是在孕中期或晚期。与胎盘早剥不同，胎盘前置通常不会伴有剧烈腹痛或宫缩。诊断通常依靠超声检查，通过影像学技术明确胎盘位置，避免使用阴道检查以减少感染或出血的风险。胎盘前置的主要风险包括大出血、早产及产时并发症，因此，早期诊断对管理和干预至关重要。

2. 异位妊娠

异位妊娠是一种较为严重的妊娠并发症，通常发生在妊娠早期。其主要表现为腹痛、阴道出血及腹腔内出血的相关症状，如晕厥、低血压等。患者可能在症状出现时感到剧烈的下腹痛，且症状通常较为急性。通过超声检查可以确认胎儿是否在宫外着床，常见的部位包括输卵管，必要时可进行血 β-hCG 检测以进一步确诊。

3. 早期宫内感染（如羊膜炎）

羊膜炎是妊娠期间常见的感染性疾病，通常伴随腹痛和阴道出血。与胎盘早剥不同，羊膜炎常表现为发热、恶心、呕吐及恶臭的阴道分泌物。细菌培养或阴道分泌物的检查可帮助诊断羊膜炎。此类感染若不及时治疗，可能会导致早产、胎儿感染或更严重的并发症。

4. 妊娠期高血压或子痫前症引起的出血

妊娠期高血压和子痫前症可能引发阴道出血，伴有腹痛及其他症状。与胎盘早剥的区别在于，子痫前症常伴有高血压、蛋白尿和水肿。血压监测、尿液检查及血液化验有助于排除或确认妊娠期高血压及子痫前症，并进一步评估对母体和胎儿的影响。

5. 子宫颈病变或子宫颈息肉

子宫颈息肉或子宫颈裂伤可能引起阴道出血，但通常不会伴有腹痛、宫缩或胎动减少。子宫颈病变的鉴别诊断可通过阴道镜检查或子宫颈检查来进行。这类病变多见于孕期女性，尤其是有过子宫颈手术史的患者，通常通过规范治疗或观察来管理。

四、治疗措施

1. 保守治疗

（1）密切监测：对于胎盘早剥的轻度病例，尤其是那些出血量较少、胎儿无明显窘迫的患者，保守治疗的核心在于密切监测母婴健康状况。监测内容包括母体生命体征（如血压、脉搏、呼吸等），阴道出血量，以及胎心监测（CTG）和子宫收缩情况。根据病情进展，每小时或每 2 小时评估一次母婴状态，以便及时发现潜在问题并进行必要的干预。

（2）卧床休息与减少活动：患者应采取卧床休息，避免剧烈活动或外力冲击。通过减少身体活动，能够有效减轻宫缩症状，减少宫内压力，降低胎盘剥离的风险。充分的休息不仅有助于缓解症状，还能降低宫内出血的程度，预防进一步并发症的发生。

（3）补充液体和维持电解质平衡：补充液体是保守治疗的关键措施之一，能够帮助维持母体的血容量，防止低血容量性休克。保持电解质平衡有助于维持正常的心脏、肾和其他重要器官的功能，防止低血压和宫缩不良等并发症的出现。

（4）监测胎儿状态：胎心监护（CTG）是评估胎儿窘迫和胎儿健康状态的重要手段。通过 CTG 可以实时监测胎儿的心率、胎动及其变异性，及时发现胎儿是否存在缺氧或其他窘迫表现。若发现胎心异常（如胎心过快、过慢或胎心变异性减弱），应考虑进行更积极的干预措施。

（5）药物干预：对于因胎盘早剥引起的宫缩过强或不规则，抑制宫缩药物的使用至关重要。常用药物包括硫酸镁和普鲁卡因等，这些药物能够有效减缓宫缩，减少胎盘进一步剥离的风险。然而，药物治疗需谨慎，必须根据患者的具体情况进行合理调整。

（6）维持母体生命：保守治疗中的一项重要措施是通过补充血容量，防止贫血，以及纠正血压和凝血功能异常等，来维持母体的生命体征。通过早期发现并纠正母体的生命体征变化，可以有效减少产后并发症的发生。

2. 急性干预治疗

（1）终止妊娠：若胎盘早剥病情严重，且无法通过保守治疗有效控制，或胎儿出现严重窘迫，甚至面临死亡风险时，必须考虑终止妊娠。终止妊娠的方式需根据妊娠周数、母婴状况及胎盘剥离的程度来决定。

1）剖宫产：在胎盘早剥引起胎儿缺氧或胎儿死亡，母体出血较多的情况下，剖宫产是最为常见且快速的终止妊娠方法。此操作可以迅速分娩胎儿，避免胎盘剥离进展及大出血的风险。

2）阴道分娩：若胎盘早剥的程度较轻，且胎儿状况良好，且母体出血量可控，可能考虑阴道分娩，但仍需密切监测母婴状况，以防突发并发症。

（2）手术治疗：胎盘早剥可能伴有大量出血，在必要时可进行手术止血。若在剖宫产术中出血量过大且难以控制，可能需要进行子宫切除术。子宫切除术可以有效止血，避免进一步的出血和生命威胁，特别是当其他止血方法无效时。

（3）输血治疗：若发生严重失血，必须尽早进行输血治疗以恢复母体的血容量，防止贫血和休克的进一步发展。输血方案根据血液检查结果来决定，可能包括输红细胞、血浆或血小板等血液制品。

（4）药物治疗：在胎盘早剥导致严重出血的情况下，需要使用止血药物，如氨甲环酸、维生素 K 等，以帮助止血。如果患者出现凝血功能异常，还可能需要使用凝血因子或血小板治疗，迅速纠正凝血功能问题。

3. 术后管理与随访

（1）监测并发症：术后需密切监测母体的出血情况、体温、脉搏、血压等生命体征。特别要关注是否出现感染、子宫收缩乏力或子宫复旧不良等并发症。出血量过多、感染或其他器官功能异常时，应及时采取干预措施。

（2）预防感染：术后抗生素预防感染至关重要，尤其是在剖宫产及子宫切除的情况下。术后尽早恢复肠道功能，保持良好的营养状态，也有助于促进身体的快速恢复和术后并发症的防控。

（3）产后恢复与护理：产后护理应包括促进子宫的恢复与愈合，保持适当的活动量，避免剧烈运动。患者若有产后抑郁或情绪问题，及时的心理支持至关重要，帮助其恢复正常的情绪和心理状态。

（4）心理支持与疏导：胎盘早剥的发生对患者心理状态可能产生巨大影响，尤其是在经历多次流产或胎死宫内的情况下。针对这一问题，提供适当的心理支持和疏导服务，可以帮助患者渡过难关，恢复心理健康，减少心理创伤的长期影响。

第三节 前置胎盘

前置胎盘是指胎盘附着在子宫下段，并且部分或完全覆盖子宫内口的一种妊娠并发症。根据胎盘覆盖子宫颈内口的程度，前置胎盘可分为完全前置胎盘、部分前置胎盘、低置胎盘和正常胎盘位置的异位附着。前置胎盘通常表现为妊娠后期的无痛性阴道出血，可能导致胎儿窘迫、早产及母体出血等并发症，严重时可能危及母婴生命。治疗通常包括密切监护、适时的剖宫产术等。

一、病因病理

（一）病因

1. 年龄因素

高龄妊娠，尤其是35岁及35岁以上的女性，是前置胎盘的一个显著危险因素。随着女性年龄的增加，子宫内膜的结构和血流特性会发生变化，导致子宫下段的血供不如以前充足，进而影响胎盘的正常着床。年长女性的子宫可能存在某些病理性改变，如内膜变薄或子宫血流不畅，这些因素均可能导致胎盘异常附着，增加前置胎盘的发生风险。

2. 先前的剖宫产或子宫手术史

曾经经历过剖宫产、子宫肌瘤切除术或子宫内膜刮宫术等手术的女性，子宫内膜可能会出现瘢痕或损伤，这些因素可导致胎盘异常着床或附着不牢，增加前置胎盘的风险。剖宫产史尤其与胎盘植入异常（如胎盘植入过深）及前置胎盘的发生密切相关。手术后留下的瘢痕可能影响胎盘的正常发展和附着，增加胎盘发生异常的概率。

3. 多次妊娠史

多次妊娠史，特别是经历多次剖宫产的女性，也会增加前置胎盘的发生概率。反复的妊娠和分娩，尤其是反复剖宫产，会导致子宫内膜的改变，增加胎盘着床异常的风险。子宫内膜的多次创伤及修复过程可能导致局部的血流变化或组织损伤，从而影响胎盘的正常附着，增加前置胎盘的发生概率。

4. 多胎妊娠

多胎妊娠，尤其是双胞胎、三胞胎等情况，由于子宫需要扩张得更大，胎盘的附着位置和方式可能受到影响，增加了前置胎盘的发生风险。在多胎妊娠中，子宫壁的扩张程度较高，胎盘需要占据更大的表面面积，这使胎盘更容易出现异常附着，尤其是在胎盘的上段或子宫下段。

5. 孕期吸烟或药物滥用

孕期吸烟与前置胎盘的发生有一定的相关性。吸烟可导致子宫内膜血流供应不足，进而影响胎盘的正常着床和发育。吸烟还会引起血管收缩、血液循环障碍等，进一步降低胎盘的血供。此外，药物滥用也可能对胎盘的附着产生不良影响，增加胎盘发生异常附着的风险。这些不良习惯会破坏胎盘与子宫之间的正常血液供应，导致胎盘发育不良或位置异常。

（二）病理

1. 胎盘异常附着

前置胎盘的关键病理特征是胎盘异常附着。正常情况下，胎盘应附着在子宫的上部或后壁，而前置胎盘则发生在子宫的下段，部分或完全覆盖子宫颈口。胎盘的附着位置异常可能导致胎盘无法正常发展，甚至阻碍胎儿的正常分娩。

2. 子宫内膜变化

前置胎盘的发生与子宫内膜的病理变化密切相关。由于宫腔感染、手术损伤或其他原因，子宫内膜可能变得不稳定，导致胎盘无法在子宫的上段正常着床。这些改变可能包括子宫内膜的血流减少、血管结构的异常及纤维化等。

3. 血流供应不足

胎盘的附着需要充足的血液供应，尤其是子宫颈口和子宫下段的区域。前置胎盘往往伴随着血流供应不足，导致胎盘无法在合适的位置发育。随着妊娠进展，胎盘会越来越大，若血流供应不能满足胎盘需求，可能引发妊娠并发症，如出血、胎儿窘迫等。

4. 胎盘的形态和结构异常

前置胎盘常伴随有胎盘血管异常，这可能导致胎盘形成异位的血管系统或血肿，进一步加剧出血的风险。胎盘结构的异常可能会干扰胎盘与母体之间的物质交换，导致胎儿生长受限。

5. 子宫颈的改变

在部分前置胎盘的病例中，胎盘靠近或部分覆盖子宫颈内口，随着孕期进展，胎盘可能由于胎儿生长、子宫扩张而受到牵引，导致子宫颈和胎盘之间的血流阻碍。若胎盘过度覆盖子宫颈口，会导致分娩过程中发生大出血或产道闭塞。

二、临床表现

1. 无痛性阴道出血

无痛性阴道出血是前置胎盘的最主要和最典型的症状。大多数情况下，出血发生在妊娠 20 周之后，尤其是在妊娠 30 周后更为常见。此类出血通常无痛，量可从少量到大量不等，有时在某些情况下，出血量可能会突然急剧增加。出血通常是间歇性的，可能在某些情况下加重，如活动后、性生活后或剧烈运动时，尤其是在胎盘位置异常或出现轻微的子宫收缩时。值得注意的是，前置胎盘的出血往往与子宫颈下段的血管受压和损伤有关，因此，出血虽然无痛，却可能提示胎盘的异常附着，增加了孕妇及胎儿的风险。

2. 孕期腹痛

尽管前置胎盘的典型表现以无痛性阴道出血为主，但在某些情况下，患者可能伴有腹痛。腹痛通常表现为持续性的钝痛，有时可能与轻微的宫缩伴随发生。这种腹痛与胎盘可能出现的部分剥离或子宫颈下段的张力增大相关。腹痛的出现提示胎盘可能已开始脱落，影响到子宫的正常收缩，甚至可能进一步加重出血。虽然腹痛本身可能较轻微，但仍需引起高度重视，尤其是当其伴随出血症状时，提示胎盘异常。

3. 胎儿窘迫

胎盘前置可能导致胎儿出现缺氧症状，从而引起胎儿窘迫。胎儿窘迫通常表现为胎动减少、胎心率异常（如胎心过快或过慢），并可能进一步导致胎死宫内。胎儿窘迫的原因主要是胎盘血流受限，特别是在胎盘前置严重的情况下，胎盘的供血功能受到明显影响，进而导致胎儿氧合不良。胎儿心率的异常表现可以作为胎儿窘迫的早期预警信号，因此需要进行严密的胎心监测。

4. 子宫收缩异常

胎盘前置还可能导致宫缩异常。由于胎盘附着于子宫的下段，这使子宫下段受到过度拉伸，从而可能引起宫缩的过度频繁或不规则。异常的宫缩不仅加剧了腹痛，还可能加重阴道出血的症状，进而影响妊娠的正常进展。宫缩的异常增加了前置胎盘患者发生早产的风险，尤其在胎盘发生部分剥离时，宫缩更容易引发子宫颈扩张和早产。

5. 早产

前置胎盘所引起的持续阴道出血和胎儿窘迫可能导致早产的发生。特别是在胎盘部分或完全覆盖子宫颈口时，严重的出血或胎儿窘迫往往会促使医生决定尽早分娩。早产不仅增加了孕妇的并发症风险，也可能对胎儿的生长发育造成严重影响。胎盘前置所致的早产风险尤其在胎盘剥离、宫缩异常及胎儿缺氧等情况发生时更为显著。因此，孕妇需接受严密的监测和管理，以避免早产的发生

三、诊断与鉴别诊断

（一）诊断

1. 病史和临床表现

对患者的详细病史采集是诊断前置胎盘的重要步骤，特别是询问妊娠史及阴道出血的性质、时间、频率和出血量。前置胎盘的典型表现是在妊娠中晚期，尤其是妊娠20周之后，出现无痛性阴道出血。此类出血通常在孕晚期（30周后）加重，有时出血可能表现为间歇性，甚至突然发生大量出血。症状与胎盘的位置密切相关，通常在胎盘附着于子宫下段时，出血会更为频繁且量大。需要特别注意的是，前置胎盘患者的出血通常无痛，这与胎盘早剥等其他引起出血的病因有所不同。因此，临床医生应综合考虑患者的出血时间、性质及其他伴随症状，如腹痛或胎动变化，来推测是否为前置胎盘。

2. 超声检查

超声检查是诊断前置胎盘的最重要手段，能够通过经腹或经阴道方式准确判断胎盘的位置和是否覆盖子宫颈内口。经腹超声适用于初步评估胎盘的位置，但对于胎盘前置的诊断，尤其是判断胎盘是否完全覆盖子宫颈口，经阴道超声往往能提供更为准确的定位信息。通过超声，医生能够判断胎盘是否存在部分前置或完全前置，并评估胎盘与子宫颈的相对位置。超声检查不仅对胎盘的定位至关重要，还能辅助评估胎盘是否有其他异常，如胎盘植入异常。

3. 胎心监护

胎心监护（CTG）是评估胎儿状态的重要手段，特别是用于监测胎儿心率的变化。胎心过快或过慢、心率的变异性减少等均可能提示胎盘功能不良或胎儿缺氧。胎盘前置的患者，特别是出现出血或胎儿窘迫时，通过CTG监测胎儿的心率，可以帮助评估胎儿的氧合情况，并及时发现胎儿的任何窘迫症状。胎儿心率的异常变化可以为临床医生提供是否需要进一步干预的依据，防止胎儿窘迫进一步加重。

4. 磁共振成像

尽管超声检查通常能够准确诊断前置胎盘，但在某些情况下，特别是超声检查结果不明确或存在并发症时，磁共振成像（MRI）可作为补充检查。MRI能提供更高分辨率的图像，帮助进一步定位胎盘的位置，尤其是在胎盘位置复杂或超声未能明确诊断的情况下。

MRI 有助于评估胎盘与子宫壁、子宫颈的关系，为临床决策提供更多信息，特别是在确定是否进行早期干预或分娩时。

5. 血液检查

血液检查在前置胎盘的诊断和管理中具有重要作用，尤其是在出血量较大的情况下。血液检查有助于评估母体的失血程度，检测是否出现贫血、凝血功能异常、肝肾功能不全等问题。若发生严重失血，则血液检查有助于决定是否需要进行输血治疗。此外，血液检查还可用于排除其他并发症，如妊娠期高血压、感染等，确保全面评估母婴健康。通过血液检查，医生可以监控母体的整体健康状况，为制定治疗方案提供依据。

（二）鉴别诊断

1. 胎盘早剥

胎盘早剥是指胎盘从子宫壁过早剥离，导致阴道出血、腹痛和胎儿缺氧。与前置胎盘不同，胎盘早剥通常伴随有剧烈的腹痛，并且出血可能是伴随宫缩出现的，且宫缩通常较为剧烈。超声检查可以帮助区分这两者，胎盘早剥往往伴有胎盘剥离的迹象。

2. 异位妊娠

异位妊娠通常发生在妊娠早期，表现为腹痛和阴道出血。与前置胎盘不同，异位妊娠不会在妊娠晚期出现，且其超声检查通常会显示没有正常的宫内妊娠征象。诊断时可以通过检测血清 hCG 水平和超声检查来确认。

3. 子宫颈病变

子宫颈息肉或子宫颈裂伤可能导致阴道出血，但通常没有胎儿窘迫或腹痛的症状。子宫颈病变的诊断可以通过阴道镜检查、细胞学检查或超声检查来明确。

4. 宫内感染或羊膜炎

羊膜炎或其他宫内感染也可能引起阴道出血及腹痛，且常伴有发热、恶心、呕吐等症状。与前置胎盘不同，羊膜炎通常伴有子宫的压痛或肚脐附近的温度升高。实验室检查和细菌培养有助于确认是否为宫内感染。

5. 妊娠期高血压及子痫前兆

妊娠期高血压或子痫前症可导致阴道出血，但其主要特点是血压升高、蛋白尿和水肿，而不是胎盘的异常着床。通过血压测量、尿液检查和血液检查可帮助诊断子痫前症。

四、治疗措施

1. 保守治疗

保守治疗适用于胎盘轻度前置、出血较少或母婴状况较为稳定的患者。治疗的核心是密切监测，尽量延续妊娠至合适的分娩时机，并减少不必要的干预。

（1）密切监测与卧床休息：在前置胎盘的早期或出血量较少的情况下，通常采用卧床休息，避免剧烈活动。通过休息减少子宫收缩，避免过度刺激胎盘区域，控制出血和减轻腹痛。

（2）定期产前检查：定期进行超声检查，监测胎盘的位置变化及胎儿的发育状况，及时评估胎盘是否逐渐上移或胎儿是否有缺氧迹象。通过胎心监护（CTG）检查胎儿状态，判断胎儿是否出现窘迫或其他不良反应。

（3）控制出血：对于出现阴道出血的患者，需密切监控出血量并进行止血处理。一般情况下，前置胎盘引起的出血是无痛性出血，但若出血量增多或持续，可能需要通过补液、输血等手段来维持母体的血容量和稳定生命体征。

（4）药物治疗：如发生宫缩过强或出现早产迹象，可能需要使用药物抑制宫缩（如硫酸镁、保胎药物等）来延缓分娩进程。药物使用应根据患者具体情况来决定，以避免药物的不良反应。

2. 剖宫产

（1）选择性剖宫产：胎盘完全前置或部分前置、阴道分娩风险高的情况下，最安全的分娩方式是剖宫产。剖宫产能够确保母婴安全，避免阴道分娩过程中出现大出血或产道阻塞。通常建议在妊娠 37 周后进行剖宫产，尤其是在孕晚期出现大量出血或胎儿窘迫的情况下，应尽早决定是否进行剖宫产。

（2）剖宫产时机：对于胎盘前置的孕妇，如果胎盘位置未发生改变，且出现大量阴道出血或胎儿窘迫，可能需要在妊娠 34 ～ 36 周进行剖宫产。如果出血较少，且胎儿状况稳定，分娩时机可延迟至 37 周或更晚，但需要根据胎儿的发育情况、母体的健康状况和出血控制情况来评估。

（3）手术过程中风险管理：剖宫产时，需特别注意胎盘与子宫壁的粘连情况，避免手术过程中的大出血。由于前置胎盘患者宫腔内的血管丰富，剖宫产时可能面临较大的出血风险，因此在手术前需要准备充足的输血及止血措施。

3. 产后管理

（1）止血与输血：由于前置胎盘常伴随较为严重的产后出血，术后必须严格监控产妇的生命体征（如血压、心率等）和出血量。若出现产后出血，应立即采取止血措施，必要时进行输血治疗，以维持血容量和防止贫血。

（2）抗感染治疗：由于手术创伤，前置胎盘患者在产后更容易发生感染。需根据术后情况，合理使用抗生素预防感染，尤其是在发生胎盘植入或子宫壁损伤的情况下。

（3）子宫收缩不良的管理：部分前置胎盘患者可能出现子宫复旧不良，导致产后出血。此时，需要通过药物（如催产素）帮助子宫收缩，或采取手术措施（如子宫切除）来控制出血。

（4）心理支持：经历前置胎盘的患者，尤其是多次剖宫产的女性，可能面临较大的心理压力。适时的心理疏导、情感支持及护理干预有助于帮助产妇尽快恢复。

4. 胎儿管理

（1）胎儿监护：定期进行胎心监护，尤其是在孕晚期，观察胎儿心率是否正常，是否存在胎儿窘迫的迹象。胎儿窘迫的表现包括胎心过快或过慢、胎动减少等，若发现异常，需尽快采取措施进行干预。

（2）早产预防：如果胎盘前置伴随宫缩过早或早产迹象，医生会采取措施延缓分娩，尽量延长妊娠期至胎儿发育成熟。药物治疗如使用硫酸镁、类固醇等可以帮助胎儿肺部发育，为早产儿提供更好的生存机会。

（3）胎儿发育评估：通过定期的超声检查和胎儿评估，确保胎儿的生长发育没有受到前置胎盘的影响。如果出现胎儿生长受限，可能需要提前考虑剖宫产分娩，确保胎儿健康。

5. 未来妊娠的管理

（1）高危妊娠监护：经历前置胎盘的女性在未来妊娠时应被视为高危妊娠，妊娠期间需要密切监测胎盘的位置、胎儿的发育状况及母体健康。定期的超声检查、胎心监护及孕期血压管理尤为重要。

（2）避免不良习惯：在下一次妊娠中，女性应尽量避免吸烟、饮酒或药物滥用等不良习惯，这些因素可能进一步增加前置胎盘或其他妊娠并发症的风险。

（3）适时干预：在未来妊娠期间，若发现前置胎盘复发的迹象，需尽早采取干预措施，如剖宫产或其他医疗手段，保障母婴安全。

第四节　异位妊娠

一、病因病理

（一）病因

1. 输卵管因素

（1）输卵管炎症：如慢性输卵管炎或盆腔炎症性疾病（PID），常导致输卵管的梗阻、粘连或形态改变，妨碍受精卵正常进入子宫。

（2）输卵管手术史：如输卵管结扎术、输卵管切除术等手术史，也可能导致输卵管通畅性差，增加异位妊娠的风险。

（3）输卵管畸形：如先天性输卵管发育不良，或者输卵管畸形导致的运输功能障碍。

2. 激素因素

激素异常，特别是孕激素和雌激素的不平衡，也可能导致异位妊娠。孕激素在输卵管的正常功能中起着关键作用，缺乏孕激素可能导致受精卵无法在输卵管内正常移动，导致其停留在输卵管内并开始发育。其他激素紊乱，如多囊卵巢综合征（PCOS）和甲状腺功能异常等，也可能增加异位妊娠的发生风险。

3. 盆腔感染及炎症性疾病

盆腔炎症性疾病（PID）和性传播感染（如淋病、沙眼衣原体感染等）是导致异位妊娠的重要原因。感染可导致输卵管壁的损伤、粘连和狭窄，进而影响受精卵的正常运动和着床。PID 是异位妊娠的高危因素，尤其在未经治疗的情况下。

4. 免疫因素

自身免疫性疾病可能通过改变免疫反应、影响输卵管的正常功能或妨碍胚胎的正常着床来增加异位妊娠的风险。部分研究指出，免疫反应异常可能影响输卵管对受精卵的接纳，从而使其在非子宫位置着床。

5. 年龄与生育史

高龄女性（尤其是 35 岁以上）和有过异位妊娠史的女性患异位妊娠的风险更高。随着年龄增长，输卵管的功能逐渐下降，卵子的质量也可能受到影响，导致受精卵不能正常进入子宫而在其他部位着床。

（二）病理

1. 胚胎着床异常

在异位妊娠中，受精卵未能在子宫内膜着床，而是在输卵管、卵巢、子宫颈或腹腔等异常部位着床。最常见的部位为输卵管，其次为卵巢和腹腔。异常着床的胚胎逐渐生长，导致局部组织的破坏和出血。

2. 输卵管妊娠

输卵管妊娠是最常见的异位妊娠类型，约占所有异位妊娠的95%。胚胎在输卵管内着床并生长，通常开始时没有明显症状，但随着胚胎的生长，输卵管逐渐扩张，造成局部的出血和肿胀。当胚胎发育到一定程度，输卵管可能破裂，引起急性腹痛和大量内出血。输卵管破裂后，可能会导致急性腹膜炎甚至休克。

3. 卵巢妊娠

卵巢妊娠较为罕见，是指受精卵在卵巢上着床并开始发育。卵巢妊娠可能会表现为不规则阴道出血和下腹痛。随着妊娠的发展，卵巢肿胀并可能破裂，引起急性腹痛。

4. 子宫颈妊娠

子宫颈妊娠是指受精卵在子宫颈部位着床，虽然较为罕见，但其并发症较为严重。子宫颈妊娠通常会引起阴道出血和子宫颈疼痛。如果不及时处理，可能会导致严重的出血和感染。

5. 妊娠黄体囊肿

在某些情况下，异位妊娠可能伴随妊娠黄体囊肿的形成。妊娠黄体囊肿通常是正常妊娠过程中黄体的生理性变化，但在异位妊娠中，黄体的发育异常，可能出现增大、出血等病理变化，导致下腹痛和出血。

二、临床表现

1. 阴道出血

异位妊娠是临床中常见的妇科急症之一，约80%的患者会出现阴道出血。出血的性质通常与正常妊娠的生理性出血不同。异位妊娠的阴道出血通常为间歇性、少量出血，或者是持续性、暗红色或棕色的阴道分泌物。随着异位妊娠进程，尤其是在胚胎生长及输卵管破裂时，出血量可能会增加。此类出血可能会与腹痛一起出现，且患者可能会感到不适或异常，常伴有与妊娠相关的症状，如恶心和呕吐等。因此，阴道出血是异位妊娠的重要临床表现，尤其在没有正常月经的背景下，应高度警惕此类症状。

2. 下腹部疼痛

下腹部疼痛是异位妊娠的另一常见症状，通常表现为持续性或间歇性的钝痛，也可能呈阵发性剧痛。疼痛的性质和程度与胚胎着床的位置、大小及是否发生破裂或并发症密切相关。若异位妊娠发生在输卵管中，疼痛常出现在一侧腹部，且可能向背部或大腿放射。这种类型的腹痛通常具有一定的持续性，随着胚胎继续生长，疼痛可能逐渐加重，甚至伴随有明显的压痛和触痛。

3. 休克与晕厥

当异位妊娠发生破裂或出现大量出血时，患者可能迅速出现休克症状。此时，由于血容量丧失和腹腔内的急性出血，患者可能会表现出血压下降、心率加快、头晕、乏力、意识模糊等症状，严重时甚至可能出现晕厥。急性腹痛和内出血可能导致急性休克状态，若不及时干预，可能威胁到生命。出血的程度与破裂的部位和异位妊娠的进展相关，临床上应警惕休克的发生并迅速采取紧急措施。

4. 月经延迟或不规则

部分异位妊娠患者在妊娠初期可能出现月经延迟或月经不规律的症状。这种症状类似于正常妊娠的早期表现，患者可能会有恶心、呕吐、乳房胀痛等症状，但这些症状通常比正常妊娠更加轻微或不明显。月经延迟常常是患者就诊时最早的迹象之一，特别是在没有规律月经的患者中，月经延迟可能提示潜在的异位妊娠。尽管如此，这一症状并不特异，因此需结合其他临床表现和诊断手段进一步确认。

5. 肠胃症状

异位妊娠患者可能出现恶心、呕吐或消化不良的症状。这些症状通常与妊娠早期的胃肠道不适类似，但在异位妊娠的情况下，胃肠不适可能由盆腔的组织受压或炎症刺激引起。腹腔或盆腔内的异位妊娠可能对胃肠道产生直接影响，导致胃肠蠕动改变或局部的炎症反应，进而出现恶心、呕吐或胃痛等症状。这类症状虽然常见，但并非所有异位妊娠患者都会表现出胃肠不适，因此应结合其他症状加以诊断。

三、诊断与鉴别诊断

（一）诊断

1. 尿妊娠试验

尿妊娠试验是异位妊娠初期常用的筛查方法。该检测通过检测尿液中人绒毛膜促性腺激素（hCG）的存在来确认是否妊娠。尽管尿妊娠试验能有效检测到妊娠的存在，但其无法区分宫内妊娠与异位妊娠。因此，尿妊娠试验的阳性结果仅提示妊娠的可能性，并不能直接诊断异位妊娠。一旦尿妊娠试验为阳性，需结合其他检查手段进行进一步诊断，排除宫外妊娠的可能性。

2. hCG 水平检测

hCG 水平是诊断异位妊娠的重要指标之一。在正常妊娠过程中，hCG 水平通常会快速上升，而在异位妊娠中，hCG 水平常呈现较低且不规则升高的趋势。尤其是在早期，hCG 的升高速度较为缓慢，且其水平通常低于正常宫内妊娠的水平。若检测结果显示 hCG 水平远低于正常值或上升不符合妊娠进程的规律，则应考虑异位妊娠的可能性。通过定期监测 hCG 水平的变化，医生可以更清楚地评估妊娠是否存在异常。

3. 超声检查

（1）经阴道超声检查：是诊断异位妊娠的金标准，能够提供更高分辨率的影像，直接观察宫腔内是否有妊娠囊，并判断胚胎是否在子宫外着床。在正常妊娠中，妊娠囊会出现在子宫内，而在异位妊娠中，若在子宫内未见妊娠囊，却可在盆腔或输卵管处发现肿块或暗区，则提示异位妊娠的可能性。

（2）腹部超声检查：主要用于评估盆腔内出血及检测异位妊娠的胚胎位置。虽然腹部超声对于早期异位妊娠的敏感性较低，但在有症状的患者中，其仍是一个重要的初步筛查工具，特别是在子宫外妊娠处于较晚阶段或出现急性症状时。

4. 腹腔镜检查

对于临床表现复杂或无法通过超声和血液检测确诊的异位妊娠患者，腹腔镜检查是一种有效的诊断手段。腹腔镜检查通过直接观察盆腔内的情况，能够准确判断异位妊娠的位置及其是否伴有其他并发症。此外，腹腔镜检查不仅可以确认诊断，还可在手术过程中进行治疗，如通过输卵管切除或修复手术来处理异位妊娠，减少出血并防止进一步的健康风险。由于其较为侵入性，腹腔镜检查通常用于诊断不明确或治疗性诊断的情况。

（二）鉴别诊断

1. 宫内妊娠（正常妊娠）

正常宫内妊娠的早期症状与异位妊娠相似，如月经停经、恶心、呕吐、乳房胀痛等。区别之处在于，正常妊娠的 hCG 水平上升较快，而异位妊娠的 hCG 水平常低或升高缓慢。此外，宫内妊娠可通过超声确定，显示宫腔内的妊娠囊。

2. 流产

流产，特别是早期流产，可能伴有阴道出血和腹痛，类似异位妊娠。不同之处在于，流产时 hCG 水平下降，并且通过超声检查可发现宫腔内有胚胎或妊娠囊并排出，而异位妊娠则未在宫腔内发现妊娠囊。

3. 卵巢囊肿破裂

卵巢囊肿破裂可能引起腹痛和阴道出血，表现与异位妊娠相似。但卵巢囊肿破裂通常不会伴有 hCG 升高，超声检查可显示卵巢内存在囊肿。

4. 急性盆腔炎症性疾病

急性盆腔炎症疾病（PID）引起的盆腔炎症可导致腹痛、发热及阴道分泌物，类似于异位妊娠的症状。通过实验室检查，如白细胞计数升高和超声检查可以帮助排除 PID。PID 没有 hCG 升高，而异位妊娠则通常伴随 hCG 阳性。

四、治疗措施

1. 药物治疗

（1）甲氨蝶呤治疗：甲氨蝶呤是一种抗代谢药物，能够抑制细胞分裂并破坏正在生长的胚胎。其机制是通过阻止 DNA 合成和细胞增殖，抑制胚胎的发育，从而终止异位妊娠。

（2）适应证：妊娠小于 6 周，胚胎未出现心跳或胎动；hCG 水平较低或上升缓慢；患者无严重腹痛和出血，无输卵管破裂或腹腔内大出血；通过超声确定妊娠位置在输卵管内或其他非子宫部位，且未发生广泛的腹腔出血。

（3）优点：甲氨蝶呤治疗非侵入性，能够保留患者的输卵管及生育能力，适用于符合条件的早期患者。

（4）治疗监测：使用甲氨蝶呤后，需要密切监测 hCG 水平，每 2 ～ 4 日检测一次，直到其降至正常水平（通常为非妊娠水平）。此外，还应监测肝肾功能和血常规等，以确保药物的安全性。

2. 手术治疗

（1）腹腔镜手术：腹腔镜手术是一种微创手术，适用于大多数患者。其优点包括创伤小、恢复快、住院时间短，能够通过小切口直接进入腹腔进行操作。手术中，医生可以切除异位妊娠所在的输卵管、卵巢或其他部位的妊娠组织，修复输卵管，甚至切除受损部分的输卵管。腹腔镜手术的常见方式包括以下 3 种。

1）输卵管切除术：如果胚胎已经在输卵管内较大，或者输卵管发生破裂，通常需要切除受影响的输卵管。

2）输卵管修复术：对于早期的、局部没有广泛损伤的输卵管妊娠，可能通过修复输卵管来保留生育能力。

3）卵巢妊娠手术：如果是卵巢妊娠且症状较重，可能需要切除部分卵巢组织。

（2）开腹手术：当患者症状严重、腹腔内有大量出血或腹腔镜手术无法完成时，可能需要进行开腹手术。开腹手术相比腹腔镜手术创伤较大，恢复较慢，但可以更彻底地清除异位妊娠和修复损伤的器官。

3. 观察与支持治疗

（1）观察性管理：适用于 hCG 水平升高缓慢、没有症状或症状较轻的患者。需要定期检查 hCG 水平和超声，观察妊娠是否会自行终止，是否出现异常并发症。如果病情没有改善，且出现腹痛加剧或 hCG 水平继续升高，则需转为药物治疗或手术治疗。

（2）支持治疗：对于有轻度症状或无破裂的异位妊娠患者，支持性治疗是必要的，包括止痛药、补液治疗和监测生命体征。尤其是对于选择观察性管理的患者，需要定期复诊和监测，以确保病情不会进展至严重程度。

4. 输卵管切除术与保存生育能力的策略

（1）保留生育能力的手术：对于有生育需求的女性，尤其是年轻女性，保留生育能力是治疗的重要考虑因素。通过腹腔镜进行输卵管修复术或部分输卵管切除术，能够提高其未来妊娠的概率。

（2）完全输卵管切除术：当妊娠已经引起输卵管破裂、严重感染或其他并发症时，可能需要进行完全输卵管切除手术。这对于患者的生育能力有一定影响，但可以有效避免生命威胁。

5. 预防与后续管理

（1）后续妊娠监测：异位妊娠患者在治疗后应该接受定期的孕前检查，以确保其生育能力和子宫、输卵管等生殖器官的功能。对于有输卵管损伤或切除的患者，可能需要采用辅助生育技术（如体外受精）。

（2）心理支持：异位妊娠对患者身体和心理均有影响，特别是在诊断和治疗过程中，可能给患者带来焦虑、沮丧等负面情绪。因此，及时的心理支持和沟通对患者的康复非常重要。

（3）避免复发：异位妊娠的患者未来再次发生异位妊娠的风险较高，尤其是有过输卵管手术史的女性。通过改善生活方式，定期检查，避免不必要的输卵管手术，有助于降低复发风险。

第六章　常见妊娠合并症

第一节　妊娠合并心脏病

一、病因病理

（一）病因

1. 先天性心脏病

先天性心脏病是指从出生时即存在的心脏结构或功能异常。常见的先天性心脏病类型包括房间隔缺损（ASD）、室间隔缺损（VSD）、动脉导管未闭（PDA）、法洛四联症及主动脉缩窄等。

2. 获得性心脏病

（1）风湿性心脏病：是由风湿热引起的心脏瓣膜病，通常影响二尖瓣和主动脉瓣。风湿性心脏病是妊娠合并心脏病中的一个重要原因，尤其在发展中国家，仍是导致孕产妇死亡的主要原因之一。

（2）冠状动脉粥样硬化性心脏病：冠状动脉供血不足可引起心肌缺血和心绞痛，妊娠期激素水平的变化可能加重冠状动脉粥样硬化性心脏病的症状，增加心脏负担。

（3）高血压性心脏病：长期高血压导致左心室肥厚、心脏扩大，妊娠时血流量的增加和血压波动可加重心脏负担，导致心衰或高血压危象。

（4）心肌病：妊娠期（特别是妊娠晚期），激素变化和血容量增多可能诱发心肌病或加重已有的心脏病，尤其是扩张型心肌病和肥厚型心肌病。

（5）感染性心内膜炎：妊娠期免疫系统的变化可能增加感染的风险，尤其是对于存在心脏瓣膜病或机械瓣膜的患者，可能引发心内膜炎。

3. 妊娠相关因素

（1）妊娠期血液循环变化：妊娠期血容量增加 30% ～ 50%，血流量和心输出量增加 20% ～ 40%。这些变化要求心脏必须更有效地工作，对于原本心功能不全的患者，可能引发或加重心力衰竭。

（2）激素变化：妊娠期激素如雌激素、孕激素的变化可能影响血管的舒张性和血液凝固性，增加心脏的负担。

（3）子宫压迫：妊娠晚期子宫增大可能对下腔静脉和心脏的回流产生压迫作用，进一步影响心功能。

（4）妊娠期并发症：如妊娠期高血压、妊娠期糖尿病等，可能加重或引发心脏问题，增加孕妇心脏病的风险。

（二）病理

1. 心脏结构的改变

（1）心脏扩大：随着血容量增加，心脏可能出现扩张，特别是左心室和右心室。心室扩张增加心脏的负担，影响心脏的泵血功能，导致心力衰竭。

（2）瓣膜病变：风湿性心脏病引起的心脏瓣膜病变，如二尖瓣或主动脉瓣的狭窄或关闭不全，可能导致反流、室间压差增大、心脏负荷增加。妊娠时心脏瓣膜的功能可能受到影响，出现瓣膜病加重的现象。

（3）心肌肥厚与纤维化：高血压、冠状动脉粥样硬化性心脏病、心肌病等长期存在的心脏病理可能导致心肌肥厚，特别是左心室肥厚，妊娠时心脏负担增加可能加剧心肌肥厚，导致心功能不全。

（4）心包积液：妊娠合并心脏病患者中，心包积液也是常见的病理表现之一。心包积液会影响心脏的舒张功能，增加心脏负担。

2. 血流动力学变化

（1）心输出量增加：妊娠期间，体内血容量增加30%～50%，血流量增加20%～40%，这要求心脏泵血量增加，增加了心脏的负担。

（2）左心室功能负担加重：妊娠晚期，由于子宫的压迫和血流重新分布，可能导致心脏回流压力增大，左心室的负担加重，尤其在高血压或心肌病的孕妇中更加明显。

（3）血液流变学改变：妊娠期女性的血液黏度和凝血功能变化可能影响血流的顺畅，导致心脏供血不足和心脏负担增加。

3. 心力衰竭与肺水肿

妊娠合并心脏病的一个常见病理状态是心力衰竭，尤其是在妊娠后期。随着血容量的增加和心脏负担的加重，原有心脏病的患者可能出现心力衰竭，导致肺水肿或全身水肿的表现。肺水肿是心功能不全的一个严重并发症，可能导致呼吸急促、咳嗽、呼吸困难等症状。

4. 高血压及其并发症

妊娠期高血压与心脏病密切相关，尤其是在高血压性心脏病的患者中，妊娠期血压波动加剧，可能导致心脏负担过重，引发心力衰竭、心绞痛等问题。妊娠合并高血压还可能引发其他并发症，如子痫前期、胎盘早剥等，对母婴健康构成威胁。

二、临床表现

1. 呼吸困难

妊娠期心脏病患者常表现出不同程度的呼吸急促、气短或在休息时感到呼吸困难。这一症状的发生主要与妊娠期血容量的增加、心脏负担的加重及肺循环压力的升高密切相关。在妊娠期，随着子宫的增大，腹部压迫胸腔，导致胸腔容积减少，进一步加重了心脏的泵血负担。此外，孕期激素的变化也可能导致血管舒张，降低血管阻力，进一步增加心脏泵血的难度。心功能不全的患者，肺循环压力升高，会导致肺水肿，进而引发呼吸困难。

2. 水肿

妊娠期间，由于体内水液潴留，孕妇常常出现水肿，尤其是下肢水肿。这一现象在妊娠合并心脏病的患者中更为显著。妊娠期血容量增加、血流动力学改变及妊娠激素的影响会使血液回流受阻，导致液体积聚，特别是在下肢静脉系统时。严重时，水肿可能扩展至全身，甚至出现肺水肿。心脏泵血功能不全时，静脉回流受阻，体内液体不能有效回流至心脏，进而滞留在外周组织，引起水肿。

3. 胸痛

胸痛是妊娠期心脏病患者常见的症状，尤其是在患有冠状动脉粥样硬化性心脏病或风湿性心脏病的孕妇中，症状更为突出。胸痛通常由心绞痛或心肌缺血引起，随着妊娠期心脏负担的增加，心绞痛的频率和严重程度可能加重。妊娠期间，体内血容量的增加及心输出量的增加，会进一步加重心脏的负荷，导致心肌缺氧，进而引发胸痛。

4. 乏力与疲劳

由于妊娠期生理负荷的增加，心脏病患者通常会感到持续的乏力和疲劳，尤其是在进行体力活动后，症状表现更加明显。妊娠过程中，母体的代谢需求和心脏负荷都会急剧增加，这使心脏病患者的心功能得到极大挑战，进一步加剧了疲劳。由于心输出量不足，器官和组织的供氧能力下降，孕妇会出现疲劳、虚弱等全身性症状。

5. 妊娠期高血压

妊娠期高血压症状（如头痛、视物模糊、恶心等）可能提示孕妇存在心脏病，尤其是在已有高血压性心脏病或妊娠合并高血压的患者中。高血压对心脏和血管系统造成的持续性负荷，可能导致心脏病的进一步加重，甚至发展为妊娠期高血压综合征或先兆子痫。妊娠期高血压不仅对母体健康构成威胁，也可能影响胎儿的生长发育，增加早产和低出生体重的风险。

三、诊断与鉴别诊断

（一）诊断

1. 病史

在诊断妊娠期心脏病时，详细询问患者的既往史至关重要，尤其是心脏病家族史、先天性或获得性心脏病史。了解患者妊娠期症状的变化、症状的起始时间、加重与缓解的因素，以及是否有与妊娠相关的并发症（如妊娠期高血压、妊娠期糖尿病等）尤为重要。患者的心脏病治疗史和手术史也是判断疾病严重程度和制定治疗方案的关键线索，如是否有瓣膜手术史、心脏搭桥手术史等。

2. 临床体征

临床体征的检查在妊娠期心脏病的诊断中起着基础性作用。在体格检查中，需注意观察是否有水肿（尤其是下肢或全身水肿）、胸痛、呼吸急促、心悸等症状。通过触诊和听诊，结合心脏杂音、肺部啰音、肝脾肿大的检查，可以帮助初步判断心脏病的类型。心脏杂音的性质、位置及强度可为诊断心脏瓣膜病提供重要线索，如二尖瓣狭窄或主动脉瓣关闭不全等。

3. 实验室检查

常规的血常规检查有助于识别贫血或感染等潜在问题。对于怀疑心力衰竭的患者，脑钠肽（BNP）水平的升高是一个重要的生物标志物，提示可能存在心脏负荷增加或心力衰竭。心电图（ECG）用于检测可能存在的心律失常，特别是在冠状动脉粥样硬化性心脏病或扩张型心肌病患者中，如心房颤动或心房扑动等。血气分析对于评估患者是否存在呼吸衰竭或酸碱失衡，尤其在急性肺水肿时尤为重要。此外，肝肾功能的监测也非常重要，因为妊娠合并心脏病可能导致肝肾功能不全。

4. 影像学检查

（1）胸部X线检查：是妊娠期心脏病常用的初步影像学工具。它有助于评估心脏大小、形态及肺部病变。通过X线影像，可以观察到肺水肿的迹象（如双侧肺底毛玻璃样影像）、心脏扩大、心包积液及其他可能影响胸腔的病变。对妊娠期心脏病患者来说，X线影像是评估心肺功能是否受损的有力工具，尤其在急性症状出现时。

（2）超声心动图：被认为是评估心脏结构和功能的金标准。它不仅能有效评估心脏瓣膜病、心脏扩大和心室功能，还能提供关于血流动力学的详细信息，如左心室射血分数、二尖瓣反流等。对于妊娠期心脏病患者，超声心动图能够提供动态实时的心功能数据，有助于及时发现心脏的潜在问题并指导治疗。

（3）心脏CT或MRI：主要用于更详细地评估心脏结构，特别是在怀疑冠状动脉病变或复杂心脏病变（如心肌病变、先天性心脏病等）时，提供更高分辨率的影像。这些检查可以帮助识别冠状动脉狭窄、血流异常及心脏其他结构性病变，为治疗决策提供重要依据。

（4）24小时动态心电图（Holter监测）：用于连续监测患者的心电活动，特别适用于发现心律失常或突发的心律异常，如房颤、室性期前收缩等。这一检查能够实时记录并分析患者在日常生活中的心律变化，有助于诊断心律失常的发生模式和严重程度，进而指导临床治疗。

5. 孕期超声检查

孕期超声检查不仅可以用来评估胎儿的生长和发育，还能够监测妊娠期的血流动力学变化。特别是子宫动脉的血流阻力及胎盘的供血情况，对妊娠期高血压和心脏病患者的评估至关重要。超声检查可以帮助判断是否存在胎儿生长受限或过大的风险，并指导后续的治疗和分娩方案。

（二）鉴别诊断

1. 妊娠期高血压和妊娠期高血压相关疾病

妊娠期高血压及其相关疾病，如子痫前期，常见于妊娠20周后，表现为高血压、水肿、蛋白尿及头痛等症状。妊娠期高血压是一种高血压状态，通常与蛋白尿或器官功能损害无关，而子痫前期则可能伴随系统性损害，如肝肾功能异常。对比心脏病引起的症状，妊娠期高血压患者通常没有显著的胸痛、呼吸急促等症状。通过尿检、血压检测和肾功能检查，可以明确诊断，鉴别心脏病引起的高血压症状。妊娠期高血压的患者需要密切监测血压、尿液蛋白、肾功能及胎儿生长，以避免并发症的发生。

2. 肺部疾病

妊娠期女性可能并发肺部疾病，如肺炎、慢性阻塞性肺病（COPD）、哮喘等，这些疾病会导致呼吸急促、胸痛和乏力等症状。与妊娠期心脏病症状相似，肺部疾病的表现也可能包括呼吸困难和乏力，因此需要通过胸部X线检查、肺功能测试和血气分析等进一步评估。肺炎表现为发热、咳嗽和呼吸急促，慢性阻塞性肺病则表现为慢性咳嗽和喘息，而哮喘则以可逆性呼吸道阻塞为特点。通过这些检查，能够有效区分肺部疾病与心脏病的症状。

3. 贫血

贫血是妊娠期常见的并发症，可能引起乏力、呼吸急促、心率加快等症状，且常伴随面色苍白、皮肤苍白和易疲劳。贫血的发生通常与铁离子、叶酸或维生素 B_{12} 的缺乏有关，而与妊娠期心脏病不同，贫血患者心脏杂音较少，且无明显水肿。通过血常规检查，特别是血红蛋白、血细胞比容、血清铁和转铁蛋白水平的测定，可以确诊贫血并与心脏病引起的症状进行鉴别。

4. 急性腹部疾病

急性腹部疾病，如急性胃肠炎、急性阑尾炎等，可能引起上腹部不适、恶心、呕吐等症状，与心脏病引起的胸痛或乏力表现相似。急性胃肠炎通常伴随腹泻和胃部不适，而急性阑尾炎则表现为右下腹的持续性疼痛。通过腹部体检、实验室检查（如白细胞计数）及影像学检查（如腹部超声、CT 扫描），可以排除这些腹部疾病。

5. 肾疾病

肾疾病，如肾衰竭和肾水肿，可能引起水肿和高血压，尤其是在妊娠期并发高血压的患者中。肾衰竭患者通常表现为浮肿、尿量减少和电解质紊乱，而肾水肿可能导致下肢水肿加重。通过尿检（如尿液蛋白、尿比重）和肾功能检查（如血肌酐、尿素氮）可以鉴别肾疾病与心脏病的症状，明确诊断并采取相应治疗。

四、治疗措施

1. 药物治疗

（1）利尿剂：对于有水肿、肺水肿或心力衰竭的孕妇，利尿剂（如呋塞米）可用于减轻体液负担和改善心功能。使用时需要注意剂量控制，以避免过度利尿导致低血压和电解质紊乱。

（2）β 受体阻滞剂：β 受体阻滞剂（如美托洛尔、阿莫洛尔）可用于控制心率、缓解心绞痛，尤其适用于存在冠状动脉粥样硬化性心脏病或高血压性心脏病的孕妇。此类药物有助于减轻心脏负担，并提高心脏的有效输出量。

（3）钙通道阻滞剂：如硝苯地平、地尔硫䓬，可以用于治疗高血压、心律失常及某些瓣膜性心脏病。它们有助于扩张血管、降低血压，减少心脏的负担。

（4）血管紧张素转换酶 ACE 抑制剂和血管紧张素 II 受体拮抗剂（ARBs）：如贝纳普利与厄贝沙坦，通常不推荐在妊娠期使用，因为它们可能导致胎儿发育异常和肾功能损害，尤其是妊娠初期。

（5）抗凝药物：孕妇合并心脏病时，尤其是存在人工心脏瓣膜、心房颤动或深静脉血栓形成风险的情况下，可能需要抗凝治疗。首选药物是低分子肝素（如依诺肝素），它相对安全，不易穿过胎盘，避免使用华法林等口服抗凝药物。

（6）心力衰竭治疗药物：对于患有心力衰竭的孕妇，可使用洋地黄类药物（如地高辛）来增强心脏的泵血功能。然而，洋地黄在妊娠期的使用要谨慎，需避免过量。

（7）利尿剂和 ACE 抑制剂的替代药物：对于孕期心力衰竭的治疗，应避免使用可能对胎儿造成危害的药物（如 ACE 抑制剂），可根据病情调整药物类型，使用更安全的替代药物。

2. 非药物治疗

（1）生活方式的调整：孕妇应避免剧烈体力活动，保持良好的休息。适当的休息有助于减少心脏负担，改善心脏血液回流，避免过度劳累引起的症状加重。避免情绪激动和紧张，因为情绪波动可能加重心脏负担。

（2）低盐饮食：孕妇（尤其是有水肿、心力衰竭的患者）应控制盐的摄入，减少水钠潴留，从而减轻心脏负担。

（3）体重控制：适当的体重控制是防止水肿和心脏负担过重的有效方法。过度的体重增加可能使心脏病患者的症状加剧，因此要根据医生的指导，保持适宜的体重增长。

（4）定期监测：妊娠合并心脏病的患者应定期接受产前检查，尤其是心功能监测、血压监测、尿液检查和胎儿发育监测。通过超声心动图等检查评估心脏的结构和功能，以及及时发现潜在的并发症。

3. 手术治疗

（1）心脏瓣膜手术：对于妊娠合并风湿性心脏病引起的心脏瓣膜病（如二尖瓣狭窄、二尖瓣关闭不全），若症状严重且药物治疗无效，可能需要考虑进行瓣膜修复或置换手术。然而，心脏手术通常推荐在分娩后进行，以减少对胎儿的影响。

（2）冠状动脉旁路移植术（CABG）：对于存在严重冠状动脉粥样硬化性心脏病的孕妇，若症状严重并且药物治疗效果不佳，可以考虑进行CABG。此手术通常在分娩后进行，但若孕妇生命危险较大，分娩后可能需要及时手术干预。

（3）介入治疗：对于某些心脏病患者，尤其是存在血管狭窄或心脏瓣膜问题时，可以考虑进行介入治疗，如经皮冠状动脉介入治疗（PCI）或经皮瓣膜修复手术。然而，这类治疗需要特别谨慎，且最好在非孕期进行。

4. 分娩管理

（1）分娩方式的选择：

1）自然分娩：对于病情稳定且无明显心力衰竭的患者，可以选择自然分娩。然而，分娩时的宫缩可能增加心脏负担，因此需要密切监控产妇的心功能，必要时可以选择使用镇痛药物或监测药物来减少心脏负担。

2）剖宫产：对于症状严重、心力衰竭明显或其他高危心脏病的孕妇，可能需要选择剖宫产。剖宫产减少了分娩过程中宫缩引起的心脏负担，但术后恢复过程中的心脏负担仍需谨慎管理。

（2）麻醉管理：在分娩过程中，麻醉管理十分关键。对于合并心脏病的孕妇，应尽量避免使用可能导致低血压的麻醉药物。硬膜外麻醉通常较为安全，但仍需密切监控血压和心功能。

（3）产后护理：产后，患者需要接受密切的心功能监测，特别是在剖宫产或心力衰竭较为严重的情况下。给予适当的利尿剂、β受体阻滞剂等药物，同时也需要监测产后水肿、血压和心电图。

5. 产后管理

妊娠合并心脏病的产后管理同样重要，应确保心功能的恢复和对心衰症状的控制。对于长期存在心脏病的孕妇，产后应定期随访，监测心功能、血压、心率等指标，确保心脏病没有进一步加重。

第二节　妊娠合并糖尿病

一、病因病理

（一）病因

1. 孕期激素变化

妊娠期间，孕妇体内的激素水平发生显著变化，这些变化在很大程度上影响了胰岛素的分泌与作用。主要的激素包括孕激素、雌激素、人类绒毛膜促性腺激素（hCG）及人胎盘催乳素等。这些激素通过多种机制改变胰岛素的敏感性，尤其是孕激素和胎盘分泌的激素能够抑制胰岛素的作用，导致胰岛素抵抗性逐渐增加。随着妊娠的进展，尤其在妊娠后期，这些激素的作用更为明显，导致胰岛素的生理需求增大，从而引发糖代谢紊乱和妊娠期糖尿病的发生。

2. 胰岛素抵抗的增加

妊娠期胎盘分泌的多种激素（如人类绒毛膜促性腺激素、人胎盘催乳素等）直接作用于母体，逐渐增加胰岛素的抵抗性。胰岛素抵抗是指体内组织对胰岛素的反应减弱，胰岛素无法有效地促进葡萄糖的摄取和利用。因此，随着妊娠期的进展，尤其是进入妊娠后期，胰岛素的需求明显增加。当胰腺β细胞无法充分分泌足够的胰岛素以克服这种抵抗时，血糖水平会升高，进而可能发展为妊娠期糖尿病。

3. 胰岛功能受损

部分孕妇可能存在胰腺β细胞功能相对不足的情况。β细胞是胰岛素的主要分泌来源，妊娠期间随着胰岛素需求的增加，这些β细胞需要承受更大的负担。如果β细胞的分泌能力未能完全补偿胰岛素抵抗，血糖水平将持续升高，进一步加重妊娠期糖尿病的风险。此外，部分孕妇的胰岛素分泌能力本就存在缺陷，导致无法维持正常的血糖水平。

4. 遗传因素

家族史是妊娠期糖尿病的重要危险因素。如果孕妇的直系亲属，尤其是母亲，曾患有糖尿病，则其患妊娠期糖尿病的风险会显著增加。遗传因素主要通过影响胰岛素敏感性和胰岛素分泌功能来增加糖尿病的发生概率。具体机制可能涉及胰岛素受体的遗传变异、胰腺β细胞的遗传缺陷等。

5. 饮食和生活方式因素

孕妇的饮食结构和生活方式也对妊娠期糖尿病的发生具有重要影响。高糖、高脂饮食，不规律的进餐习惯及缺乏运动都会导致胰岛素抵抗的加重。尤其是过度摄入高糖和高脂肪食物，会促使体内脂肪沉积，增加胰岛素的负担，最终导致胰岛素无法有效控制血糖水平，增加妊娠期糖尿病的风险。适当的饮食调控、规律的锻炼及健康的生活方式能够有效降低妊娠期糖尿病的发生概率。

（二）病理

1. 胰岛素抵抗

在妊娠过程中，随着胎盘的发育，孕妇体内的多种激素（如孕激素、雌激素、人胎盘催乳素和人类绒毛膜促性腺激素等）增加。这些激素通过多种途径作用于母体，引起胰岛素敏感性的下降。正常情况下，胰岛素通过促进细胞对葡萄糖的摄取，帮助降低血糖水平。

然而，在妊娠期，胰岛素的作用被抑制，导致血糖浓度升高。

2. 胰岛β细胞功能障碍

妊娠期的胰岛β细胞分泌胰岛素的能力通常会随着胰岛素抵抗的增加而增强。然而，部分孕妇的胰岛β细胞功能不足，无法通过分泌更多的胰岛素来应对胰岛素抵抗的增加，从而导致血糖升高。随着妊娠期的进展，胰岛β细胞的功能逐渐达到极限，不能再有效应对胰岛素需求的增加。

3. 胰岛素分泌失衡

在妊娠合并糖尿病中，尽管胰岛β细胞可以分泌胰岛素，但其分泌量不足以克服妊娠期胰岛素抵抗的增加。部分妊娠合并糖尿病的患者，胰岛素分泌较为正常，但对胰岛素的敏感性明显降低，导致血糖持续偏高。胰岛素分泌失衡和胰岛素抵抗共同作用，导致妊娠期糖尿病的发生。

4. 胎盘激素的影响

胎盘分泌的激素（如人类绒毛膜促性腺激素、人胎盘催乳素、雌激素和孕激素等）在妊娠后期明显增多。这些激素具有胰岛素拮抗作用，能够抑制母体的胰岛素功能，进而引发胰岛素抵抗。尤其是人胎盘催乳素，其分泌增加会促进胰岛素抵抗，进而导致血糖水平升高。

5. 代谢紊乱

妊娠合并糖尿病的患者常伴有脂代谢紊乱，主要表现为高血糖、高甘油三酯和低高密度脂蛋白（HDL）。这些代谢紊乱会进一步加重胰岛素抵抗，并对血糖的控制产生负面影响。

二、临床表现

1. 多尿

妊娠期间，体内的代谢变化会导致孕妇尿量的增加。对于妊娠合并糖尿病的患者，高血糖状态下，血糖超出肾的重吸收能力，导致葡萄糖进入尿液中。由于葡萄糖的存在，肾为避免高渗透压力的产生，会排出大量水分，导致多尿症状。这种多尿通常表现为频繁的排尿，尤其在白天和夜间均可发生。

2. 口渴与多饮

高血糖状态下，体内通过多尿排出过多水分，从而造成脱水。机体为了维持水盐平衡，产生强烈的口渴感，孕妇通常表现出异常的口渴并且饮水量显著增加。此类症状往往伴随有口干和舌燥等症状，甚至在增加水分摄入后，仍难以缓解口渴感。

3. 乏力与疲劳

妊娠期糖尿病使细胞无法有效地利用血糖作为能量来源。由于葡萄糖的利用受限，机体的能量供应不足，表现为持续的乏力与疲劳。孕妇可能感觉整日疲惫，甚至日常活动也感到困难。这种能量匮乏感不仅影响正常的妊娠活动，也可能干扰孕妇的情绪和整体健康。

4. 视物模糊

高血糖状态下，血糖水平的升高可能导致体内液体和电解质平衡发生紊乱，眼球内的晶状体暂时性肿胀，进而影响视力。这通常表现为视物模糊或视觉变化。孕妇可能出现远近不清、眼前雾气等症状，尽管这种模糊视力是暂时性的，但若未及时控制血糖，可能会加重视力问题。

5. 体重增长异常

妊娠期糖尿病患者通常体重增加较快，超出正常妊娠期体重增加的范围。高血糖状态下，血糖无法有效进入细胞，导致血糖水平持续升高，并可能促进脂肪存储和体重增加。此外，胎儿通常会受到母体高血糖的影响，体重增长也可能超过正常范围，这可能导致胎儿过大（巨大儿）。母体腹围增大，可能会影响妊娠期的正常体重控制，并增加分娩时的风险。

三、诊断与鉴别诊断

（一）诊断

1. 筛查和糖耐量测试

妊娠合并糖尿病的筛查通常在妊娠 24 ～ 28 周之间进行。常见的筛查方法是口服葡萄糖耐量试验（OGTT）。

（1）75g OGTT：患者空腹后，饮用含 75g 葡萄糖的溶液，1 小时和 2 小时后分别测量血糖水平。

（2）空腹血糖 ≥ 5. 1mmol/L 或 1 小时血糖 ≥ 10. 0mmol/L 或 2 小时血糖 ≥ 8. 5mmol/L 可诊断为妊娠期糖尿病。

（3）100g OGTT：有些情况下，尤其是在 OGTT 筛查结果可疑时，可能需要进一步使用 100g 葡萄糖进行 OGTT，诊断标准为以下方面。

1）空腹血糖≥ 5. 3mmol/L。

2）1 小时血糖≥ 10. 0mmol/L。

3）2 小时血糖≥ 8. 6mmol/L。

4）3 小时血糖≥ 7. 8mmol/L。

如果其中任意两项或更多项目超标，即可诊断为妊娠期糖尿病。

2. 空腹血糖检查

若患者空腹血糖≥ 5. 1mmol/L，可初步诊断为妊娠合并糖尿病。但单一空腹血糖不够准确，通常需要与 OGTT 联合使用。

3. 糖化血红蛋白测定

糖化血红蛋白（HbA1c）测定通常用于非妊娠期糖尿病的诊断，但在妊娠期糖尿病的诊断中应用较少。其作为筛查工具在妊娠期糖尿病中的可靠性较差，因其受孕期生理变化的影响。

4. 症状和诊断

如果孕妇出现典型的糖尿病症状，如多尿、多饮、疲劳等，且有高风险因素（如肥胖、家族史等），应尽早进行筛查，并结合血糖检测确认是否为妊娠期糖尿病。

（二）鉴别诊断

1. 1 型糖尿病与 2 型糖尿病

（1）1 型糖尿病：通常在年轻人中发生，由于胰岛 β 细胞的破坏，胰岛素分泌缺乏。它的诊断通常在妊娠之前，且伴有酮症酸中毒等典型症状。

（2）2 型糖尿病：通常发生在妊娠前，且具有长期的胰岛素抵抗和胰岛素分泌不足。

妊娠期2型糖尿病通常会在早期通过糖耐量测试被发现，但其发病机制与妊娠合并糖尿病不同。

2. 其他内分泌疾病

如甲状腺功能亢进症、库欣综合征等内分泌疾病，可能表现为体重减轻、多尿等症状，需与妊娠期糖尿病鉴别。通过激素水平测定（如甲状腺激素、皮质醇水平等）可协助诊断。

3. 尿路感染

孕期多尿、多饮等症状也可能由尿路感染引起，尤其是当伴有尿痛、发热等时。尿液检查可以帮助区分这两者，尿路感染通常伴有白细胞或细菌的出现。

4. 妊娠期高血压和妊娠中毒症（先兆子痫）

妊娠期高血压和妊娠中毒症可能伴有浮肿和高血压，虽然这些疾病不直接引起高血糖，但它们会影响妊娠期的血糖控制。通过测量血压和尿蛋白等手段，可以与妊娠期糖尿病区分。

5. 多囊卵巢综合征

多囊卵巢综合征（PCOS）常伴有胰岛素抵抗，且存在肥胖、月经紊乱等症状。尽管这与妊娠合并糖尿病有相似的代谢特点，但多囊卵巢综合征的诊断通常通过超声和激素水平检查来确认。

四、治疗措施

1. 生活方式干预

（1）饮食管理：

1）控制碳水化合物的摄入：减少高GI（升糖指数）食物的摄入，如糖分高的饮料、甜点等。适量摄入低GI食物（如全谷物、蔬菜、坚果等）有助于平稳血糖波动。

2）分餐制：采用分餐制的饮食方式，每日多次进餐（通常是4～6餐），避免暴饮暴食。餐后两小时的血糖控制是关键。

3）适量的蛋白质和健康脂肪：蛋白质和脂肪对控制餐后血糖波动有帮助，但应避免摄入过多的饱和脂肪。

4）定期进餐：保持稳定的血糖水平，避免过长时间不进食导致低血糖。

（2）运动干预：

1）散步：每日30分钟的步行运动，分为若干次进行。

2）孕妇瑜伽：可以增加柔韧性和舒缓压力，改善代谢功能。

3）游泳：对关节压力小，有助于提高全身的运动能力。

（3）体重管理：妊娠期体重的管理同样至关重要。体重增加过快可能会加重胰岛素抵抗，并对胎儿产生不利影响。孕妇在孕期应定期监测体重，遵循合理的体重增长标准。体重增加过快时，可能需要调整饮食和运动方案。

2. 血糖监测

（1）自我血糖监测：孕妇应定期自测血糖，特别是餐前和餐后1～2小时。理想的血糖控制目标如下。

1）空腹血糖：3.9～5.1mmol/L。

2）餐后1小时血糖：＜7.8mmol/L。

3）餐后 2 小时血糖：＜6.7mmol/L。

（2）糖化血红蛋白（HbA1c）监测：虽然糖化血红蛋白（HbA1c）在孕期变化较大，但对长期血糖控制的评估仍然具有参考意义。理想的 HbA1c 值应控制在 6.0%～6.5% 之间。

3. 药物治疗

（1）胰岛素治疗：胰岛素是妊娠期糖尿病治疗中的首选药物。它通过注射的方式给药，可以有效控制血糖水平，确保其维持在理想范围内。胰岛素治疗分为长效和短效两种类型，分别对应不同的血糖控制需求。

1）长效胰岛素：主要用于控制空腹血糖水平，通常在晚餐后或睡前注射，以维持平稳的基础胰岛素水平。

2）短效胰岛素：主要用于餐后高血糖的控制，在餐前注射，以应对餐后血糖的升高。

胰岛素治疗的剂量应根据孕妇的血糖水平进行个体化调整。在妊娠期，随着胰岛素需求的变化，孕妇的胰岛素剂量需要定期监测和调整。大多数妊娠期糖尿病患者在分娩后，胰岛素需求会减少，因此必须在产后继续监测血糖并适时减少胰岛素剂量。

（2）口服降糖药物：在某些情况下，如果胰岛素不适用或患者拒绝注射胰岛素，可以考虑使用口服降糖药物。然而，口服药物的使用在妊娠期糖尿病治疗中仍然存在一定争议。虽然某些药物（如格列齐特和二甲双胍）在某些地区曾被用于治疗妊娠期糖尿病，但许多专家仍建议使用胰岛素作为首选药物，因为某些口服药物可能对胎儿产生不良影响。

4. 定期监测和随访

（1）定期产前检查：妊娠期糖尿病患者应定期进行产前检查，包括血糖水平监测、胎儿生长评估和胎心监测。这些检查有助于评估胎儿是否受到了过度血糖暴露的影响，确保母婴健康。

（2）胎儿监护：妊娠期糖尿病可能导致胎儿过大（巨大儿）的风险增加，因此定期的超声检查对于评估胎儿的生长情况至关重要。此外，应定期监测胎心音，以便及早发现胎儿可能存在的异常。

（3）评估分娩方式：妊娠期糖尿病增加了胎儿过大的风险，因此分娩方式的选择至关重要。应根据胎儿体重、孕妇的血糖控制情况及其他并发症（如妊娠期高血压）来决定是否选择阴道分娩或剖宫产。

5. 分娩管理

（1）血糖控制：在分娩前，确保孕妇的血糖得到良好控制是非常重要的。如果孕妇在分娩时血糖过高，可能需要在分娩过程中通过胰岛素调整血糖水平。

（2）分娩方式选择：由于妊娠期糖尿病可能导致巨大儿或其他并发症（如妊娠期高血压），分娩方式的选择可能需要根据胎儿体重、孕妇的血糖控制情况及其他健康因素决定。若胎儿过大或孕妇有严重并发症，可能需要剖宫产分娩。反之，如果胎儿体重适中且母体血糖控制良好，阴道分娩可能是一个较为理想的选择。

（3）产后监测：分娩后，孕妇的血糖水平通常会迅速恢复正常，但仍需进行密切监测。一般来说，分娩后 24 小时内进行血糖检查是必要的，以确保血糖稳定且恢复正常。此外，部分女性可能会在产后继续面临血糖异常的风险，因此应根据情况持续跟踪和管理。

第三节　妊娠合并病毒性肝炎

妊娠合并病毒性肝炎是指在妊娠期，孕妇感染肝炎病毒（如乙型肝炎、丙型肝炎、丁型肝炎等）导致的肝功能异常，表现为不同程度的肝损害和肝功能不全。病毒性肝炎对孕妇及胎儿的健康均可产生重要影响，严重者可能导致产前、产中及产后并发症，甚至危及生命。

一、病因病理

（一）病因

1. 乙型肝炎病毒感染

乙型肝炎病毒（HBV）是引起病毒性肝炎的主要病原之一，具有较高的母婴传播风险。HBV 感染的传播途径主要包括血液传播、性传播及母婴传播。在妊娠期，孕妇的 HBV 感染可能通过胎盘传播给胎儿，尤其是在分娩过程中，病毒可能通过接触血液或体液传播给新生儿。乙型肝炎母婴传播是影响胎儿健康的关键因素，因此，妊娠期乙型肝炎的管理十分重要。对 HBV 感染的孕妇，通常需要进行乙型肝炎免疫球蛋白（HBIG）及疫苗接种的干预，以减少母婴传播的风险。

2. 丙型肝炎病毒感染

丙型肝炎病毒（HCV）主要通过血液传播，尤其在注射毒品使用者和接受血液透析的患者中高风险。虽然母婴传播的风险相对较低，但在分娩时，HCV 感染孕妇仍可能通过血液传播病毒给胎儿。妊娠期 HCV 感染的管理需要特别注意，尤其是在孕妇有高病毒载量时。尽管 HCV 感染本身不会直接影响胎儿发育，但母婴传播的可能性需要通过适当的产前管理措施进行控制。

3. 丁型肝炎病毒感染

丁型肝炎病毒（HDV）是一种缺乏包膜的病毒，它只能在乙型肝炎病毒感染的背景下存在，因此，孕妇感染 HDV 时通常伴随有 HBV 感染。HDV 感染的妊娠期表现与乙型肝炎相似，然而 HDV 感染通常会引起更严重的肝损害，可能导致急性肝衰竭，增加孕妇的死亡风险。对 HDV 感染的管理，通常需要联合治疗乙型肝炎，并进行密切的肝功能监测。

4. 甲型肝炎病毒感染

甲型肝炎是由甲型肝炎病毒（HAV）引起的急性病毒性肝炎，主要通过粪 - 口途径传播。尽管甲型肝炎在妊娠期的发生较少，但在部分发展中国家和卫生条件差的地区，甲型肝炎仍可能发生暴发性传播。甲型肝炎在妊娠期的母婴传播风险较低，但其急性肝损害可能会影响孕妇的健康，尤其是在孕晚期，可能加重肝功能损害。

5. 戊型肝炎病毒感染

戊型肝炎是一种通过粪 - 口途径传播的病毒性肝炎，主要见于发展中国家的流行。戊型肝炎病毒（HEV）感染在妊娠期可能导致重症肝炎，尤其是在孕妇的第三孕期，感染可能迅速进展为急性肝衰竭，并增加孕妇的死亡风险。戊型肝炎的孕期感染具有较高的孕产妇死亡率，因此需要特别重视其防治，尤其是在高风险地区。

（二）病理

1. 肝细胞损伤

所有类型的病毒性肝炎（包括乙型、丙型、甲型、戊型等）均可引起肝细胞的损伤。

病毒通过直接感染肝细胞并引发局部免疫反应，导致肝细胞受到炎症、肿胀、坏死等不同程度的损害。肝细胞损伤通常伴随有炎症浸润，主要是由 T 细胞介导的免疫反应引起的，这种免疫反应会进一步加剧肝细胞的损害，形成病理特征性的肝炎症反应。

2. 肝炎症反应

病毒性肝炎的炎症反应由机体免疫系统的活化所致，特别是通过 T 细胞和细胞因子的作用，导致肝大、压痛等临床表现。炎症的严重程度与肝炎的急慢性过程、病毒载量及个体的免疫状态密切相关。在妊娠期，孕妇免疫功能的变化可能影响炎症反应的强度，并可能加剧肝功能异常，增加肝损害的风险。

3. 肝纤维化

长期慢性病毒性肝炎可能导致肝纤维化的发生。随着病程的延长，持续的肝细胞损伤和慢性炎症反应会激活肝星状细胞，促进胶原蛋白的沉积，形成纤维化病变。肝纤维化如果未能得到有效控制，可能逐渐进展为肝硬化。在妊娠期，肝纤维化不仅可能影响肝的解毒功能，还可能加剧妊娠合并症的发生，如高血压、子痫前期等，严重时可能影响母婴健康。

4. 胆汁淤积

在某些类型的病毒性肝炎（如戊型肝炎、甲型肝炎）中，病毒感染可引起肝小管损伤，导致胆汁排泄障碍，从而引发胆汁淤积。这一过程常表现为黄疸（皮肤和巩膜发黄）和皮肤瘙痒等症状。胆汁淤积不仅影响肝功能，还可能对孕妇和胎儿产生不良影响，尤其是对于孕晚期的妊娠女性，可能增加早产、胎儿窘迫等风险。

5. 孕期肝功能改变

妊娠期肝本身存在一定的生理性变化，如轻度的肝酶升高和胆红素轻微升高等。然而，当妊娠期合并病毒性肝炎时，肝功能异常往往更加显著，表现为血清谷丙转氨酶（ALT）、谷草转氨酶（AST）、碱性磷酸酶（ALP）等肝功能指标的异常升高。这些生化指标的升高通常反映肝受到一定程度的损害，可能导致肝的解毒能力下降，影响妊娠期的健康管理和胎儿的生长发育。

二、临床表现

1. 甲型肝炎

甲型肝炎通常表现为急性起病，症状较为急剧。患者常出现乏力、食欲下降、恶心、呕吐、上腹部不适等消化道症状。黄疸是甲型肝炎的典型临床表现，大多数患者在初期即出现明显的黄疸，通常伴随肝功能异常，特别是谷丙转氨酶（ALT）和谷草转氨酶（AST）水平的升高。尽管甲型肝炎极少发展为慢性病，但在部分孕妇，特别是妊娠晚期，可能引起严重的急性肝衰竭，导致凝血功能障碍、肝性脑病等危及母婴生命的并发症。妊娠期的甲型肝炎需特别重视，及早识别和干预对预防母婴并发症至关重要。

2. 乙型肝炎

乙型肝炎在孕期表现为急性和慢性两种形式。急性乙型肝炎通常表现为乏力、恶心、呕吐、上腹不适、食欲下降等症状，部分孕妇可能伴随黄疸。大多数乙型肝炎患者为轻症，但少数患者可能会发展为急性肝衰竭，进而出现凝血功能障碍和肝性脑病等严重并发症。慢性乙型肝炎的孕妇可能在孕期表现为长期的轻度症状，如持续的疲劳、轻度黄疸等，部分患者存在肝功能的波动，甚至可能合并肝硬化或肝肿瘤，这些症状和病理变化需要密切监测和管理。

3. 丙型肝炎

急性丙型肝炎的临床表现通常较为隐匿，大多数患者无明显症状，少数患者出现乏力、食欲下降、轻度的肝区疼痛等不典型症状。尽管肝功能异常较为显著，但黄疸较少见。慢性丙型肝炎患者常表现为慢性疲劳、间歇性恶心、轻度的上腹不适及食欲下降等症状，部分孕妇在孕期可能出现显著的肝功能损害，甚至发展为肝硬化，给妊娠过程带来一定风险。

4. 戊型肝炎

戊型肝炎的孕妇通常表现为急性起病，类似甲型肝炎，出现乏力、恶心、呕吐、食欲下降和上腹不适等症状。妊娠期戊型肝炎的最严重并发症是急性肝衰竭，尤其是在孕晚期，戊型肝炎可能导致重症肝衰竭，死亡率较高。孕妇发生戊型肝炎时，肝功能损害严重，伴有明显的黄疸和胆红素升高，可能引起黄疸加重，需紧急处理。

5. 丁型肝炎

丁型肝炎通常与乙型肝炎合并感染，因此其症状与乙型肝炎类似，但病情通常更加严重。孕期合并丁型肝炎的孕妇常表现为持续的恶心、呕吐、乏力、上腹疼痛、食欲下降及明显的黄疸等症状。部分孕妇可能合并慢性乙型肝炎和丁型肝炎的联合感染，长期肝功能不全和纤维化可能导致严重的肝病变，进而发展为肝硬化，这对妊娠期的管理提出了更高的挑战。

三、诊断与鉴别诊断

（一）诊断

1. 肝功能检查

肝功能检查在病毒性肝炎的诊断中至关重要，常见的指标包括血清转氨酶（ALT、AST）、碱性磷酸酶（ALP）和胆红素。ALT 和 AST 的升高通常提示肝细胞损伤，反映肝的急性炎症或损伤过程。ALP 升高则可能与胆汁淤积或肝小管损伤相关。胆红素水平的升高常见于黄疸的出现，是病毒性肝炎的典型症状之一，并提示肝功能异常。

2. 病毒学检测

病毒学检测对于确诊病毒性肝炎至关重要。乙型肝炎病毒（HBV）感染可通过检测血清中的乙型肝炎表面抗原（HBsAg）和乙型肝炎病毒 DNA 进行确认，并监测病毒载量。丙型肝炎病毒（HCV）感染则通过丙型肝炎抗体（Anti-HCV）和 HCV-RNA 检测来诊断。甲型肝炎和戊型肝炎则通过检测相应的 IgM 抗体来确诊急性感染。此外，HBV、HCV、HEV、HDV 的血清学标志物不仅有助于明确病毒感染类型，还能评估病毒载量和免疫应答情况，为个体化治疗提供支持。

3. 肝影像学检查

肝影像学检查，尤其是肝超声，是评估肝大小、质地及是否存在肝损伤的重要手段。通过超声检查可以观察肝的结构变化，如是否有脂肪肝、肝硬化或肝肿瘤等病理改变，从而帮助进一步判断疾病的进展程度。

4. 肝功能检测

对于孕妇出现严重肝功能损害的情况，需要进行凝血功能和肝功能的全面评估。凝血酶原时间（PT）和国际标准化比值（INR）是评估肝合成功能的重要指标，尤其是在肝衰竭的患者中，凝血功能的监测尤为重要。此类检测有助于判断肝损伤的严重程度，及时采取干预措施。

5. 孕妇的免疫学检测

妊娠期免疫系统的变化可能影响病毒性肝炎的临床表现。妊娠期间，免疫系统的抑制作用可能使肝炎症状不典型或隐匿，甚至导致慢性病毒性肝炎的潜在恶化。因此，孕妇的免疫学检测，包括病毒携带状况、抗体水平及免疫功能评估，对于病毒性肝炎的临床管理至关重要。这些检测有助于评估孕妇的免疫反应，决定是否需要进一步干预或治疗。

（二）鉴别诊断

1. 妊娠期肝内胆汁淤积症

妊娠期肝内胆汁淤积症（ICP）是一种常见的妊娠相关肝疾病，通常在孕中晚期出现。ICP 的主要症状为瘙痒，尤其在掌心、足底更为明显，此外，部分患者可出现黄疸及肝功能异常。与病毒性肝炎不同，ICP 通常不会伴有明显的恶心、呕吐及食欲下降等症状，且临床表现较为局限于皮肤症状。ICP 的病因通常与孕激素水平变化相关，胆汁酸的代谢异常导致胆汁淤积，影响肝功能。

2. 急性脂肪肝

急性脂肪肝（AFLP）是妊娠期的另一种严重肝病理，通常发生在妊娠晚期。其表现为恶心、呕吐、上腹疼痛、黄疸及肝肿大。该病理改变通过影像学检查，如肝超声或 CT 扫描，常见肝脂肪变性，且与病毒性肝炎的标志物不同，病毒学检查未发现相关病原。急性脂肪肝的发生与母体的代谢异常、脂肪酸代谢障碍有关，且可能导致严重的肝衰竭。

3. 肝肿瘤或肝硬化

妊娠期的肝硬化或肝肿瘤也可能导致肝功能异常。肝硬化可能由于慢性肝病或肝炎引起，而肝肿瘤则可能是由肝细胞癌或良性肿瘤如肝血管瘤等引起。通过影像学检查（如超声、CT 扫描或 MRI）可以帮助进一步明确诊断，并了解肝的结构改变或肿瘤的性质。

4. 药物性肝损伤

妊娠期使用某些药物，如抗生素、抗病毒药物、止痛药等，可能引发药物性肝损伤。此类损伤的特征通常表现为肝功能异常，并伴有相应的药物使用史。因此，临床上需要详细了解孕妇的用药史，并通过实验室检查排除药物性肝损伤。

5. 自体免疫性肝病

自体免疫性肝病，如自体免疫性肝炎（AIH），也可能在妊娠期间表现为肝功能异常。该类疾病的诊断依赖于免疫学检查，如抗核抗体（ANA）、抗平滑肌抗体（ASMA）等，帮助区分与其他类型的肝病。自体免疫性肝病在妊娠期间可能会加重，需要通过免疫学标志物明确诊断并给予适当的治疗。

四、治疗措施

1. 非药物治疗

（1）休息与营养支持：

1）营养支持：提供高蛋白、高热量的饮食，保证孕妇和胎儿的营养需求。对于存在恶心、呕吐症状的患者，需调整饮食，采取分餐、小量多次的方式。

2）液体补充：对于因呕吐或肝功能异常导致的水、电解质紊乱，适当补充液体和电解质，保持体内水盐平衡。

（2）肝功能监测：定期监测肝功能，包括血清转氨酶（ALT、AST）、总胆红素、白蛋白、凝血酶原时间等指标，及时评估病情变化，尤其是在急性期，肝功能变化较为剧烈。

（3）隔离措施：对于乙型肝炎和丙型肝炎的孕妇，应采取适当的隔离措施，避免与其他孕妇接触，尤其是免疫力较弱的孕妇。

2. 药物治疗

（1）乙型肝炎：

1）抗病毒治疗：对于慢性乙型肝炎的孕妇，尤其是病毒载量较高的患者，可能需要抗病毒治疗。常用药物如恩替卡韦和替诺福韦，是目前推荐的安全药物，在妊娠期被认为相对安全。治疗目标是减少病毒载量，降低母婴传播的风险。

2）替诺福韦：用于乙型肝炎的治疗中，是目前在妊娠期最常使用的抗病毒药物之一。研究显示，替诺福韦对胎儿没有明显的不良影响。

3）恩替卡韦：同样被认为是妊娠期的相对安全药物，可用于治疗乙型肝炎，但其在孕期使用的资料较少，需谨慎使用。

4）母婴传播预防：对高病毒载量的乙型肝炎孕妇，应在妊娠后期（通常在 28 周左右）开始抗病毒治疗，并在分娩时给予新生儿乙型肝炎免疫球蛋白（HBIG）和乙型肝炎疫苗联合免疫，以减少母婴传播。

（2）丙型肝炎：

1）抗病毒治疗：丙型肝炎的抗病毒治疗在妊娠期并不推荐常规使用，因为大多数抗丙型肝炎药物（如直接抗病毒药物 DAAs）尚未在孕妇中进行充分的临床试验。对于慢性丙型肝炎的孕妇，通常采取观察、定期监测的策略。仅在孕期症状严重或肝功能显著下降的情况下，考虑治疗。

2）干扰素和利巴韦林：虽然干扰素曾用于丙型肝炎治疗，但由于其可能对胎儿产生不良影响，通常不推荐在妊娠期使用。

（3）戊型肝炎：戊型肝炎在妊娠期间常表现为严重的肝功能衰竭，尤其是在妊娠后期。妊娠期戊型肝炎患者通常需要住院治疗，采取支持性治疗，如肝功能支持和补液，必要时可考虑肝移植。目前尚无特效的抗病毒药物可以用于妊娠期戊型肝炎的治疗，治疗主要是对症和支持性的。

（4）甲型肝炎：甲型肝炎通常为自限性疾病，通常不需要特异性的抗病毒治疗。孕妇应进行支持治疗，包括补充液体、电解质，提供足够的营养等。少数孕妇可能因甲型肝炎引发肝功能衰竭，需进行住院观察和治疗。

（5）丁型肝炎：丁型肝炎通常与乙型肝炎共感染，治疗方案与乙型肝炎相似。若孕妇有乙型肝炎合并丁型肝炎，可能需要使用抗乙型肝炎的治疗药物，同时采取肝功能支持治疗。

3. 对症治疗

（1）止痛和退黄疸治疗：对于伴有肝区疼痛的孕妇，可以使用适当的止痛药，如对乙酰氨基酚，但需避免使用对肝有毒性的药物。若孕妇出现严重黄疸，需检测胆红素水平，并采取对症支持措施。黄疸症状较轻时无须特殊治疗，但在重症病例中，可能需要调整治疗方案。

（2）预防并发症：对于存在肝衰竭、高凝状态等严重并发症的孕妇，应进行血浆置换、抗凝治疗等干预。若孕妇出现妊娠并发症（如妊娠期高血压、胎儿生长受限等），应与产科紧密合作，确保母婴安全。

（3）监测和管理其他并发症：妊娠合并病毒性肝炎的孕妇易出现其他妊娠并发症，如妊娠期高血压、胎儿窘迫等，需要密切监测并及时处理。

4. 分娩与产后管理

（1）分娩方式选择：乙型肝炎病毒携带者通常选择阴道分娩，但若存在重度肝功能衰竭或其他并发症，可能需要剖宫产。对于丙型肝炎及戊型肝炎患者，分娩方式同样依赖于母亲的整体健康状况。

（2）母婴传播预防：

1）乙型肝炎：分娩时应尽早为新生儿接种乙型肝炎疫苗和乙型肝炎免疫球蛋白（HBIG），并在出生后按计划完成疫苗接种。

2）丙型肝炎：目前没有明确的预防母婴传播的策略，尽管母婴传播的几率相对较低，但孕妇仍需进行产后随访，密切监测新生儿的健康状况。

（3）产后治疗：产后应继续监测孕妇的肝功能，并根据需要调整治疗方案。对于长期慢性病毒感染的孕妇，产后应评估是否继续抗病毒治疗，并定期进行随访。

第四节　TORCH 综合征

TORCH 综合征是指一组由不同的传染性病原引起的疾病，通常通过母婴垂直传播（胎盘传播或分娩时传播），导致新生儿一系列临床症状和发育障碍。TORCH 是一个缩写，代表以下病原。

T：弓形虫。

O：其他病原，如梅毒、麻疹、风疹、巨细胞病毒（CMV）等。

R：风疹病毒。

C：巨细胞病毒（CMV）。

H：单纯疱疹病毒（HSV）。

一、病因病理

（一）病因

1. 弓形虫

弓形虫是一种单细胞寄生虫，广泛存在于猫粪、污染的土壤和未煮熟的肉类中，尤其是羊肉、猪肉和牛肉。妊娠期女性感染弓形虫，尤其是在妊娠初期，具有显著的胎儿危害。感染的主要传播途径为口腔传播（食入污染的食物或接触污染物），也可能通过母婴垂直传播。弓形虫感染可导致 TORCH 综合征，表现为胎儿脑积水、视网膜炎、智力障碍及发育迟缓等。弓形虫感染的治疗主要依赖于抗寄生虫药物，如磺胺类药物和甲氨蝶呤。

2. 风疹病毒

风疹是由风疹病毒引起的急性传染病，主要通过空气飞沫传播。妊娠期间，尤其是孕早期，感染风疹病毒对胎儿有极高的危害性。风疹病毒可通过胎盘垂直传播，导致胎儿严重出生缺陷，如先天性心脏病、白内障、耳聋及脑炎等。风疹感染的预防关键在于疫苗接种，孕妇在妊娠前应确保免疫接种史为阴性或确保接种过风疹疫苗。

3. 巨细胞病毒

巨细胞病毒（CMV）是一种常见的病毒，广泛通过唾液、尿液、血液及性接触传播。在妊娠期，尤其是妊娠早期，母亲感染CMV会显著增加胎儿感染的风险。胎儿感染CMV后，可能导致严重的神经系统损伤，包括脑积水、脑钙化、智力障碍、视力及听力损伤等。CMV感染可通过定期产前筛查进行检测，避免其对胎儿的长期影响。

4. 单纯疱疹病毒

单纯疱疹病毒（HSV）是通过直接接触带病毒的皮肤或黏膜传播的病毒。在妊娠期间，如果母亲在分娩时有活动性生殖器疱疹，病毒可能通过产道传播给婴儿，导致新生儿疱疹，表现为皮肤损害、眼部感染、脑膜炎等严重并发症。若孕妇存在初次疱疹感染或有生殖器疱疹史，应采取预防措施，如抗病毒药物治疗或考虑剖宫产。

5. 梅毒

梅毒是由梅毒螺旋体引起的性传播疾病，未经治疗的孕妇可在妊娠期间将梅毒通过胎盘传染给胎儿。胎儿感染梅毒后，可能发生早期流产、死胎或出生后出现梅毒相关的并发症，如皮疹、肝脾肿大、黄疸、神经系统损害等。梅毒的早期诊断与治疗至关重要，抗生素治疗是梅毒的主要治疗方法，孕期尽早治疗可显著降低胎儿感染的风险。

（二）病理

1. 弓形虫感染

弓形虫是一种单细胞寄生虫，主要通过食用未煮熟的肉类或接触受污染的土壤和猫粪传播。感染弓形虫后，母体可通过胎盘将病原传给胎儿。弓形虫感染对胎儿的影响在妊娠早期尤其严重，可能导致胎儿脑部和眼部的病理改变。常见的临床表现包括脑炎、脑积水、脑钙化及视网膜炎。早期感染可导致流产、死胎或严重的神经系统损害，而晚期感染则可能导致胎儿出生后出现视力障碍及脑功能发育迟缓等问题。弓形虫感染的诊断通常通过血清学检测抗体来确认，治疗上可使用抗原虫药物，如氯噻吨和美克达洛。

2. 风疹病毒感染

风疹是由风疹病毒引起的急性传染病，常通过空气飞沫传播。在孕期，特别是妊娠初期，母亲感染风疹病毒可以通过胎盘传播给胎儿，导致严重的先天性畸形。典型的胎儿病理改变包括心脏缺陷（如动脉导管未闭、肺动脉瓣狭窄）、耳聋、白内障及视网膜病变。风疹病毒感染还可能导致胎儿的脑部发育异常，造成智力障碍及生长迟缓。预防风疹的最有效方法是通过接种风疹疫苗，特别是在计划妊娠之前确保免疫状态。

3. 巨细胞病毒感染

巨细胞病毒（CMV）是一种常见的病毒，通常通过胎盘传播给胎儿。在孕期，特别是在妊娠早期感染CMV可能导致胎儿出现多种病理表现，包括脑内钙化、智力障碍、肝脾肿大、黄疸及听力和视力损害等。CMV感染是引起先天性聋哑的重要原因之一，感染的严重程度可随孕期不同而变化，早期感染通常表现为更严重的病理损害。CMV感染的诊断通过PCR检测胎儿血液或羊水中的病毒。

4. 单纯疱疹病毒感染

单纯疱疹病毒（HSV）感染通常通过产道在分娩时传播给新生儿。新生儿感染后可导致多器官损害，最常见的病理表现包括皮肤、眼、口腔、肝、肺等部位的损伤。严重的情况下，HSV 感染可引起新生儿脑炎，进而导致神经系统的永久性损害，甚至死亡。分娩时若母亲有活动性疱疹感染，通常会建议采取剖宫产以降低病毒传播的风险。

5. 梅毒感染

梅毒是由梅毒螺旋体引起的性传播疾病，可通过胎盘传播给胎儿，导致胎儿发生严重多器官损害。早期梅毒感染通常表现为流产、死胎或胎儿早产。晚期梅毒感染则可能导致胎儿出现皮肤损害、骨骼畸形、内脏肿大（如肝脾肿大）、神经系统损害（如脑炎、听力丧失）等严重病理变化。梅毒感染的预防和治疗方法主要依赖于早期筛查和抗生素治疗，特别是使用青霉素可显著降低胎儿感染的风险。

二、临床表现

1. 中枢神经系统损害

TORCH 综合征中的病原感染（如巨细胞病毒、风疹病毒、弓形虫等）可以导致胎儿或新生儿的中枢神经系统损害。常见的神经系统表现包括脑积水、脑白质病、智力障碍及癫痫等。脑积水是由于脑室内液体积聚所引起的，可能导致头围增大及其他神经发育迟缓的表现。脑白质病则会影响大脑的白质区域，导致运动功能和认知功能受损。智力障碍是 TORCH 综合征中的常见长期并发症，严重程度取决于感染的时机和类型。癫痫则常见于受 CMV 感染的婴儿，表现为反复的惊厥发作，可能影响日常生活和发展。

2. 眼部表现

TORCH 综合征可引发一系列眼部病变，尤其是巨细胞病毒和风疹病毒感染时。最常见的眼部病理变化包括视网膜病变、白内障和青光眼等。视网膜病变通常表现为视网膜上的出血、瘢痕及钙化病变，可能导致视力减退甚至失明。白内障表现为眼内晶状体混浊，严重时影响视力。青光眼是由于眼压升高引起的，可能导致视神经损伤，进一步影响视力。

3. 听力损害

TORCH 综合征常导致先天性耳聋或听力减退，尤其是 CMV 感染。在新生儿中，先天性耳聋可能在出生时未立即显现，通常通过听力筛查和随访发现。听力损害可能是单侧或双侧，且可能随时间加重。除耳聋外，部分患者可能出现听力的逐步减退，对语言和学习发展产生深远影响。

4. 皮肤损害

皮肤损害是 TORCH 综合征的另一典型表现。常见的皮肤病变包括皮疹、淋巴结肿大及肝脾肿大等。皮疹通常表现为玫瑰疹或斑疹，随着病程的发展，皮肤损害可能逐渐加重。淋巴结肿大是体内免疫反应的表现，通常伴随全身性症状。肝脾肿大可能提示存在病毒性肝炎或血液系统的异常，尤其是在巨细胞病毒感染的情况下。

5. 其他系统表现

TORCH 综合征还可能引起其他器官系统的损害，尤其是在感染早期的病例中。心脏病是由病毒性或细菌性感染引起的，可表现为先天性心脏病或心包炎。贫血是常见的血液系统异常，可能与感染引起的骨髓抑制或免疫系统反应有关。黄疸通常表现为皮肤和眼睛发黄，提示肝功能异常，可能与病毒性肝炎或肝脾肿大相关。肝功能异常则可能导致转氨酶升高及凝血功能受损，影响新生儿的健康。

三、诊断与鉴别诊断

（一）诊断

1. 实验室检查

（1）血清学检测：是诊断TORCH综合征的重要方法。通过检测母体或新生儿血清中的特定病原抗体（如IgM、IgG），可以帮助判断感染的时机和程度。IgM抗体的出现通常提示近期感染，因其在感染初期即产生，而IgG抗体则提示既往感染或免疫状态。IgG抗体的滴度变化有时可用于评估免疫的持久性和感染的时间跨度。

（2）病毒分离技术或聚合酶链反应（PCR）技术：可以直接检测体内是否存在病原，尤其是在巨细胞病毒（CMV）、弓形虫、单纯疱疹病毒（HSV）等的检测中，PCR具有较高的敏感性和特异性。PCR不仅可以检测母体体内的病原，还可以用于检测胎儿样本，以确认是否存在病毒性感染。

2. 胎儿羊水检测

对于妊娠期感染的患者，羊水穿刺是一项有效的诊断工具。通过从羊水中提取样本，进行PCR检测或病原培养，可以直接检测胎儿是否受到TORCH病原的感染。羊水检测有助于确诊胎儿是否感染弓形虫、巨细胞病毒或其他TORCH相关病原，从而为临床决策提供重要依据。

（二）鉴别诊断

1. 先天性梅毒

先天性梅毒是由梅毒螺旋体引起的感染，能够通过胎盘传播给胎儿。感染后，胎儿可能出现皮疹、肝脾肿大、贫血等症状。由于梅毒与TORCH综合征有部分重叠的临床表现（如皮疹和肝脾肿大），因此需要通过梅毒血清学检测［如快速血清反应素试验（RPR）、梅毒螺旋体明胶颗粒凝集试验（TPPA）等］来排除或确诊。早期检测和治疗对于防止胎儿的严重并发症（如早产、死胎等）至关重要。

2. 先天性风疹

风疹病毒感染是TORCH综合征的常见病因之一，但在诊断时需要与其他引起相似临床症状的疾病区分开来。风疹的临床表现包括先天性心脏缺陷（如动脉导管未闭、肺动脉瓣狭窄）、白内障、耳聋及脑发育异常等。风疹病毒感染通常发生在孕早期，因此，针对风疹的诊断需要通过风疹病毒抗体检测（IgM、IgG抗体检测）来确认，尤其是IgM抗体阳性时提示近期感染。

3. 其他病毒性或细菌性感染

其他病毒或细菌感染，如麻疹、腮腺炎、乙型肝炎等，也可能导致类似TORCH综合征的临床表现。麻疹和腮腺炎等感染会引起发热、皮疹及淋巴腺肿大，乙型肝炎则可能导致肝功能异常。通过血清学检测（如麻疹IgM、腮腺炎抗体、乙肝病毒标志物等）或病毒分离，可以与TORCH综合征进行鉴别。

4. 代谢性疾病

代谢性疾病，如苯丙酮尿症、庞贝病等，能够引起新生儿期的神经系统症状、皮肤表现等，类似TORCH综合征的部分表现。代谢性疾病通常伴随特定的代谢紊乱，可能导致智力障碍、发育迟缓、皮肤发疹等。通过代谢筛查（如血氨、苯丙酮酸、酮体等检查）或基因检测可帮助区分这些疾病与 TORCH 综合征。

5. 遗传性疾病

某些遗传性疾病（如 21-三体综合征）与 TORCH 综合征的部分临床表现（如皮疹、发育迟缓等）可能相似。21-三体综合征通常伴随特定的染色体异常，需要通过染色体分析（如染色体核型分析、基因突变检测等）进行鉴别诊断。此外，其他染色体异常也可能引起类似症状，因此准确的遗传学诊断对于排除或确认遗传性疾病非常重要。

四、治疗措施

1. 弓形虫感染

弓形虫感染的治疗通常依赖于磺胺类药物（如磺胺嘧啶）和叶啉类药物（如美托环素）。在孕期感染弓形虫时，治疗应尽早开始，特别是在妊娠早期，因早期感染对胎儿的危害更大。磺胺类药物与叶啉类药物的联合治疗能够有效降低胎儿感染的概率，减轻胎儿的临床表现。治疗方案应根据妊娠期的不同阶段进行调整，确保最大限度地减少胎儿的风险。孕妇应在医生指导下使用这些药物，并注意药物可能的不良反应，特别是在妊娠初期使用时。

2. 风疹病毒感染

风疹感染的治疗重点在于预防。若孕妇在孕期感染风疹病毒，且未接种风疹疫苗或免疫抗体水平低，可以考虑在分娩后为新生儿注射风疹免疫球蛋白（IgG），以减少风疹相关并发症。对于孕期早期感染（尤其在孕 20 周内），风疹病毒可能对胎儿造成严重损害，因此需要密切监测胎儿的健康状况。此类监测包括超声检查、胎心监测等，尤其关注心脏缺陷、白内障、耳聋等典型的风疹相关畸形。风疹的预防疫苗接种是最有效的控制手段，未感染的孕妇应尽量接种疫苗以避免风疹的发生。

3. 巨细胞病毒感染

巨细胞病毒（CMV）感染的治疗依赖于抗病毒药物，如甘草酸、干扰素和更昔洛韦。对于孕期发生的 CMV 感染，特别是在妊娠早期，早期诊断并治疗至关重要。对于表现严重的新生儿（如脑积水、肝脾肿大、听力损害等），更昔洛韦等抗病毒药物的治疗有助于减少临床症状，并控制病毒负荷。新生儿的治疗可能需要长时间使用抗病毒药物，并根据临床情况调整剂量，以减轻症状并减少长期并发症的发生。

4. 单纯疱疹病毒感染

阿昔洛韦是治疗单纯疱疹病毒（HSV）感染的首选药物，尤其是在孕期感染时。阿昔洛韦通过抑制 HSV 病毒的复制，能够有效减少临床症状，并防止母婴传播。在孕妇分娩时，如果存在活动性生殖器疱疹病变，推荐进行剖宫产，以减少病毒通过产道传给新生儿的风险。对于妊娠期间首次感染 HSV 的患者，早期治疗和分娩时的管理至关重要，确保避免病毒感染对新生儿造成的伤害。

第五节 妊娠合并慢性肾脏病

根据《慢性肾脏病的定义与分类》标准（KDIGO），慢性肾脏病是指存在肾功能损害［肾小球滤过率＜ 60mL/（min・1.73m²）m²，持续 3 个月以上］或肾结构异常的情况，或有肾损伤（如蛋白尿、血尿等）超过 3 个月。妊娠合并慢性肾脏病，即妊娠女性在妊娠期间伴有慢性肾脏病，可能导致高危妊娠，增加孕妇和胎儿的并发症风险，如高血压、胎儿生长受限、早产等。

一、病因病理

（一）病因

1. 原发性肾疾病

（1）糖尿病肾病：糖尿病患者长期控制不佳时，血糖升高会加剧肾小管和肾小球的损害。典型症状包括蛋白尿、高血压和水肿。糖尿病肾病是导致终末期肾病的主要原因之一，尤其在糖尿病持续不控制的情况下更为常见。

（2）高血压肾病：长期高血压会引起肾小动脉的硬化及肾小管、肾小球的损害。持续的高血压负荷可能导致慢性肾功能不全，随着时间的推移，可能演变为终末期肾病。

（3）慢性肾小管间质病：如多囊肾病和肾小管萎缩等，均可影响肾的正常结构与功能，导致慢性肾脏病的发生与进展。

（4）肾小球肾炎：包括原发性肾小球疾病（如急性间质性肾炎）和继发性肾小球疾病（如狼疮性肾炎），可能导致肾慢性损伤，最终发展为肾衰竭。

2. 继发性肾疾病

（1）系统性红斑狼疮（SLE）：狼疮性肾炎是 SLE 最常见的肾受累形式，尤其在年轻女性中更为显著。在妊娠期间，狼疮性肾炎可能加重，增加肾衰竭的风险。

（2）高尿酸血症及痛风：长期高尿酸血症可引发尿酸盐结晶沉积在肾，导致肾损害。痛风患者长期处于高尿酸状态，若未得到有效控制，可能发展为肾功能障碍。

（3）肾血管病变：如动脉硬化、肾动脉狭窄等，会影响肾的血供，引起肾功能损害，可能导致高血压和慢性肾脏病。

3. 妊娠期相关因素

（1）妊娠期高血压及子痫前期：常伴随肾功能损害。若病情未得到有效控制，容易诱发或加重慢性肾脏病，可能导致蛋白尿、高血压等并发症，甚至进展为肾衰竭。

（2）妊娠期合并症的治疗：某些药物治疗，如使用非甾体抗炎药（NSAIDs）等，可能对肾产生毒性反应，加剧肾损害。

4. 遗传及家族史

家族中有肾疾病史的孕妇，其患慢性肾脏病的风险较高。遗传因素可能在肾疾病的发生中起重要作用，特别是遗传性肾脏病，如多囊肾病、奥尔波特（Alport）综合征等。

5. 感染

反复发生的尿路感染，尤其是在没有得到及时治疗的情况下，可能导致肾损伤，最终引发慢性肾脏病。尿路感染引起的急性肾盂肾炎如果没有得到有效控制，可能进展为慢性肾脏病。

（二）病理

1. 肾小球硬化与肾小管间质病变

慢性高血糖和高血压等因素可导致肾小球硬化及肾小管间质病变，从而导致肾功能逐渐下降。肾小球硬化的形成通常与长期的高血糖或高血压状态有关，血流动力学的改变导致肾小球内皮细胞的损伤，基底膜增厚，最终引起肾小球的硬化。肾小管间质病变则表现为纤维化和萎缩，进而影响肾的过滤功能和废物排泄功能。长期存在的这些病理变化使肾功能逐渐恶化，并可能最终导致终末期肾病。

2. 蛋白尿

蛋白尿是慢性肾脏病的典型病理表现之一，通常反映肾小管或肾小球的损伤。蛋白质，尤其是白蛋白，通常在健康肾中不会大量排泄，但在慢性肾脏病中，肾小管或肾小球的通透性增加，导致蛋白质泄漏至尿液中。蛋白尿是肾损害的标志，长期存在的蛋白尿不仅能加重肾的负担，还可能促进肾的纤维化，最终导致肾功能恶化。

3. 肾小管损伤

慢性肾脏病通常伴随肾小管功能损害，表现为肾小管间质的纤维化和萎缩。这些病理改变导致肾在滤过废物、调节水盐平衡及酸碱平衡方面的功能逐步下降。肾小管损伤的发生主要由持续的代谢负担、免疫反应或高血糖等因素引起，进而导致肾逐渐失去其正常的代谢调节功能。

4. 肾小球病变

肾小球病变是慢性肾脏病中的一个关键病理特征。肾小球的损伤通常通过内皮细胞损伤、基底膜增厚及肾小管损伤等机制加剧肾衰竭。这些病变导致肾小球过滤膜的破坏，滤过功能受到损害，进而引发水肿、蛋白尿及肾功能逐渐衰竭。

5. 高血压引起的血管病变

长期高血压是导致肾损害的主要因素之一。高血压通过加重肾的血管硬化和狭窄，导致肾微血管的血流受限，进而影响其排毒和过滤功能。高血压肾病的典型病理特征为肾微血管病变及肾小管间质的纤维化，这些病变促进了肾结构的破坏和功能的衰竭。

二、临床表现

1. 水肿

水肿是妊娠合并慢性肾脏病中最为常见的症状之一，通常由于肾功能不全引起的水盐代谢紊乱所致。肾无法有效排除体内多余的水分，导致液体潴留。水肿通常首先表现为下肢水肿，尤其是在站立或长时间活动后更加明显。随着疾病的进展，水肿可逐渐加重，进而发展为全身性水肿，包括面部和腹部水肿等。这不仅影响孕妇的舒适度，还可能导致妊娠期高血压、子痫前期等并发症。

2. 高血压

慢性肾脏病患者常伴有高血压，妊娠期特别容易加重这一症状。妊娠期高血压和慢性肾脏病合并的情况比较常见，并且由于肾对血压的调节作用受损，血压控制变得更为困难。高血压不仅加重肾负担，还可能对胎儿造成不利影响，如胎盘供血不足、胎儿生长受限等。因此，妊娠期高血压患者需要特别注意血压监测和管理，避免血压过高导致严重的母婴健康问题。

3. 尿液异常

慢性肾脏病的另一个常见表现是尿液异常，包括蛋白尿和血尿。孕妇可能出现尿蛋白增多，通常表现为尿液泡沫增多，或通过实验室检查发现尿中存在大量蛋白质。此外，尿沉渣中红细胞或白细胞计数的升高也是常见现象，提示肾可能存在炎症或损伤。尿液异常不仅是肾功能损害的标志，也是妊娠期并发症（如妊娠期高血压、子痫前期等）的重要指示。

4. 浮肿和体重增加不正常

浮肿通常由体液潴留引起，是慢性肾脏病患者常见的症状之一。孕妇体内的液体积聚不仅导致明显的浮肿，还可能伴随不正常的体重增加。下肢水肿尤为常见，面部和上肢浮肿也可能发生。体重增加异常可能是水肿的表现，尤其是如果浮肿迅速加重或全身性浮肿出现，可能提示严重的肾功能损害或并发症的发生。

5. 肾功能衰竭的症状

随着慢性肾脏病的进展，肾功能可能逐步衰竭。早期症状包括尿量减少、尿液浓缩性差等，随着疾病的加重，可能出现尿毒症症状，如乏力、恶心、呕吐、食欲下降等。此时，孕妇可能出现酸中毒、电解质紊乱等严重表现，肾无法维持正常的代谢功能，严重时需要通过透析等方式进行干预。

三、诊断与鉴别诊断

（一）诊断

1. 病史收集

首先，详细询问患者的既往病史，特别是是否存在慢性肾脏病、糖尿病、高血压等基础疾病。这些病史是评估患者肾功能和妊娠期风险的关键因素。进一步询问孕期是否有高血压、蛋白尿等症状的出现及其发展过程，有助于了解肾脏病的进展及可能的妊娠并发症。此外，询问是否有家族遗传史也很重要，某些慢性肾脏病具有遗传倾向，可能增加孕妇发病的风险。

2. 临床症状和体征

观察并记录患者的临床症状和体征，特别是是否存在水肿、高血压和尿液异常等表现。水肿通常首先表现为下肢浮肿，若进展为全身性水肿，可能提示肾功能恶化。高血压和蛋白尿是慢性肾脏病的典型症状，妊娠期的高血压尤其需要密切监测，以预防子痫前期等并发症的发生。尿液异常，包括蛋白尿、血尿和尿沉渣中的红细胞或白细胞增多，均是慢性肾脏病的指示。

3. 实验室检查

（1）尿常规：检查尿蛋白、尿潜血、尿比重等，慢性肾脏病常伴随蛋白尿和尿沉渣中的红细胞及白细胞计数升高。

（2）肾功能检测：通过检测血肌酐、尿素氮等指标来评估肾功能，帮助判断肾功能损伤的程度。

（3）24 小时尿蛋白定量：用于评估蛋白尿的严重程度，进一步了解慢性肾脏病的进展情况。

（4）电解质水平：监测钠离子、钾离子、钙离子等电解质水平，是否存在电解质紊乱，尤其是高钾血症或低钠血症等异常，反映肾滤过功能的受损。

4. 影像学检查

腹部超声检查可以帮助评估肾的大小、形态和结构改变。通过超声观察肾的变化，如肾是否萎缩、肾皮质是否正常等，能够辅助判断疾病的性质和是否存在其他并发症（如肾积水、肾血管病变等）。影像学检查为进一步治疗决策提供重要依据。

（二）鉴别诊断

1. 妊娠期高血压（包括妊娠期高血压、子痫前期）

妊娠期高血压可以表现为高血压、水肿和蛋白尿，但通常不存在慢性肾损害的背景。临床上需通过病史、血压控制情况及肾功能变化来进行鉴别。

2. 急性肾损伤（AKI）

急性肾损伤通常由于妊娠期合并的感染、急性出血或其他急性病因引起。其症状可能与慢性肾脏病相似，但急性肾损伤的起病较急，肾衰竭的进展较快。通过血肌酐变化、尿量等临床表现可以帮助鉴别。

3. 尿路感染

尿路感染（UTI）可以表现为尿液异常、腹痛、发热等，需通过尿液培养等检查确定。尿路感染可能导致暂时的蛋白尿和血尿，但不是慢性肾脏病的长期表现。

4. 糖尿病肾病

糖尿病患者可能会出现肾损害，表现为蛋白尿、肾功能下降等。需要根据病史、糖尿病控制情况及肾功能变化来鉴别。

5. 系统性红斑狼疮

系统性红斑狼疮（SLE）患者常可伴随肾损伤，表现为水肿、高血压、蛋白尿等。临床上需要结合自身免疫检查（如抗核抗体、抗双链 DNA 抗体等）来进行鉴别。

四、治疗措施

1. 药物治疗

（1）抗高血压药物：高血压是妊娠合并慢性肾脏病的常见并发症，控制血压对于保护肾功能至关重要。首选药物为 α 受体拮抗剂、β 受体拮抗剂、钙通道阻滞剂等。这些药物能有效降低血压，减少蛋白尿，避免使用 ACE 抑制剂、ARBs 等对胎儿可能有害的药物。

（2）利尿剂：对于有水肿的患者，可以使用利尿剂，但要谨慎使用，以防引起电解质紊乱和脱水。一般建议使用噻嗪类或袢利尿剂，根据患者的水肿程度来选择合适的药物。

（3）补充电解质和酸碱平衡的药物：对于因肾疾病导致的电解质紊乱或酸碱失衡的患者，需进行相应的补充。常用药物包括钠盐、钾盐和钙制剂等，必要时可使用碳酸氢钠来纠正代谢性酸中毒。

（4）抗凝治疗：部分慢性肾脏病患者可能伴有高凝状态，如肾病综合征等，可能需要使用低分子肝素等抗凝药物，但需要密切监测凝血功能，避免出血。

2. 生活方式干预

（1）低盐饮食：由于水盐潴留和高血压是妊娠合并慢性肾脏病的常见问题，建议患者采取低盐饮食，减少钠盐的摄入，有助于控制水肿和高血压。

（2）适量运动：根据孕妇的身体状况，适度的运动有助于维持健康的体重，改善血压，促进血液循环。然而，运动强度需要个体化调整，避免过度劳累或剧烈运动。

（3）合理的水分摄入：妊娠合并慢性肾脏病患者要注意水分的合理摄入，避免过多或过少，尤其在水肿严重时要特别注意。应根据患者的肾功能和水肿情况调整水分摄入量。

（4）营养支持：合理的饮食对于维持良好的肾功能和孕期健康至关重要。患者应摄入足够的蛋白质，但避免过量，特别是有肾病变的孕妇应控制蛋白质的摄入量，以减少肾负担。

3. 监测与管理妊娠并发症

（1）定期检查肾功能：定期检查血肌酐、尿素氮、电解质、尿常规等指标，评估肾功能变化，及时调整治疗方案。严重时可进行肾功能的监测和透析治疗。

（2）高血压管理：需要定期测量血压，并根据血压控制情况调整药物，确保血压维持在安全范围内（通常控制在140/90mmHg以下）。若高血压控制困难，可考虑住院治疗。

（3）监测胎儿生长发育：妊娠合并慢性肾脏病的孕妇容易发生胎儿生长受限（IUGR），因此需要定期进行超声检查，评估胎儿发育情况，必要时进行胎监和胎心监护。

（4）早产管理：妊娠合并慢性肾脏病的孕妇早产的风险较高。若孕妇出现宫缩等早产征兆，应及时进行干预，可能包括使用抗早产药物（如硫酸镁、激素类药物）来延缓分娩。

（5）产前检查：妊娠期的常规检查仍然非常重要，如血糖、血压、体重、尿液等，确保妊娠期不发生严重并发症。

4. 分娩管理

（1）剖宫产：对于合并有严重高血压、胎儿窘迫或其他并发症的孕妇，可能需要考虑剖宫产。

（2）阴道分娩：若孕妇肾功能良好，且无其他妊娠并发症，阴道分娩是首选。分娩过程中应避免长时间的产程和大出血，以减轻肾负担。

5. 透析治疗

对于肾功能严重受损的妊娠合并慢性肾脏病患者，可能需要考虑透析治疗，尤其是在妊娠后期。如果出现尿毒症、高钾血症等严重电解质紊乱时，透析可以帮助纠正这些问题，保障母婴的生命安全。

第六节　妊娠合并系统性红斑狼疮

妊娠合并系统性红斑狼疮（SLE）是指在妊娠期发生的自身免疫性疾病，患者体内出现慢性炎症和免疫功能紊乱，导致多系统、多器官的损伤。SLE通常与遗传易感性、环境因素、激素水平等多种因素密切相关，且妊娠期可加重病情，影响母婴健康。

一、病因病理

（一）病因

1. 遗传因素

遗传易感性是SLE发生的一个重要因素。特定的基因突变或多态性，特别是与免疫反应相关的基因，如HLA基因、补体蛋白基因、免疫调节基因等，被认为与SLE的发病密切相关。HLA-DR基因多态性、C1q、C4等补体基因的缺陷，均可增加SLE的患病风险。此外，家族史是SLE的一个显著风险因素。研究表明，SLE患者的直系亲属患病的风险较高，尤其是在双胞胎中，SLE的双胞胎一致性率更为显著，进一步支持了遗传因素在发病中的作用。

2. 免疫异常

SLE是一种典型的自身免疫性疾病，患者的免疫系统产生异常的抗体，这些抗体通过识别和攻击自体的正常组织，引发全身性免疫损伤。最常见的抗体包括抗核抗体（ANA）、抗双链DNA抗体（dsDNA）、抗Sm抗体等，这些抗体的产生导致了免疫复合物的形成，并沉积在多个器官，诱发慢性炎症和器官损伤。孕期激素水平的变化，尤其是雌激素和孕激素的波动，可能导致免疫系统的激活或失衡，进而加重SLE的活动性，尤其在SLE活动期，免疫系统异常的表现更为明显，导致病情恶化。

3. 激素水平变化

妊娠期女性体内的雌激素和孕激素水平显著升高，雌激素被认为是SLE的潜在诱发因素之一。雌激素能够增强免疫反应，激活免疫细胞，增加抗体产生，促进炎症反应的发生。孕激素虽然具有免疫抑制作用，但在某些情况下可能不完全抑制SLE的免疫异常。因此，激素水平的变化在妊娠期间可能影响SLE的临床表现和病程，导致病情的波动或加剧。

4. 环境因素

环境因素在SLE的发病中起着重要作用，尤其是紫外线照射、感染、药物等外界刺激。紫外线尤其是紫外线B（UVB）照射，被认为是SLE病情诱发和加重的关键因素之一。紫外线照射不仅通过直接损伤皮肤，促使免疫反应发生，还可能导致皮肤损伤引发全身性免疫反应。此外，感染、药物的使用（如某些抗生素、抗高血压药物）也被证实与SLE的发病及活动密切相关。

5. 妊娠期的特殊生理变化

妊娠期的免疫系统发生适应性变化，孕期免疫抑制机制的相对增强有助于保证胎儿的生存。此期间，T细胞活性降低，促使母体对胎儿的容忍。然而，免疫系统的这一变化也可能对SLE的临床表现产生重要影响，尤其是在系统性红斑狼疮的活动期，免疫反应的异常可能导致病情的加重或诱发新的临床症状。妊娠期免疫系统的适应性变化可能为SLE患者的病情带来挑战，特别是在病情活动期，免疫系统的反应增强可能导致更为严重的病程。

（二）病理

1. 免疫复合物沉积

系统性红斑狼疮（SLE）是一种典型的自身免疫性疾病，患者的免疫系统产生异常的抗体，这些抗体与自身抗原结合形成免疫复合物。免疫复合物通过血液循环沉积在多个器官的血管壁、组织细胞和基底膜中，尤其在肾、皮肤、关节、心脏和肺等部位。这些沉积物引发局部的炎症反应，激活补体系统和免疫细胞，进一步导致血管和组织的损伤。免疫复合物沉积所引起的慢性炎症反应是SLE疾病进展的核心机制之一，损伤的程度与病情的活动性密切相关。

2. 肾病变

狼疮性肾炎是SLE最常见的并发症之一，表现为免疫复合物沉积在肾小管和肾小管间质中，进而引发肾小管间质炎、肾小管坏死及肾衰竭。肾损害是SLE患者导致肾衰竭和终末期肾病的重要原因。在妊娠期，女性的肾损伤更容易加剧，尤其在病情活动期，可能引起妊娠期高血压、妊娠期糖尿病等并发症的发生，增加母婴的患病风险。因此，妊娠期SLE患者需特别注意肾功能的监测和管理，以避免进一步恶化。

3. 血管炎

血管炎是SLE患者常见的并发症之一，尤其是小血管炎，常见于皮肤、肾和胃肠道等部位。免疫复合物在血管内壁的沉积引发血管壁的炎症反应，进一步导致血管壁的损伤、局部缺血及出血等病理改变。小血管炎的发生常伴有皮肤紫癜、肾衰竭及胃肠道出血等临床表现。血管炎的严重性与 SLE 的活动性和治疗效果密切相关，需根据患者具体情况进行及时治疗。

4. 皮肤病变

皮肤病变是 SLE 最为常见的外在表现之一，蝶形红斑是其典型特征，主要表现为面部、颈部和胸部等暴露部位的红斑。紫外线照射是 SLE 皮肤病变的诱发因素之一，特别是在妊娠期，由于女性体内激素水平的变化，皮肤病变可能更为明显，紫外线照射后皮肤损伤加剧。皮肤病变不仅影响外观，还可能伴随瘙痒、疼痛等症状，对患者的生活质量产生显著影响。

5. 心血管系统损害

SLE 可引起心血管系统的多种病理改变，包括心内膜炎、心包炎、心肌病变等。特别是在妊娠合并 SLE 时，心脏病变可能加剧，增加胎儿窒息、早产等风险。心包炎常伴有胸痛、呼吸困难等症状，严重时可能导致心力衰竭。心肌病变可能影响心脏的泵血功能，导致心力衰竭的发生。因此，妊娠期 SLE 患者需密切监测心血管系统的状况，并根据具体病情采取适当的治疗措施，以减少对母婴健康的危害。

二、临床表现

1. 全身症状

系统性红斑狼疮（SLE）患者常表现为全身症状，尤其在疾病活动期，发热是最常见的症状之一。发热通常为不明原因的低热或间歇性高热，是疾病活跃的早期信号之一。妊娠期女性的体温变化可能与感染等因素有关，因此需要仔细鉴别。此外，患者通常会感到全身乏力，部分患者会出现体重减轻，尤其在病情较为严重时，体重减轻对妊娠状态可能产生不利影响，导致胎儿生长发育受限。

2. 皮肤表现

皮肤表现是 SLE 的典型症状之一，最具特征性的表现为蝶形红斑。这种皮疹通常出现在面部，尤其是鼻梁和双颊，呈蝶形分布，常因紫外线暴露或激素水平波动而加重，妊娠期女性体内激素水平的变化可能导致此类皮疹更加明显。此外，光敏感性皮疹在紫外线照射后常加重，表现为皮肤的红斑和皮疹。其他常见的皮肤损伤包括皮肤溃疡、毛细血管扩张及脱发等，妊娠期女性的皮肤损伤可能表现得更为明显，影响生活质量。

3. 关节症状

关节症状是 SLE 患者中常见的临床表现，50% ～ 70% 的患者会出现关节疼痛和肿胀。妊娠期，由于体内激素水平的变化，关节症状常常加重，患者会表现为关节活动受限、疼痛和肿胀。关节炎通常是对称性，最常见的受累关节包括手关节、腕关节、膝关节等，关节炎的症状有时会伴随明显的肿胀和功能障碍，严重时可能导致关节畸形，进一步影响患者的日常活动。

4. 肾损害

狼疮性肾炎是妊娠合并 SLE 的重要并发症，临床表现为水肿、蛋白尿和高血压等。

妊娠期合并狼疮性肾炎的患者常伴有高血压，尤其是当肾损害严重时，高血压可能加重妊娠并发症，如子痫前期，增加母婴风险。若病情未得到有效控制，可能导致急性肾衰竭，需及时采取干预措施。

5. 心血管系统

SLE 患者易合并心血管系统的病变，妊娠期常见的心脏病变包括心包炎、心内膜炎及心肌炎等。心包炎常表现为胸痛和心包摩擦音，严重时可能引发心力衰竭。妊娠期女性体内激素变化可能加重心脏病变，导致心功能不全，影响妊娠结局。SLE 还可能导致胎盘血流减少，从而引起胎儿生长受限、胎儿窒息等并发症，增加早产和胎死宫内的风险。

三、诊断与鉴别诊断

（一）诊断

1. 实验室检查

（1）抗核抗体（ANA）：是 SLE 最常见的免疫标志物之一。高滴度的 ANA 阳性提示 SLE 的可能性，特别是在有临床症状的患者中，ANA 检测常作为初步筛查工具。虽然 ANA 阳性并非特异于 SLE，但其高滴度的存在通常指示潜在的系统性免疫紊乱。

（2）抗双链 DNA 抗体：是 SLE 的高特异性标志物之一。该抗体与 SLE 的病理机制密切相关，尤其在肾受累的患者中，抗双链 DNA 抗体的滴度通常与疾病活动性呈正相关。因此，其检测在评估 SLE 的活动性和监测肾损害方面具有重要意义。

（3）抗 Sm 抗体：对 SLE 具有较高的特异性，尤其是在诊断 SLE 时具有重要价值。虽然抗 Sm 抗体的阳性率相对较低，但当其存在时，几乎可确诊 SLE。因此，抗 Sm 抗体的检测在确诊时具有较高的诊断意义。

（4）血常规：贫血、白细胞和血小板计数降低是 SLE 的常见实验室表现。由于免疫系统异常，SLE 患者常常伴随骨髓抑制，导致外周血细胞计数的异常变化。

（5）尿液检查：是评估狼疮性肾炎的关键方法。尿液中蛋白尿、红细胞和白细胞的存在常提示肾受累，尤其在 SLE 的活动期，这些变化通常与肾功能损害相关。

2. 影像学检查

（1）超声检查：在妊娠期，超声检查是评估胎儿发育情况的首选方法。SLE 患者常出现胎儿生长受限、胎盘异常等表现，因此，常规超声检查可用于监测胎儿健康状况、评估胎盘功能及检测早期并发症，如胎儿窒息或胎盘早剥等。

（2）心脏超声：SLE 患者易合并心脏病变，尤其是心包炎、心脏瓣膜病变等。心脏超声检查可帮助评估心脏的结构和功能，发现心包积液、瓣膜病变及其他可能影响心功能的改变。此检查对于妊娠期合并心脏病的 SLE 患者尤其重要，以便及时采取干预措施。

3. 诊断标准

根据美国风湿病学会（ACR）和欧洲风湿病学会（EULAR）标准，SLE 的确诊需满足至少四项标准，包括临床症状（如蝶形红斑、关节炎、肾炎等）和实验室检查（如抗核抗体阳性、抗双链 DNA 抗体阳性、补体水平降低等）。这些标准综合考虑了 SLE 的临床表现和实验室检查结果，确保诊断的准确性。根据具体的症状和检查结果，医生可做出诊断，并制定个体化的治疗方案。

（二）鉴别诊断

1. 妊娠期高血压疾病

妊娠期高血压疾病（如子痫前期）常伴有水肿、高血压和蛋白尿，可能与SLE肾损害的表现相似。需要通过进一步的实验室检查，如抗核抗体、抗双链DNA抗体等，来区分SLE和子痫前期。

2. 类风湿关节炎

类风湿关节炎（RA）也表现为关节疼痛和肿胀，但RA通常是慢性、对称性关节炎，且没有典型的SLE皮肤表现（如蝶形红斑）。RA患者通常存在抗环瓜氨酸肽抗体（ACPA）阳性。

3. 感染性疾病（如病毒性肝炎、结核等）

妊娠期感染性疾病可能伴随发热、乏力、肝脾肿大等症状，部分症状与SLE相似。通过病毒学检查、结核分枝分枝菌培养等可进行鉴别。

4. 药物性红斑狼疮

药物性红斑狼疮（DLE）由特定药物引起，症状与系统性红斑狼疮相似，但通常症状在停药后缓解。药物性狼疮患者的抗药物抗体和抗核抗体滴度较高。

5. 系统性硬化症

系统性硬化症也可出现皮肤硬化、关节疼痛等症状，但硬皮病的皮肤表现与SLE有所不同，硬皮病常伴有雷诺现象和内脏纤维化，诊断时需要注意。

四、治疗措施

1. 监测与评估

妊娠合并SLE的治疗方案需要依赖对病情的细致监测。定期检查肾功能、抗核抗体（ANA）、抗双链DNA抗体、补体水平及其他免疫学指标，有助于评估疾病活动度及其对母婴的潜在影响。尤其是对于存在肾损害、狼疮性肾炎或病情较重的患者，应更频繁地进行血液学、尿液检查及肾功能评估，以便早期识别任何可能的病情变化。

2. 妊娠前的病情控制

妊娠前，确保SLE患者的病情处于缓解或稳定期是预防妊娠期并发症的关键。理想情况下，妊娠前患者应经过适当的药物治疗，以达到疾病控制并减少妊娠期的风险。在妊娠计划阶段，可能需要根据患者的具体病情调整免疫抑制治疗方案。例如，使用非孕期可耐受的药物进行疾病控制，避免使用对胎儿有潜在危害的药物，确保在孕期内病情稳定。

3. 药物治疗

（1）皮质类固醇：泼尼松或泼尼松龙是常用的治疗药物，主要用于控制SLE急性发作。根据疾病活动度，治疗剂量可能需要动态调整。对于孕妇而言，低剂量的皮质类固醇通常是首选，因其对胎儿的风险相对较小。

（2）免疫抑制剂：在疾病活动较重或存在重要器官损害的情况下，可能需要使用免疫抑制药物（如环磷酰胺、硫唑嘌呤或吗替麦考酮）。然而，环磷酰胺对胎儿可能有较大风险，因此应避免在孕早期使用。

（3）抗疟药（羟氯喹）：是治疗SLE的长期药物，具有良好的耐受性，且对孕妇和胎儿相对安全。它有助于减少SLE的复发，通常推荐用于病情稳定的患者，长期应用效果显著。

（4）抗凝治疗：SLE 患者，特别是那些存在抗磷脂抗体阳性（如抗心磷脂抗体）的患者，容易发生血栓。此类患者可能需要使用低分子肝素或阿司匹林等抗凝药物进行血栓预防，降低妊娠期间的并发症风险。

4. 妊娠期的特殊管理

（1）定期产前检查：妊娠合并 SLE 的患者应进行多次的产前检查，包括胎心监测、胎动评估、胎盘血流检查等。这些检查有助于早期发现胎儿发育迟缓、胎盘早剥或胎儿窒息等并发症，确保及时采取干预措施。

（2）分娩管理：分娩方式的选择应根据 SLE 活动度和相关并发症进行决定。若患者有重度先兆子痫、胎盘功能不全等情况，剖宫产可能是更安全的选择。在分娩过程中，需避免使用对胎儿有潜在风险的药物，以减少药物对胎儿的影响。

5. 妊娠期并发症的管理

（1）高血压管理：妊娠合并 SLE 常伴随妊娠期高血压或子痫前期。钙通道拮抗剂（如硝苯地平）和 α- 甲基多巴是常用的降压药物，但需避免使用 ACE 抑制剂（如卡普托普利）和 ARBs（如洛卡特普），因为这些药物可能对胎儿造成不良影响。

（2）早产预防：对于有早产风险的患者，使用皮质类固醇（如地塞米松）有助于促进胎儿肺部成熟，并减少早产发生的风险。同时，密切监测宫缩活动和胎儿状况，以便及时采取措施预防早产。

第七章　分娩并发症

第一节　羊水栓塞

羊水栓塞是一种严重且致命的产科急症，通常发生在分娩过程中或分娩后短期内。它是指羊水成分（如羊水、胎脂、胎儿脱落细胞等）进入母体血液循环，引发急性过敏性反应或肺动脉栓塞，导致急性循环衰竭、呼吸衰竭及可能的凝血功能障碍，具有极高的死亡率。

一、病因病理

（一）病因

1. 羊水进入母体血液循环

羊水栓塞的发生机制通常是羊水或其成分通过子宫静脉、胎盘血管进入母体的血液循环。常见的途径包括子宫内膜损伤或胎盘剥离，使羊水能够通过这些途径进入母体血液系统。特别是在分娩过程中，强烈的宫缩、胎膜破裂或子宫破裂时，羊水可迅速进入母体血液循环，从而引发羊水栓塞的发生。当羊水中的物质进入母体血液时，可能迅速引起一系列的病理反应，包括全身性炎症反应和血栓形成等。

2. 羊水成分的作用

羊水中含有多种物质，如胎脂、胎儿脱落细胞、羊水细胞、胎盘碎片等。进入母体血液后，这些成分可能引发强烈的免疫反应或过敏反应，导致血管内皮损伤、血栓形成及全身性炎症反应。这些反应常导致急性呼吸衰竭、循环衰竭和休克，进一步加剧羊水栓塞的危害。羊水中的这些物质在进入母体血液循环后，可能引起的急性反应对患者的生命安全构成重大威胁。

3. 高风险因素

羊水栓塞的发生与多个高风险因素密切相关。产科手术如剖宫产、胎膜早破、胎位不正、难产等，均可增加羊水进入母体血液循环的风险。此外，产妇的年龄、健康状况（如糖尿病、高血压和重度妊娠并发症）也可能提高发生羊水栓塞的概率。多胎妊娠（尤其是双胞胎或三胞胎）增加了胎盘的负担，从而提高了羊水栓塞的风险。羊水过多的情况也会加重胎膜的损伤，使羊水逆流进入母体血液循环的可能性增加。

（二）病理

1. 肺动脉栓塞

羊水栓塞最常见的病理表现之一是肺动脉栓塞。羊水中的成分，如羊水、胎脂、胎儿细胞及胎盘碎片等，通过子宫静脉进入母体的血液循环，最终可能进入肺动脉系统。这些成分通过阻塞肺动脉，导致肺血流减少，进而引发急性呼吸衰竭。肺动脉栓塞导致的肺循环障碍会使得肺部氧合功能急剧下降，进一步加重患者的呼吸困难和低氧血症，可能需要机械通气支持。

2. 过敏性反应与全身性炎症反应

羊水栓塞中的羊水成分进入血液循环后，能够激活机体的免疫系统，产生强烈的过敏反应。该反应包括白细胞的激活和炎症因子的释放，如细胞因子、肿瘤坏死因子等，导致血管扩张和血管通透性增加。这一过程使得广泛的微血管渗漏发生，从而导致液体的外渗和组织水肿，进而诱发全身性炎症反应综合征（SIRS）。SIRS 表现为低血压、休克、脉搏加快和体温异常等症状，严重者可进展为多脏器功能衰竭，增加了患者的死亡风险。

3. 凝血功能障碍

羊水栓塞的另一个典型病理改变是弥散性血管内凝血（DIC）。羊水中的胎儿细胞、蛋白质和胎脂等物质通过激活凝血因子引发全身性凝血异常。凝血因子被大量消耗，且纤溶酶的激活加剧了微血栓的形成。这些微血栓会导致微循环受阻，同时使得凝血因子的消耗加剧，从而出现出血倾向，表现为广泛的出血症状，如皮下出血、牙龈出血等，严重时可导致多脏器出血和休克。

4. 心血管衰竭

肺动脉栓塞和严重的过敏反应使得患者的心脏负担显著增加，进而导致心血管功能衰竭。随着肺血流受阻，右心负担加重，可能引起急性右心衰竭。与此同时，由于血液循环受阻，低血压和休克等症状逐渐加剧，严重的情况下可导致心搏骤停。心血管衰竭的发生进一步加剧了羊水栓塞患者的死亡风险。

5. 其他器官损害

羊水栓塞引起的全身性炎症反应和低氧血症可能导致多脏器功能衰竭。包括肝、肾、脑等重要器官的损伤，尤其是在重症病例中。这些器官损害不仅使得患者的预后更加复杂，还可能导致患者进入深度休克状态，进一步降低生存机会。严重的肝肾衰竭、脑损伤等会加重临床治疗的难度，导致死亡率显著升高。

二、临床表现

1. 呼吸急促或呼吸衰竭

羊水栓塞发生时，患者常表现为急剧的呼吸困难，主要由于肺动脉栓塞导致的肺血流减少，进而引发急性呼吸衰竭。患者可能出现呼吸急促、气喘、发绀等症状，严重者可迅速进展为呼吸衰竭，导致氧合功能严重受损。随着呼吸功能的下降，患者的氧合水平明显低下，可能需要机械通气支持以维持生命。肺动脉栓塞的存在可阻止正常的气体交换，急性低氧血症加剧呼吸系统的负担，最终可能导致患者死亡。

2. 循环衰竭

羊水栓塞导致的循环衰竭表现为低血压、休克等症状。羊水成分进入血液循环后，激活全身性炎症反应，导致血管扩张和血管通透性增加，进而引发液体外渗和丧失，降低血容量。此外，肺动脉栓塞使得右心负担增加，可能导致急性右心衰竭。血压持续下降，患者可能进入休克状态，严重时可发展为心搏骤停。循环衰竭的出现使得全身组织和器官的灌注受到严重影响，最终可能导致多脏器功能衰竭。

3. 昏迷

由于羊水栓塞引起的急性低氧血症和循环不稳定，患者常出现意识水平的迅速下降，进而可能发展为昏迷状态。昏迷通常与严重的低氧血症、低血压和全身性炎症反应相关，导致脑功能受到抑制。患者可能表现为反应迟钝、意识模糊，甚至无法唤醒。昏迷的发生常预示着病情的急剧恶化，是羊水栓塞致命性并发症的一个标志。

4. 凝血功能异常

羊水栓塞常伴随弥散性血管内凝血（DIC），这是一种全身性凝血异常，表现为出血倾向。羊水中的胎脂、胎儿细胞等物质进入母体循环后，能够激活凝血因子，引发微血栓的形成。凝血因子的大量消耗和纤溶酶的激活可导致出血症状，如皮下出血、牙龈出血、内脏出血等，患者的出血倾向可能迅速加重，形成致命的出血并发症。

5. 临床症状突然恶化

羊水栓塞的病程通常进展迅速，患者的病情在短时间内可能急剧恶化。症状的急性发生和快速进展是羊水栓塞的典型特征。患者可能在数分钟至数小时内经历病情的急剧加重，出现呼吸衰竭、循环衰竭、昏迷等危及生命的临床表现。随着全身性炎症反应的加剧，患者可能迅速进入多脏器衰竭状态，最终导致死亡。因此，羊水栓塞的诊断与治疗需要迅速进行，以挽救患者生命。

三、诊断与鉴别诊断

（一）诊断

1. 实验室检查

（1）血气分析：羊水栓塞患者常出现低氧血症和酸中毒等改变，血氧饱和度显著下降，可能伴有二氧化碳潴留和代谢性酸中毒。血气分析有助于评估患者的氧合状态，判断是否存在急性呼吸衰竭。此外，严重的低氧血症和酸中毒可以加重循环衰竭，进一步导致多脏器功能衰竭。

（2）凝血功能检查：羊水栓塞常伴随弥散性血管内凝血（DIC），凝血功能检查会显示凝血酶原时间延长、D-二聚体增高、血小板减少等典型表现。DIC 是羊水栓塞的重要特征之一，反映了血液系统的严重紊乱。凝血因子的消耗和纤溶酶的激活会导致全身性微血栓形成和出血倾向，增加了临床治疗的难度。

（3）心电图：羊水栓塞可能引发心律失常，尤其是在急性循环衰竭和低血压的情况下，心脏负担加重。心电图检查可帮助识别是否存在心律失常、心搏骤停等并发症，进一步评估患者的心功能和循环状态。

2. 影像学检查

羊水栓塞的影像学表现并不具有特异性，因此常通过排除法进行诊断。尽管羊水栓塞的直接影像学特征较为模糊，但心脏超声可用来评估心功能和右心压力，帮助诊断急性右心衰竭或肺动脉栓塞。CT 扫描或 MRI 可用于排除其他可能的并发症，如肺栓塞、急性心肌梗死或其他血栓形成等，并对临床诊断提供辅助支持。

3. 临床经验

羊水栓塞的诊断往往依赖于临床经验。对于有分娩史的产妇，若在胎盘娩出后短时间内出现急性呼吸衰竭、低血压、休克等症状，且无其他明确的病因，羊水栓塞应被高度怀疑。临床症状的迅速加重、急性呼吸和循环衰竭等，往往提示羊水栓塞的可能，及时诊断对于治疗方案的选择至关重要。

（二）鉴别诊断

1. 肺栓塞

肺栓塞的临床表现包括呼吸急促、胸痛、低血压等，通常与羊水栓塞的症状相似，但有几个重要区别。首先，肺栓塞通常不会伴有弥散性血管内凝血（DIC）表现，这是羊水栓塞的一个显著特征。其次，肺栓塞的症状较为局限，常见于肺部血流受阻的区域，而羊水栓塞则常呈现全身症状，包括急性呼吸衰竭、低血压、休克及凝血功能障碍等。肺栓塞的诊断主要依赖影像学检查，如 CT 肺动脉造影，而羊水栓塞则更多依赖临床判断及实验室指标。

2. 心搏骤停

心搏骤停是羊水栓塞的一种常见并发症，由于急性右心衰竭和严重低氧血症导致心功能失常，然而心搏骤停也可能由其他原因引起，如心肌梗死、严重电解质失衡或其他心脏病。与羊水栓塞不同，心搏骤停的发生通常没有明显的凝血功能障碍（如 DIC），并且缺乏羊水栓塞典型的分娩后突发症状。通过心电图监测和临床病史的排查，可以帮助区分这两者。

3. 产后出血

产后大出血是另一种需要与羊水栓塞相鉴别的疾病。产后出血可能导致休克和低血压，但它通常不会伴随呼吸衰竭或 DIC，且主要表现为阴道大量出血。羊水栓塞则更多表现为呼吸急促、低氧血症、休克、弥漫性血管内凝血等全身症状。通过明确出血源并及时控制出血，一般可以诊断产后大出血。而羊水栓塞通常需要结合产妇的临床表现和血气分析等检查来确认。

4. 弥漫性血管内凝血（DIC）

DIC 是一种严重的凝血功能障碍，常见于感染、创伤、恶性肿瘤等情况，临床上表现为广泛的出血和血栓形成。虽然 DIC 也是羊水栓塞的常见并发症，但羊水栓塞的背景与其他 DIC 病因有所不同。羊水栓塞通常发生在分娩过程中或分娩后不久，并伴随呼吸衰竭、低血压等全身症状。通过病史回顾和其他检查（如感染史、肿瘤等）可以帮助区分 DIC 的不同原因。

5. 急性心力衰竭

急性心力衰竭通常表现为呼吸急促、低血压和水肿等，可能与羊水栓塞的症状类似，尤其是在右心力衰竭竭的情况下。心力衰竭一般由心脏结构或功能异常引起，而羊水栓塞则是由外源性物质进入血液循环引发的急性反应。心力衰竭患者通常没有明显的凝血功能异常，而羊水栓塞则往往伴随 DIC。因此，心力衰竭的诊断通常通过心功能检查（如心电图、心脏超声）进行，而羊水栓塞的诊断则更多依赖临床表现和实验室检查。

四、治疗措施

1. 立即进行复苏和生命支持

一旦确诊羊水栓塞，最重要的是迅速进行复苏和生命支持，以保障患者的生命体征稳定。首先，应立刻开始高浓度氧疗，确保充分的氧合。对于无法维持正常血氧水平的患者，应采取机械通气措施，通过面罩或气管插管进行通气支持，确保氧气供应。此外，如果患者出现心搏骤停，应立即进行心肺复苏（CPR），实施胸外按压与电除颤，恢复心脏自主跳动。若持续心搏骤停，可考虑使用儿茶酚胺类药物（如肾上腺素）来恢复心功能，并维持有效循环。通过静脉输液（如生理盐水或平衡液）及升压药物（如去甲肾上腺素、肾上腺素）来维持血压，纠正低血压和休克状态是至关重要的。

2. 凝血功能的干预

羊水栓塞常伴随弥散性血管内凝血（DIC），因此及时干预凝血功能至关重要。应补充凝血因子、血小板及新鲜冰冻血浆，来纠正凝血功能异常。若 DIC 表现明显，可以使用抗纤溶药物（如氨甲环酸）来抑制过度的纤溶活性，降低出血风险。对于严重出血或凝血功能极度异常的患者，应输注血小板、红细胞浓缩液、冷沉淀等血液制品，以防进一步的血液丧失。

3. 支持性治疗

羊水栓塞可能导致急性肾损伤，因此密切监测肾功能（如血肌酐、尿量）是必要的。必要时，可以使用利尿剂（如呋塞米）或进行透析治疗来保护肾。对出现严重呼吸衰竭的患者，尤其是无法维持正常血氧水平者，应进行机械通气支持。对于部分患者，可能需要使用体外膜氧合（ECMO）进行更为深入的通气支持。同时，频繁检测血气和监测电解质紊乱，调整酸碱平衡及纠正代谢性酸中毒，以保证各项生理参数的稳定。

4. 产科干预

羊水栓塞后，产后出血往往较为严重，必须积极控制出血源。通过使用子宫收缩药物（如氯前列醇、缩宫素等），可促进子宫收缩，帮助控制出血。对于无法通过药物控制的出血，可能需要考虑进行子宫切除术。此外，若羊水栓塞发生时胎盘尚未娩出，应及时处理胎盘，确保胎盘完全娩出，并采取相应措施防止进一步出血。

5. 药物治疗

升压药物（如去甲肾上腺素、肾上腺素）用于维持血压，改善全身灌注，确保各重要器官的血液供应。利尿剂（如呋塞米）可用于去除体内多余液体，尤其是当出现急性肺水肿时。此外，对于羊水栓塞引发的DIC，抗凝治疗可能需要根据患者的具体情况进行调整，部分患者可能需要使用肝素等抗凝药物，以降低血栓形成风险并改善血液循环。

第二节　子宫内翻

子宫内翻是指子宫完全或部分从子宫颈口脱出，形成宫腔与阴道之间的倒置结构，属于一种急性产后并发症。它是一种罕见且严重的产科急症，通常发生在分娩过程中，特别是胎盘剥离后，可导致产妇出现严重的失血和休克。

一、病因病理

（一）病因

1. 过度牵拉脐带

过度牵拉脐带是在胎盘尚未完全剥离时，施加过大力量引起的子宫内翻的常见诱因。在分娩过程中，特别是在胎盘粘连或胎盘剥离困难的情况下，若用力牵拉脐带，可能会造成宫体部分或完全翻转。胎盘剥离本应在子宫收缩过程中自然完成，但如果胎盘剥离不完全，过度用力牵拉脐带会引发宫体的异常倒转，导致子宫内翻。

2. 宫缩无力或过强

宫缩无力是导致子宫内翻的另一重要因素。如果分娩后子宫收缩不力，宫腔内压可能无法有效升高，从而导致子宫壁的过度扩张。这种扩张可能使子宫变得更脆弱，容易发生内翻。而另一方面，过强的宫缩亦可能导致子宫过度收缩，从而促使宫体倒置。过度强烈的宫缩，尤其是在胎盘未完全剥离的情况下，可能使宫体因压力变化而发生内翻。

3. 异常胎位或胎儿过大

胎位异常（如臀位、横位等）和胎儿过大（如巨婴）都可能增加子宫内翻的风险。异常胎位可能使分娩时对子宫施加不均匀或过大的压力，从而使子宫发生倒转。胎儿过大则可能导致分娩过程中子宫受到过度牵拉，尤其是当产妇骨盆不够宽敞时，子宫壁的应力增加，从而诱发宫体内翻。

4. 子宫的解剖异常

子宫畸形，如双子宫、子宫纵隔、子宫肌瘤等，可能导致子宫的解剖结构不规则，增加分娩过程中子宫异常翻转的风险。这些解剖异常可能使子宫的结构变得不稳定，导致在分娩时子宫无法正常收缩或保持稳定，从而易于发生宫体内翻。

5. 多次分娩史

多次分娩史的女性，由于子宫肌肉在反复妊娠后可能变得松弛，子宫壁的张力降低，增加了宫体内翻的可能性。随着多次分娩，尤其是剖宫产或产程较长的经历，子宫可能逐渐丧失其正常的生理功能，从而更容易发生内翻。

6. 不当的助产技术

助产过程中不当的操作，尤其是未及时评估胎盘状态或未能根据胎儿的位置和宫缩情况适当进行处理，可能引发子宫内翻。过度牵拉脐带、强力手法助产等不当技术，均可能导致宫体翻转。在分娩过程中，若助产人员未能精确掌握胎盘和宫缩的动态变化，强行操作可能会加剧宫体倒转的风险。

（二）病理

1. 子宫结构改变

在子宫内翻的过程中，宫体和宫底逐渐被推向阴道或子宫颈，宫腔的结构发生显著的倒转。这种解剖结构的改变可能导致子宫颈或宫底部受到严重的损伤。由于内翻过程中子宫的组织受到强烈牵拉，子宫颈及宫体的连接部分可能被撕裂或压迫，从而引发局部损伤。这种损伤不仅影响子宫的正常功能，还可能加剧出血，并增加后期并发症的风险。

2. 血液供应受阻

子宫内翻时，由于宫体翻转，子宫的血管也会受到拉扯或压迫，可能导致子宫血供中断。正常情况下，子宫通过其血管维持足够的血液供应，确保分娩后子宫能够有效收缩止血。然而，在子宫内翻的情况下，血管受压或拉扯可能会导致血流的严重受限，进而引发持续性出血。如果未能及时进行干预，出血量可能急剧增加，最终可能导致失血性休克，威胁产妇生命安全。

3. 胎盘剥离异常

子宫内翻可能导致胎盘的剥离异常。由于胎盘尚未完全剥离或胎盘与子宫壁粘连的情况较为严重，在内翻过程中可能发生胎盘滞留。胎盘剥离不完全会导致部分胎盘组织继续附着在子宫壁上，这不仅会引发持续性出血，还可能引发感染等并发症。胎盘滞留的存在需要通过手术干预及时清除，否则可能导致更严重的并发症。

4. 子宫肌肉功能失调

在内翻过程中，子宫的肌肉结构遭到严重拉扯，导致其收缩功能受到抑制。正常的子宫收缩有助于止血，并促使子宫恢复原状。然而，在内翻过程中，子宫肌肉可能失去正常的收缩能力，表现为宫缩无力，这会进一步加重出血。子宫肌肉的功能失调增加了产后出血的风险，且使得治疗变得更加困难。

5. 感染风险增加

长时间的子宫内翻可能引起局部组织的破裂或损伤，特别是在内翻伴随胎盘滞留或子宫壁组织破裂的情况下，极大增加了感染的风险。胎盘滞留、宫腔积血及其他组织损伤为病原体提供了滋生的条件，若不及时处理，容易导致子宫内膜炎、盆腔炎等严重感染。这类感染不仅加重病情，还可能导致长期的健康问题，甚至危及产妇的生命。

二、临床表现

1. 突发性阴道出血

子宫内翻最为明显的表现之一是剧烈且持续性的阴道出血。产妇在分娩后若出现大量出血，尤其是在胎盘剥离后，即应考虑子宫内翻的可能。正常情况下，分娩后子宫应该通过有效的收缩止血，但在子宫内翻的情况下，由于宫体倒置和收缩功能的障碍，出血量通常急剧增加。出血表现为鲜红色，且伴随血块，这一现象通常与胎盘剥离不完全或子宫收缩无力有关。若胎盘滞留在宫腔内，出血可能更加严重且持续。这种出血常导致产妇出现低血容量性休克，危及生命。

2. 子宫触诊异常

子宫内翻时，宫体的位置发生显著改变。正常情况下，子宫位于腹腔内，通过触诊可以触及其上缘。与此不同，子宫内翻时，宫体及宫底逐渐被推向阴道或子宫颈，导致宫腔的内部结构倒转。临床检查时，通常可以触及一个异常膨大的肿块，位于阴道内或子宫颈外。这是由于宫体被向下推动并形成倒置状态，宫口及宫体松弛可能导致子宫的形态异常，且宫底可触及阴道或外阴部。触诊时，宫体显得非常松弛，通常无法找到正常的宫底。

3. 腹痛和不适

子宫内翻伴随子宫收缩功能不良和子宫肌肉的拉扯，产妇可能会出现明显的腹痛。腹痛通常是持续性的钝痛，随着子宫的内翻及出血的加剧，疼痛可能变得更加剧烈，甚至表现为阵发性剧痛。腹痛的发生通常与宫缩无力或宫体位置的异常有关，可能表现为宫腔内压迫感，且伴随其他症状如恶心、呕吐。在处理子宫内翻的过程中，产妇的腹痛可能加剧，特别是在进行宫腔手术或胎盘取出的过程中，疼痛进一步加重。

4. 休克症状

由于出血量的剧增和血液供应的急剧中断，产妇可能出现失血性休克的症状。常见的休克表现包括低血压、心率增快、皮肤苍白、冷汗、呼吸急促、乏力、意识模糊、甚至昏迷。由于失血严重，导致器官灌注不足，影响多个脏器功能。严重者可能会出现急性肾衰竭、心力衰竭或多脏器功能衰竭。休克的症状反映了子宫内翻引起的严重血流动力学紊乱，若得不到及时治疗，可能导致生命危险。

5. 产后胎盘滞留

在子宫内翻的情况下，胎盘剥离可能不完全，胎盘可能滞留在宫腔内。这一现象不仅加剧出血，而且使得子宫收缩功能无法得到恢复，继而引发持续性出血。胎盘滞留通常伴随着宫腔内的炎症反应及不完全剥离，增加了产后感染的风险。滞留的胎盘组织还可能抑制子宫的正常收缩，延长产后的恢复过程。产妇通常会表现为恶露异常，持续的阴道出血且出血量较大。

三、诊断与鉴别诊断

子宫内翻的诊断依赖于详细的临床检查、影像学检查及综合病史。尽早地诊断对及时治疗至关重要。子宫内翻的诊断步骤通常包括以下两个方面。

（一）诊断

1. 临床检查

子宫内翻的诊断通常从产后检查开始。医生会详细询问分娩过程，包括助产技术、胎儿大小、分娩方式、是否使用过助产器械等。同时，评估产妇的阴道出血量及其性质，若出血伴随异常的宫体变化，且通过触诊发现宫腔位置异常或宫底无法触及，考虑为子宫内翻。通过子宫颈和阴道的检查可以确认宫体是否位于子宫颈外。若触诊时可以触及一个异常膨大的宫体，且宫口松弛，这些体征均提示子宫内翻。

2. 超声检查

超声检查是确认子宫内翻的有效手段，尤其在诊断过程中，它可以帮助区分其他可能的病因。经阴道超声能够清晰显示宫腔的具体情况，帮助明确宫体的位置，并排除其他产后出血的可能性。若存在胎盘残留或血肿，超声能够明确指出其位置，帮助治疗。超声还可以帮助识别宫外妊娠等其他可能的病理改变，有助于排除这些类似症状的疾病。

3. 临床症状和体征

子宫内翻的诊断还依赖于出血量的变化、子宫形态的变化及产妇的临床症状。早期通过评估产妇的阴道出血量和子宫收缩情况，结合胎盘剥离是否完全、分娩过程中是否使用过助产技术等，可以初步判断出血的原因。一旦触诊发现异常宫体位移，会进一步明确诊断。

（二）鉴别诊断

1. 产后出血

子宫内翻是产后出血的重要原因之一，但产后出血的原因并非单一。除子宫内翻外，其他因素如子宫收缩无力、产道损伤、胎盘残留等都可能导致出血。与单纯的产后出血不同，子宫内翻通常伴随子宫形态改变，宫底可以触及阴道内或外阴部，且触诊时宫体异常松弛。与其他原因引起的产后出血相比，子宫内翻的治疗方法和处理方式更加特殊和紧急。

2. 胎盘早剥

胎盘早剥是一种产后并发症，通常发生在分娩前，导致胎盘过早与子宫壁分离，引起剧烈的腹痛和出血。与子宫内翻不同，胎盘早剥发生在分娩前，且子宫形态通常不发生改变。胎盘早剥的临床表现包括剧烈腹痛、持续性阴道出血及胎心异常等。超声检查能够帮助区分胎盘早剥与子宫内翻。

3. 子宫肌瘤出血

子宫肌瘤是产后出血的另一个潜在原因，尤其是在分娩过程中肌瘤破裂或脱落时。子宫肌瘤引起的出血通常没有子宫内翻伴随的显著宫体变化，且出血表现较为间歇性和轻度。肌瘤的出血通常位于子宫的特定区域，而非整个子宫的异常。超声检查可帮助确认肌瘤的存在及其引起的出血点，从而与子宫内翻区分开来。

4. 产道损伤

产道损伤，尤其是在分娩过程中发生的阴道、会阴部裂伤，可能导致持续性阴道出血。与子宫内翻不同，产道损伤的出血通常没有伴随宫体的异常触诊，且裂伤位置较为明显。产道损伤通常会导致局部出血，而子宫内翻则会导致广泛的出血，并且伴随宫体的形态改变。通过阴道和会阴检查，可以有效确认产道损伤的位置和程度。

5. 盆腔血肿

盆腔血肿通常是由于产道损伤引起的，尤其是在分娩过程中发生的外阴或阴道壁撕裂。与子宫内翻不同，盆腔血肿并不会导致子宫形态的改变。虽然血肿也可能引起出血，但其形成通常是局部性的，且表现为肿块。在超声检查下，盆腔血肿的形成较为明确，而子宫内翻的超声影像则显现为宫腔位置的倒转和胎盘残留。

四、治疗措施

1. 手动复位

手动复位是治疗子宫内翻的首选方法，其操作步骤包括麻醉、手术操作和操作时机的选择。首先，患者可以选择全身麻醉或硬膜外麻醉，以确保术中无痛。其次，医生通过阴道或子宫颈口，用手指或手掌轻轻推动子宫，逐步将内翻的宫体推回正常位置。若子宫位置较高，可能需要使用扩宫器辅助操作。理想的手动复位时机是在胎盘已剥离但尚未滞留的情况下，通常应尽早进行，越早操作，复位的效果越好，且风险越小。如果操作失败或出现并发症，则需要考虑其他治疗方案。

2. 药物治疗

药物治疗是辅助手动复位的重要手段，主要包括缩宫药物、止血药物和抗生素。缩宫药物如缩宫素或米索前列醇可促进宫缩，帮助复位后的子宫恢复形态，并减少出血。药物还能加强子宫的收缩力，防止再次内翻。止血药物如氨甲环酸和止血酮常用于控制产后大出血，特别是在大出血情况下，有助于稳定产妇的血液状态。此外，若存在胎盘滞留或宫内感染风险增加，使用抗生素是必要的，可以预防或控制感染，保障产妇安全。

3. 外科手术

在部分情况下，尤其是手动复位失败或子宫损伤严重时，可能需要进行外科手术治疗。若子宫发生严重损伤或复位无法成功，并且出血难以控制，紧急子宫切除术可能是挽救产妇生命的必要手段。子宫切除可为部分子宫切除（如子宫颈部切除）或全子宫切除，根据子宫的损伤程度来决定手术方式。子宫切除虽为一种极端治疗方法，但在严重出血和复位无效的情况下，能够有效预防生命危险。

4. 控制出血

控制出血是治疗子宫内翻的关键环节，首先需要确保胎盘完全剥离，若胎盘滞留，应及时进行手术清除，以减少出血源。其次对于大量出血的患者，应迅速进行血液替代治疗，包括输血或输液治疗，以维持血容量，避免休克发生。最后若出血持续无法控制，可考虑进行子宫动脉栓塞术，利用介入治疗技术堵塞子宫动脉，从而减少血流供应，达到止血效果。

5. 监测与支持治疗

在治疗过程中，密切监测患者的生命体征是非常重要的，特别是心率、血压、氧饱和度等参数，帮助及时发现潜在的休克或其他危及生命的并发症。液体支持也是治疗的关键，及时补充血容量，防止休克发展。如果产妇进入休克状态或面临严重的并发症，可能需要进行危重症监护，以便及时干预和调整治疗方案。

第三节　产后出血

产后出血是指分娩后 24 小时内发生的异常出血，通常定义为失血量超过 500mL（阴道分娩）或 1000mL（剖宫产）。然而，临床实践中，失血量超过 300mL 时就应高度警惕产后出血的发生。

一、病因病理

（一）病因

1. 子宫收缩无力

子宫收缩无力是产后出血最常见的原因之一，通常发生在分娩后的前几小时。正常情况下，分娩后子宫应通过收缩来压迫血管，防止出血。然而，当子宫收缩功能减弱或无法有效收缩时，子宫血管就无法有效闭合，导致持续性出血。引起子宫收缩无力的原因有多种，包括过度扩张的子宫（如多胎妊娠或羊水过多）、长时间的产程、产妇的疲劳，以及使用某些药物（如麻醉药、子宫松弛药、催产素等）。此类情况需要及时干预，以防过量出血和可能的休克。

2. 产道损伤

产道损伤是指在分娩过程中发生的阴道、子宫颈或会阴部裂伤，这些损伤可能导致大量出血。产道损伤通常发生在分娩过程中，尤其是在分娩进程过快或过慢的情况下，或者在使用器械（如产钳、真空吸引器）助产时较为常见。此类损伤如果没有及时发现和处理，可能会加重出血，甚至需要手术修复。产道损伤不仅会影响出血，还可能影响产妇的恢复过程，因此在分娩过程中应密切监测产道情况。

3. 胎盘残留

胎盘残留是指胎盘部分或全部滞留在子宫内，未能完全娩出。胎盘残留可引起持续的出血，同时也容易引发感染，因为胎盘残留会成为细菌滋生的温床。胎盘残留可能是由于胎盘未完全剥离、胎盘粘连或子宫颈的阻塞。若胎盘残留不及时清除，可能需要进行手术处理，如清宫术或刮宫术。及时的诊断和处理对防止继发性感染和出血至关重要。

4. 凝血障碍

凝血障碍是指在产后或妊娠期间，母体的凝血功能出现异常，如产后凝血功能障碍、血小板减少症等。这些问题使得母体的血液凝固能力受到抑制，无法有效止血，导致大量出血。凝血障碍的原因可以是遗传性或获得性，如产后大出血后继发的凝血因子消耗，或某些疾病（如弥散性血管内凝血）。此类患者需要及时接受血液检查，必要时进行输血或输注凝血因子等治疗。

5. 羊水栓塞

羊水栓塞是一种罕见但致命的产后并发症，是指羊水进入母体的循环系统，并引发急性休克和剧烈出血。羊水栓塞发生时，羊水中的物质（如胎儿细胞、胎毛等）进入母体血液系统，激活母体的免疫反应，导致严重的过敏反应、血压下降、呼吸衰竭、弥散性血管内凝血（DIC）等一系列症状。羊水栓塞往往发生得非常迅速，患者会出现急性休克、呼吸困难、出血等症状，需要紧急处理。虽然该情况相对较为罕见，但其高致死率使得早期诊断和迅速干预至关重要。

（二）病理

1. 子宫收缩不良

子宫收缩不良是产后出血的常见原因之一，通常发生在分娩后未能有效通过子宫收缩来压迫血管，从而无法止血。正常情况下，分娩后子宫通过持续的收缩将血管封闭，控制出血。然而，当子宫未能有效收缩时，出血就不能得到有效控制。常见的引发子宫收缩不良的因素包括子宫过度扩张（如多胎妊娠、胎儿巨大或羊水过多）、分娩时子宫肌肉疲劳，以及麻醉药物或子宫松弛药的影响。过度扩张的子宫会导致子宫肌肉的张力不足，从而使其收缩力减弱，进而增加产后出血的风险。因此，产后子宫收缩不良需要及时识别，并采取措施如应用子宫收缩药物（如催产素、氯普噻吨等）来促进子宫收缩，避免出血过多。

2. 血管损伤和未愈合的产道裂伤

在分娩过程中，尤其是使用机械助产（如产钳、吸引器等）时，可能会导致产道的损伤，包括子宫颈、阴道或会阴部的裂伤。这些损伤可能导致血管破裂，引起持续性出血。尤其是在分娩过程中，若产道裂伤没有得到及时修复，血管可能继续出血，导致大出血。未愈合的产道裂伤需要尽快缝合修复，并控制出血，以防产后出血的进一步加剧。分娩时应尽量避免机械助产的使用，特别是在分娩过程中子子宫颈及会阴部已出现裂伤时，应给予及时、有效的缝合。

3. 胎盘残留

胎盘残留是指胎盘未完全娩出，部分或全部胎盘组织滞留在子宫内。胎盘残留是产后出血的一个重要原因，因为残留的胎盘组织会继续出血，并抑制子宫的收缩功能。此外，胎盘残留还可能引起感染等严重并发症。如果胎盘残留未及时清除，可能导致继发性大出血，因此需要通过手术或药物处理来确保胎盘完全排出。常见的处理方法包括手术清宫或使用药物促进胎盘排出。

4. 凝血功能障碍

凝血功能障碍是指孕妇在产后出现血液无法正常凝固，导致难以控制的出血。产妇可能存在孕期或产后的凝血问题，如弥散性血管内凝血（DIC）或血小板减少等。这些凝血功能障碍会导致血液在体内无法形成足够的凝血块，从而使出血持续或加重。孕期或产后凝血问题可能由多种原因引起，如严重感染、子宫内感染、严重出血等。当产妇出现大出血且伴随凝血异常时，应及时进行凝血功能检查，必要时给予血液制品如血浆、凝血因子或血小板治疗，帮助其恢复凝血功能，控制出血。

二、临床表现

1. 阴道出血

产后出血是产妇在分娩后常见的严重并发症之一，通常表现为阴道出血量异常增加。产后 24 小时内，若阴道流血量明显超过正常范围，则应高度怀疑产后出血的发生。出血量的增多、血液颜色的变化（如鲜红色、暗红色，甚至血块的出现），均提示产后出血的风险。此时，医生应及时评估出血源、检查子宫收缩情况，并采取紧急干预措施如宫缩促进剂、输血等，以防大出血危及产妇生命。

2. 子宫体积增大或不规则

子宫收缩无力是导致产后出血的重要原因之一。当子宫未能有效收缩时，子宫的体积可能显得比预期更大，且触诊时感到子宫松弛，触感较软，且形态异常。若出现子宫收缩乏力，子宫可能变得不规则，难以通过按摩促进收缩，进而无法止血。此时，应立即采取治疗措施，如使用子宫收缩药物（如催产素、氯普噻吨）促进子宫收缩，防止继续出血。

3. 休克表现

随着失血量的增加，产妇可能迅速出现低血容量性休克。休克的表现通常包括心率增快、血压下降、皮肤苍白、冷汗、四肢冰凉、呼吸急促等，严重时可出现意识模糊甚至昏迷。失血性休克是产后出血的一种严重并发症，应及时评估失血量，并采取紧急治疗措施，如液体复苏、输血、应用血管活性药物等，以稳定循环和血压，防止多脏器衰竭。

4. 尿量减少或无尿

产后出血严重时，由于血容量不足，可能导致肾灌注减少，从而出现尿量减少或无尿现象。肾是对血流动力学变化非常敏感的器官，低血容量可迅速影响肾的血流供应。尿量的减少或无尿可能是循环衰竭的早期征兆，应及时进行液体补充和监测肾功能，以防肾衰竭的发生。

5. 恶心、呕吐

大量失血可引起产妇出现恶心、呕吐等症状，这通常是血容量急剧下降导致的循环不良所致。恶心、呕吐可能会加剧产妇的不适，影响临床评估和治疗进程。若伴有严重失血，且症状持续存在，应考虑血液容量恢复和循环支持治疗，以缓解症状并稳定病情。

三、诊断与鉴别诊断

（一）诊断

1. 临床病史与体征

详细询问产妇病史是诊断产后出血的重要第一步。医生应了解产妇的分娩方式（阴道分娩或剖宫产）、产程的长短、助产方法的使用（如是否使用产钳、吸引器等），并结合出血的性质、量及时间进行评估。产后 24 小时内阴道分娩时若出血量超过 500mL，或剖宫产超过 1000mL，均可疑为产后出血的发生。此外，询问患者是否有先兆出血、宫缩无力等症状，对于确定出血的可能来源和评估出血的严重性具有重要意义。

2. 产后出血的严重程度

评估产后出血的严重程度不仅依赖于出血量，还应结合患者的临床症状，如休克表现、子宫收缩情况等。严重的出血常伴随低血容量性休克，表现为心率加快、血压下降、皮肤苍白、四肢冰冷等。通过对产妇的全身评估，判断是否存在休克或其他并发症，帮助制定治疗策略。早期识别并治疗出血性休克对于改善母体预后至关重要。

3. 子宫收缩情况

产后子宫的收缩情况是诊断产后出血的关键因素。正常情况下，分娩后子宫应迅速收缩至脐部位置，并呈坚硬状态，有助于止血和控制出血，如果子宫收缩不良或过渡扩张，可能导致大出血，增加产后出血风险。

4. 产道检查

检查产道的完整性对于产后出血的诊断至关重要。产妇的阴道、子宫颈、会阴部等区域可能在分娩过程中发生裂伤或创口，这些损伤需及时修复以避免持续出血。此外，还应检查胎盘是否完全娩出。如果胎盘未完全娩出，可能导致胎盘残留，引发持续出血和感染。检查胎盘娩出的完整性及其是否有异物残留，对于判断出血原因至关重要。

5. 实验室检查

实验室检查可进一步帮助评估产后出血的程度及可能的并发症。血常规检查可以提供血红蛋白水平、血小板计数等信息，帮助评估是否存在贫血及出血倾向。凝血功能检查（如凝血酶原时间、部分凝血活酶时间、D–二聚体等）可以帮助排除凝血障碍，尤其是弥散性血管内凝血（DIC）等严重凝血功能异常。根据实验室结果，医生可以指导补充血液、使用凝血因子等治疗方案。

（二）鉴别诊断

1. 产后盆腔血肿

产后盆腔血肿是由于产道损伤引起的血管破裂或小血管损伤所致的血液积聚。与产后常见的阴道出血不同，血肿内的血液未必立即排出体外，导致血肿的形成。患者通常表现为会阴部或阴道内的肿块，伴有持续性或间歇性出血。盆腔血肿的出现通常与分娩过程中产道的撕裂、手术操作（如产钳或吸引器使用）或会阴部创伤有关。临床上，除了触诊可发现肿块外，超声检查是诊断产后盆腔血肿的重要工具。若血肿增大或出现压迫症状，可能需要外科干预，如引流术。

2. 产后感染（子宫内膜炎、会阴感染等）

产后感染是另一种可能引起异常出血的原因，通常伴随发热、恶露异常、腹痛等症状。子宫内膜炎和会阴部感染是最常见的两种感染类型，前者可因胎盘残留、分娩操作不洁等因素引起，后者则与会阴裂伤、会阴切开术等相关。这类感染的出血往往呈现脓性、恶臭，且常伴有发热或全身不适。通过病史、体征和相关检查（如血常规、白细胞计数及细菌培养等），可以鉴别感染性出血与其他类型的产后出血。

3. 子宫肌瘤

子宫肌瘤患者在产后可能会出现异常出血，尤其是在分娩过程中或产后较长时间内。子宫肌瘤可能导致子宫收缩无力，继而导致出血。肌瘤的脱落或部分肌瘤的变性，也可能成为出血的源头。对于有子宫肌瘤病史的产妇，若产后出现异常出血，应高度警惕肌瘤引发的出血情况，尤其是在没有明显产道损伤或胎盘问题的情况下。超声检查可以帮助确定是否为肌瘤引发的出血，并根据具体情况决定是否需要手术治疗。

4. 凝血功能障碍

凝血功能障碍是产后出血的一个重要鉴别点。患者可能患有弥散性血管内凝血、血友病等疾病，这类患者往往表现为持续性、难以控制的出血。凝血障碍的出血常发生在分娩后不久，且出血量较大，血液难以凝固。诊断上，需要通过凝血功能检查（如凝血酶原时间、部分凝血活酶时间、D–二聚体等）来鉴别凝血异常引发的出血。及时诊断并采取止血措施对于防止严重并发症至关重要。

四、治疗措施

1. 迅速评估与监测

在发现产后出血的情况下，立即进行全身性评估是至关重要的。立即对产妇的生命体征进行密切监测，包括血压、脉搏、呼吸频率、体温及氧饱和度等，以评估患者的血流动力学状态。对于失血量的评估，通常可以通过产后阴道出血量、子宫收缩状态及产妇的临床表现进行初步判断。如有明显的出血增多或持续出血，应及时采取措施进行止血，并判断是否存在低血容量性休克或其他危及生命的并发症。通过早期评估，能够为后续治疗提供有效的指导。

2. 采取有效的止血措施

在产后出血的管理中，及时采取止血措施是防止进一步恶化的关键。子宫按摩是一种常见的处理方法，当子宫出现收缩无力时，进行有效的子宫按摩可以刺激子宫收缩，从而减少出血。如果子宫按摩无法有效控制出血，可考虑使用宫缩药物，如氯普鲁卡因、奥昔托辛或米索前列醇等，这些药物能促进子宫的平滑肌收缩，有效压迫子宫血管，减少血流量。

在部分情况下，当药物和物理刺激无效时，可以通过宫腔压迫法（如 Bakri 球囊）进行进一步止血，压迫球囊可帮助对子宫进行机械性压迫，减少出血。如果上述措施均未能有效止血，且产妇病情危急，可考虑进行更为侵入性的手术治疗，如子宫动脉栓塞、子宫切除等，这些方法能够直接控制出血来源，保证产妇的生命安全。

3. 补充血容量

在处理产后出血时，补充血容量是治疗的重要环节。对于轻度失血的产妇，可使用静脉补液来维持血容量及循环功能，常用的液体包括生理盐水、乳酸林格液等晶体液，或者胶体液如白蛋白，以帮助恢复血容量。当出血量较大时，应立即输血，通常优先选择红细胞悬液，补充血红蛋白水平，并根据血流动力学的评估，必要时补充凝血因子。输血应根据患者的实际情况，如血红蛋白水平、失血量、血流动力学变化等，选择适当的输血量和血液制品，确保恢复产妇的循环稳定。

4. 治疗并发症

产后出血常伴随其他并发症，应及时识别并处理。凝血功能障碍是常见的并发症，尤其在产妇有孕期或产后凝血异常的情况下，如弥散性血管内凝血或血友病等，可能导致出血加重。此时，应根据情况使用抗凝药物（如低分子肝素）或补充凝血因子（如血浆、凝血因子Ⅷ等）来治疗凝血功能障碍。此外，如果产后出血合并感染（如子宫内膜炎、会阴感染等），则需要及时应用敏感的抗生素进行治疗，并进行相应的微生物培养和药敏测试，确保治疗方案的精准性。

5. 加强心理支持

产后出血不仅对产妇的身体健康造成威胁，还可能对其心理状态产生显著影响。由于产后出血往往是突然发生且具有生命威胁，产妇及其家属常伴有紧张、恐惧、焦虑等情绪反应。因此，除了生理治疗外，心理疏导和情绪支持也是治疗过程中不可忽视的部分。应给予产妇充分的安慰和鼓励，帮助其理解治疗过程，并为其家属提供必要的支持和指导，缓解其心理压力。通过综合的心理干预，可以帮助产妇更好地面对治疗过程，提高其恢复的信心和速度。

第八章　分子细胞遗传产前诊断技术操作常规与质量管理

第一节　荧光定量 PCR 技术

一、实验原理

定量 PCR 是指以一种标准作为对照，通过对 PCR 终产物的分析或 PCR 过程的监测，对 PCR 起始模板量进行定量的技术。根据原理的不同，目前主要采用的定量 PCR 方法包括极限稀释法、设立内参照物的定量 PCR、荧光定量 PCR 等。其中，荧光定量 PCR 是最新发展起来的一项定量 PCR 技术，该技术在 PCR 反应体系中加入荧光基团，在 PCR 反应过程中连续不断地检测反应体系中荧光信号的变化，当信号增强到某一阈值，此时的循环次数即循环阈值（Ct），被记录下来。该循环参数 Ct 和 PCR 体系中起始模板数的对数之间有严格的线性关系。利用不同梯度的阳性定量标准模板扩增的 Ct 值和该阳性定量标准的模板数，经过对数拟和作图，可制成标准曲线。最后，根据待测样品的 Ct 值，通过标准曲线就可以准确地确定起始模板的数量。根据所用探针的不同，荧光定量 PCR 可以分为两种，一种是 Taqman 探针，另一种是荧光染料。

TaqMan 探针的工作原理是在 PCR 的系统中加入一个荧光标记探针，该探针可与引物扩增的产物 DNA 模板发生特异性杂交，探针的 5′ 端标以荧光发射基团 *FAM*（羧基荧光素，荧光发射峰值在 518nm 处），3′ 端标以荧光淬灭基团 *TAMRA*（6- 羧基四甲基罗丹明，荧光发射峰值在 582nm 处），且末端碱基被磷酸化，以防探针在 PCR 扩增的过程中被延伸，当探针保持完整时，淬灭基团会抑制发射基团的荧光发射，发射基团一旦与淬灭基团发生分离，抑制作用被解除，518nm 处光密度增加，就会被荧光系统检测到。在 PCR 的复性过程中，探针与模板 DNA 杂交，在延伸过程中，Taq 酶随引物延伸到探针与模板结合的位置时，发挥 5′-3′ 外切酶活性，将探针切断，*FAM* 的荧光信号会释放出来，这样一来，模板每复制 1 次，就有 1 个探针被切断，伴随着 1 个荧光信号的释放。荧光信号强度与 PCR 产物的数量是一对一的关系，因此该技术可以动态观察 PCR 的反应过程，对模板进行准确定量。

SYBR Green Ⅰ是不对称菁类荧光素，可非特异地嵌合于 DNA 双螺旋结构中的小沟内，发出荧光信号；处于未结合状态的染料显示较低的荧光强度，一旦结合到双链 DNA 之后，荧光信号会增强。在加入了过量的 SYBR 荧光染料的 PCR 反应体系中，SYBR 荧光染料可特异性地掺入产物的 DNA 双链，发射荧光信号，而未掺入 DNA 链中的 SYBR 染料分子不会发射任何荧光信号，从而保证荧光信号的增加与 PCR 产物的增加完全同步。SYBR Green Ⅰ在核酸的实时检测方面有很多优点，由于它与所有的双链 DNA 相结合，不必因为模板不同而特别定制，因此设计的程序通用性好，且避免了设计、标记荧光探针和使用价格昂贵、复杂的试剂，价格相对较低，适用于任何 PCR 扩增体系。但是，内嵌染料没有序列特异性，可以结合到包括非特异产物、引物二聚体、单链二级结构及错误的扩增产物上，造成假阳性，从而影响定量的精确性。因此，此法的特异性不如Taqman 探针。

下面，将以荧光染料 SYBR Green Ⅰ 为例介绍荧光定量 PCR 技术。

二、实验用品

1. 实验材料

标准 DNA 模板、样品 DNA。

2. 实验器材

荧光定量 PCR 仪等。

3. 实验试剂

SYBR Green Ⅰ 荧光染料、上游引物及下游引物、dNTP 混合液、Taq DNA 聚合酶、10×PCR 反应缓冲液、灭菌水。

三、实验试剂的配制

（1）上游引物及下游引物：浓度为 20μmol/L。

（2）dNTP 混合液：称取 dATP、dGTP、dCTP、dTTP 钠盐各 100mg，加去离子水 2mL 溶解，用 0. 1mol/L NaOH 调节 pH 至 7. 0 ～ 7. 5，使其浓度为 5mmol/L，分装后，于 -20℃保存；亦可自行购买商品化的混合液（各 2mmol/L）。

（3）Taq DNA 聚合酶（5U/μL）：使用时，其在 50μL 反应体积中的终浓度为 1. 0 ～ 2. 5U。

（4）10×PCR 反应缓冲液：由 KCl 500mmol/L、Tris-HCl（pH 为 8. 4）100mmol/L、$MgCl_2$ 15mmol/L 配制而成。

四、实验内容与方法

1. 定量标准品的制备

（1）在一个离心管中加入标准 DNA 模板 1μg、特异上游引物及下游引物各 2μL、10×PCR 反应缓冲液 5μL、Taq DNA 聚合酶 5U，用无菌水补足至 50μL，混匀。

（2）在 PCR 仪上进行扩增反应：于 94℃变性 30 秒、于 55℃退火 30 秒、于 72℃延伸 1 分钟，进行 30 个循环。

（3）将 PCR 产物纯化、测序验证；测定 OD 值，根据分子量，换算出每毫升拷贝数，贮存备用。

2. 制作定量标准曲线

（1）将定量标准品分别稀释 10^2、10^4、10^6、10^8、10^{10} 倍，分别取稀释标准品 5μL，按上面的方法加入 PCR 反应试剂，另外再加入 SYBR Green Ⅰ荧光染料 2μL，使总体积为 50μL。

（2）分别按上述 PCR 反应条件，在荧光定量 PCR 仪上进行 PCR 反应，由计算机自动生成定量标准曲线。

3. 样品测定

（1）在离心管中加入样品 DNA5μL、上游引物及下游引物各 2μL、10×PCR 反应缓冲液 5μL、Taq DNA 聚合酶 5U、SYBR Green I 荧光染料 2L，以无菌水补足至 50μL，进行漩涡振荡，充分混匀。按上述 PCR 反应条件，在荧光定量 PCR 仪上进行扩增反应。

（2）根据样品测定的结果，结合定量标准曲线，由计算机自动计算样品的拷贝数。

五、荧光定量 PCR（FQ-PCR）的室内质量控制

室内质量控制（IQC）的目的是确保临床测定过程及结果在偏差和精密度方面达到预定标准。一般来说，IQC 包括三个方面：测定前质量控制、核酸样本分离纯化质量控制、统计学质量控制。

（一）测定前质量控制

1. 实验室环境及仪器设备管理

实验室环境应有充分的空间、良好的照明和温度控制，以及分区规范合理。宽敞舒适的实验室环境有利于保证检验质量。使用的天平、加样器、FQ-PCR 仪、离心机要定期维护和校准，保留校准维护记录。离心管和带滤芯吸头的质检则需要检测是否存在 PCR 抑制物及其密封性如何，带滤芯吸头还应能有效防止气溶胶对加样器的污染。FQ-PCR 实验室尤其要注意避免实验室的污染，一是通常空气中的灰尘、细菌和标本溅出等的污染，二是以前扩增产物的遗留污染。各实验室应根据自身的实际情况制定相应核查表，以确认每日的工作程序，认真执行。

2. 标本收集、运送、保存及其质量控制

在疾病发展过程中要把握标本采集时间，标本采集过早或过晚都可能导致假阴性结果。标本采集部位的清洁也应适度，过度清洁消毒有可能去掉或破坏靶生物。可通过标本的细胞组成评价标本的采集质量，如所需类型细胞的数量和核酸总量，评价方法包括肉眼观察、显微镜下观察和化学分析等。标本的采集材料应为一次性使用材料，采集中要特别注意防止污染，避免混入工作人员的毛发、表皮细胞等，运输容器也应是密闭的一次性装置。采样所用的防腐剂、抗凝剂及相关试剂材料不应对核酸扩增及检测过程造成干扰，如全血、血浆样本一般使用乙二胺四乙酸（EDTA）和枸橼酸盐作为抗凝剂，肝素对 PCR 扩增有很强的抑制作用，应尽量不使用。此外，在标本运输中的保存液对其有稀释作用，要考虑稀释对测定的影响。

由于靶核酸尤其是 RNA 易受核酸酶的作用而迅速降解，因此标本的保存对于核酸扩增的准确性极为重要。为避免核酸酶失活，常使用终浓度为 5mol/L 的异硫氰酸胍盐（GITC），可使核糖核酸酶（RNase）不可逆地失活，若浓度＜ 5mol/L 则失去对 RNase 的抑制作用，而使 RNA 迅速降解。使用异硫氰酸胍（GITC）作为稳定剂保存标本，标本可在室温下保存约 7 日。若测定的靶核酸为血循环中的 RNA，应使用 EDTA 抗凝后尽快分离的血浆标本，以免室温放置过久导致 RNA 降解，应于 -80℃或液氮下长期保存。如为提取核酸后用于 DNA 扩增分析的标本，可于三羟甲基氨基甲烷 10mmol/L、EDTA 1mmol/L 缓冲液中 4℃保存。

3. 试剂盒的质检

一是内外包装的检查；二是对试剂盒测定性能和核酸提取试剂抗干扰能力的检验。

（二）核酸样本分离纯化质量控制

可通过加入内质控的方法来观察制备的核酸样本中是否存在扩增抑制物或干扰物。这种内标最好在临床标本制备前即加入，然后与标本中靶核酸一起经历核酸提取过程。内标

应大于或等于待测靶核酸，从而保证任何小于内标浓度的靶核酸扩增的有效性。扩增反应管中，如果样本中的内标和靶核酸序列都不出现扩增，在能排除扩增仪孔间温度差异所致的假阴性外，提示样本中可能有扩增抑制物的存在，此时对样本简单稀释即可降低抑制物的影响。但应注意不能稀释过多，否则易使靶核酸稀释至方法的测定下限之下。如果样本中内标没有扩增，但靶序列出现扩增，则有可能是靶序列浓度太高，内标受到竞争抑制，同样可以通过对样本稀释来证明。在核酸提取中，应至少带一份已知弱阳性质控样本，其最后检测结果是核酸提取和扩增有效性的综合反映。同时，至少带一份已知阴性质控样本，扩增测定的结果可以判定核酸提取过程中是否发生污染。

（三）统计学质量控制

统计学质量控制是室内质量控制工作的核心，指在日常常规测定临床标本的同时，连续测定一份或数份含一定浓度分析物或阴性质控样本，采用统计学方法分析判断每次质控样本的测定结果是否偏出允许的变异范围，从而决定常规临床标本测定结果的有效性。

1. 理想的质控样本

理想的质控样本应满足以下几方面：基质与待测样本一致、所含待测物浓度应接近实验的决定性水平、有很好的稳定性、靶值或预期结果已定、无已知的生物传染危险性、单批可大量获得。这些条件主要是针对感染性疾病病原体核酸的 PCR 检测，对于遗传 *HLA* 基因分型等有关特定基因位点、缺失突变、分型的 PCR 检测，阴性质控样本可为无相关突变的同类样本和不含任何核酸的水样本，阳性样本可为已知存在特定基因突变的已检测过的样本或体外构建的含已知特定突变的质粒。每次检测时，将上述阴性和阳性质控样本按待测标本对待，正常检测后以判断检测的有效性。

2. 质控样本的设置、数量及排列顺序

定量测定根据所用方法的测定范围，除了阴性质控外，还应采用高、中、低 3 种浓度的阳性质控样本。在核酸提取的过程中，上述阴、阳性质控样本应均匀分散放在临床样本的中间，以充分反映实际检测可能存在的问题。扩增时的排列顺序，可排于标准品或校准品之后、临床样本之前，在扩增仪中的位置，不应永久地固定在一个孔，应在每次扩增检测时，进行相应的顺延，尽可能地监测每一个孔的扩增有效性。FQ-PCR 室内质控的一个重要方面是监测污染发生的阴性质控的设置。除 1 份阴性原血清样本外，还应包括 1 份在标本核酸提取中带入的一个空管和仅含扩增反应混合液的管。阴性原血清质控样本的功能是监测实验室以前扩增产物的污染、由实验操作所致的标本间的交叉污染、扩增反应试剂的污染，阴性原血清样本经扩增检测为阳性，说明上述 3 个环节中有可能在一个或数个环节中出现问题。在标本核酸提取中带入的一个空管，其基本功能是监测。实验室是否出现污染，如空管出现阳性，在试剂管为阴性的情况下，提示可能出现实验室污染。仅含扩增反应混合液的管的基本功能是监测扩增试剂是否发生污染，具有较强的污染鉴别性。

3. 统计学质控的特点

FQ-PCR 产生的误差仍为 2 类，一是系统误差，二是随机误差。统计学质控的特点是采用统计学方法发现误差的产生及分析误差产生的原因，采取措施予以避免。应尽可能控制误差产生因素。

4. 统计质控方法

（1）基线测定：是使用质控物确定实验在最佳条件下的变异（OCV）和常规条件下

的变异（RCV）。当 RCV 和 OCV 接近，或 RCV ＜ 2OCV 时，RCV 是可以接受的，否则就需要对常规条件下的操作水平采取改进措施。进行上述基线测定，既可使用质控样本扩增后的“U/mL”来统计，也可采用质控样本的 Ct 值进行统计计算。除了对上述批间变异的测定外，基线测定还应包括批内变异的测定及对室内质控物的测定准确度的评价，测定准确度是指批内和批间测定结果的均值与靶值的差异。

（2）Levey-Jennings 质控图方法：又称 Shewhart 质控图，在质控图上记录结果时，应表达清楚和直接，记录测定的详细情况，如日期、试剂、质控物批号和含量及测定者姓名等。质控图有如下基本特点。

①根据 RCV 计算中的平均值和 SD 确定质控限，一般以 ±2s 为预警线，±3s 为失控线，此时假失控的概率为 0. 3%。

②对待质控物应像对待临床标本一样，不能特殊处理，每批患者标本测定时随之测定质控物一次，将所得结果标在质控图上，质控物在控时，方能报告该批患者的测定结果；质控物失控时，不能报告患者测定结果，应解决存在问题，并重新测定在控后再发报告。

③可使用一个以上的质控物浓度标在一张质控图上，此时质控图上均值和 s 不标具体数据，而仅以 $\bar{X}$ 和 s 表示。

④以 ±2s 为是失控线，假失控的概率太高，以 ±3s 为失控线，假失控的概率低，但误差检出能力不强。

（3）Levey-Jennings 质控结合 Westgard 多规则质控方法：Westgard 多规则质控方法是在 Levey-Jennings 质控图方法的基础上产生的，具备 Levey-Jennings 质控的优点，而且其假失控和假预警概率低，误差检出能力强。Westgard 多规则质控方法是运用多个质控规则的同时进行质控判断的方法，也可采用表格式质控图或 Z 分数质控图。常用的有 6 个质控规则，即 12s、13s、22s、R4s、41s 和 10x，其中 12s 作为预警规则，当质控测定值违反 12s 规则时，启动其他规则进行判断。13s 和 R4s 反映的是随机误差，22s、41s 和 10x 反映的是系统误差，系统误差超过一定程度，也可从 13s 和 R4s 反映出来。当使用所有质控规则判断确定某测定批在控时才说明该测定批在控，只要上述规则之一判断失控即可认为该测定批失控。

（4）累积（CUSUM）质控方法：此方法质控步骤如下。

①首先得到测定均值（$\bar{X}$）和标准差（s）。

②确定启动累积和计算的阈值（k）和质控限（h）。

③确定质控规则。

④绘制质控图。

⑤累积和计算：测定后若测定值超出阈值，则计算测定值与阈值之差，并进行累积相加得到累积和，当累积和的正或负符号发生改变时停止累积和计算，直至累积和再次超出阈值时，再启动累积和计算，以累积和是否超出质控限来判断测定是否失控。

⑥如有失控，则采取措施予以纠正，再开始累积和计算。

（5）“即刻法”质控方法：即 Grubbs 异常值取舍法，只要有 3 个以上的数据即可决定是否有异常值存在，即使不每日做测定，只要有连续 3 批质控测定值，就可对第四次测定结果进行质控。

5. 室内质控数据的评价

（1）阳性质控样本的常见失控原因与预防措施。

1）失控原因。

①核酸提取的随机误差：如靶核酸的丢失、耗材中存在 PCR 抑制物等。

②仪器问题：扩增仪孔间温度的不均一等。

③试剂问题：Taq 酶的失活等。

2）预防措施。

①纯化核酸。

②标本重复双份测定。

③稀释标本。

④使用内质控。

（2）阴性质控样本的常见失控原因与预防措施。

1）失控原因：扩增产物的污染或核酸提取时标本间的交叉污染。

2）预防措施：设置严格的实验室分区、使用带滤芯的吸头、设立与标本同时处理的阴性质控、使用防污染的 PCR 试剂、避免临床的假阳性问题（治疗结束 2 周内不做 PCR 检测）。

（3）室内质控的局限性：室内质控不能保证单个的测定样本不出现误差，如样本吸取错误、结果记录错误等。此类误差的发生率一般要求＜ 0. 1%，且均匀地分布于测定前、测定中和测定后的不同阶段。

六、FQ-PCR 的室间质量评价

室内质量控制（IQC）确保实验室室内测定质量的一致性，而室间质量评价（EQA）则提供将实验室测定情况与一室间和客观标准进行回顾性比较的数据。EQA 在质量保证中对 IQC 有一定的补充作用，通常是国家卫生健康委员会、省市级的 EQA 组织者定期发放一定数量的统一质控样本给各参评实验室，然后实验室将其测定结果在规定的时间内按照统一格式报告至组织者进行统计学分析。

1. 对质控样本的要求

（1）样本基质与临床患者标本尽量一致：如临床样本为血清，质评标本也应是血清。

（2）样本浓度与实验的临床应用相适应：根据临床上最常见的浓度范围和常用方法的测定下限来设计质评样本。

（3）样本在发放条件下稳定性好：目前卫计委开展的 HBV-DNA 等室间质评样本为冻干品，可确保室温下邮寄的稳定性。

（4）不存在不可避免的传染危险性。

2. 组合设计原则

每次质评样本可为 5～8 份，包括 1～2 份强阳性、1～2 份弱阳性、1～2 份阴性及 2～3 份中等阳性样本。在定量测定中强阳性样本的功能是观察所用测定方法及操作对接近该方法测定范围上限的样本测定的准确性；弱阳性样本的功能是观察所用测定方法及操作对接近该方法测定范围下限的样本测定的准确性；中等阳性样本主要是考虑实验室测定的重复性；阴性样本是为了观察实验室扩增和操作导致的污染情况。

3. 质评样本的靶值

临床 PCR 检验室间质评样本的靶值定量测定，是以参考方法值或参加质评实验室的修正均值或参考实验室均值± 0. 5log 为准。

4. 评分方法观察参评实验室测定结果所得值与所有参评实验室均值（或靶值）的离散程度，即测定值是处于均值（或靶值）的多少个 SD 以内，按下述公式计算：

$$SI = \frac{t-m}{SD} \qquad （式 8-1）$$

其中，t 为特定的参评实验室测定值，m 为所有参评实验室的均值（或靶值），SD 为所有参评实验室测定值的标准差。

-1 ≤ SI ≤ 1 说明特定参评实验室测定值在均值或靶值的 ±1SD 之内，测定成绩优秀；-2 ≤ SI ≤ -1 或 1 ≤ SI ≤ 2 说明特定参评实验室测定值在均值或靶值的 ±1SD ～ ±2SD，测定成绩可以接受；-3 ≤ SI ≤ -2 或 2 ≤ SI ≤ 3 说明特定参评实验室测定值在均值或靶值的 ±2SD ～ ±3SD，测定可能存在一定的问题，应设法排除；SI ≤ -3 或 SI ≥ 3 说明特定参评实验室测定值超出均值或靶值的 ±3SD 之外，是不能接受的，存在较大问题。要做好临床 PCR 实验室的质量保证，最重要的是必须了解影响测定质量的所有步骤，整个实验室最薄弱的环节将反映整个的测定质量。

临床标本的采集就是很容易出现问题并最终影响测定质量的环节。实验室内的测定也并不单纯，IQC 的概念已覆盖了测定分析前的仪器设备状态、试剂方法的选择、SOP 的制定及人员培训的测定分析后评价等各个方面，采用统计学方法对临床 PCR 检验进行过程质控，是临床 PCR 检验 IQC 的中心环节，伴随着每一次常规检测的始终，决定了当批测定的有效性，应根据自身实验室的特点选用适当统计的质控方法。EQA 作为 IQC 的补充，是不可缺少的部分，FQ-PCR 的应用越来越广泛，不同试剂间存在偏差、难以校准仍然是不同实验室扩增测定结果间缺乏一致的直接原因，EQA 的实施将有力地促进 FQ-PCR 检验的标准化。

第二节　FISH 技术

一、实验原理

荧光原位杂交（FISH）是建立在核酸分子杂交和放射性原位杂交基础上的一种非放射性原位杂交方法。它依据碱基互补配对的原理，将核酸（DNA）探针用特殊荧光素标记，然后将标记探针直接杂交到待测的染色体或 DNA 纤维切片上，通过荧光素标记的探针直接检测 DNA 在染色体或 DNA 纤维上的定位；也可通过荧光素分子偶联的单克隆抗体与探针分子的特异性结合间接检测探针 DNA 在染色体或 DNA 纤维上的定位。FISH 技术可在染色体、细胞和组织切片标本上进行 DNA 杂交，对检测细胞内 DNA 或 RNA 的特定序列存在与否最为有效。探针不是放射性的，而是将荧光染料与抗体蛋白结合进行检测，它们具有高度亲和力，有与放射性探针相同或更高的分辨率。现已可用不同的荧光染料同时进行多重原位杂交，显示出不同的荧光色泽。这种多色 FISH 技术近年来发展迅速，已成为基因定位做图和医学诊断的重要手段。1992 年运用这种策略已能在中期染色体和间期细胞同时检测 7 个探针。科学家们的目标是实现 24 种不同颜色来观察 22 条常染色体和 X、Y 染色体。荧光原位杂交法提高了杂交分辨率，可达 100 ～ 200kb。FISH 技术可用于染色体的 DNA 检测、基因定位、转基因检测、染色体异常及疾病的诊断等众多领域，已成为分子生物学和分子细胞遗传学研究中的重要手段，目前已发展成为代替常规细胞遗传学的检测和诊断方法。

二、FISH 技术在产前诊断工作中的应用范围及工作程序

13 号、18 号、21 号、X、Y 染色体异常，占胎儿染色体数目异常的 2/3，占新生儿染色体异常的 85% ～ 90%，FISH 技术可以准确、快速地检测 13 号、18 号、21 号、X、Y 五种染色体数目异常，无须细胞培养，间期细胞均可检测，也可针对唐筛高危孕妇提早进行有针对性的诊断，缓解筛查高危孕妇的精神压力；还可用于弥补核型分析失败产后诊断及对新生儿、儿童的 13 号、18 号、21 号、X 及 Y 五种染色体数目异常相关的染色体疾病进行快速诊断；另外 FISH 技术还可应用于植入前前遗传学诊断（PGD）、反复自然流产或胚停孕妇的绒毛染色体检测、特定染色体微缺失 / 微重复综合征诊断、特定基因缺失 / 重复诊断等。

1. FISH 技术适用人群

①染色体非整倍体异常的快速检测。②疑似特定的微缺失 / 微重复综合征。③疑似平衡性 / 不平衡性染色体异常的鉴定。④疑似特定的基因缺失 / 重复。

2. 探针的种类及应用

（1）位点特异性探针 GLP（单拷贝探针）：①定位 DNA 片段及嵌合体克隆验证。②确定染色体微小缺失与重复。③染色体断裂点分析。④间期细胞染色体数目异常诊断。

（2）着丝粒探针 GSP（简单重复序列探针、异染色质着丝粒探针）：①标记染色体识别。②染色体数目异常检测。③间期细胞遗传学研究和临床诊断。

（3）染色体末端着色探针 TPP、染色体臂探针 APP 和全染色体着色探针 WPP（染色体涂染探针、整条染色体探针或染色体区带特异性探针）：①染色体数目和结构异常分析。②不同物种间的同源性比较。③白血病及其他肿瘤的染色体诊断和研究。常规产前诊断中以 *GLP13/GLP21* 探针组及 *CSP18/CSPX/CSPY* 探针组探针应用较为多见。

三、FISH 技术的室内质量控制

室内质量控制（IQC）的目的是确保临床测定过程及结果在偏差和精密度方面达到预定标准。一般来说，IQC 包括三方面：检测前质量控制、检测中质量控制和检测后质量控制。

（一）检测前质量控制

1. 实验室环境及仪器设备管理

实验室环境应有充分的空间、温度控制及符合观察荧光的暗室条件，宽敞舒适的实验室环境有利于保证检验质量。使用的恒温箱、加样器、荧光显微镜及离心机等要定期维护和校准，保留校准维护记录。

2. 标本收集、运送、保存及其质量控制

（1）血液标本的采集、处理、运送和保存：按照无菌操作常规，用静脉穿刺术采取静脉血 2 ～ 3mL，收集于真空、干燥采血管中。严重溶血、脂血标本原则上不能使用，

应重新采血送检。在采血管标签上写姓名、标本编号和采血日期。标本编号应采用唯一编号，也可使用条形码作为唯一编号，应与申请单及采血工作登记册上的编号一致。血液标本取回后应立即无菌接种培养基中并置 37℃培养箱中培养。

（2）羊水标本处理、运送和保存：将约 5mL 羊水，1000 离心力（xg）离心 10 分钟，弃上清液，将收集的细胞用 1mL1×PBS 重悬并转移到 2mL 螺口冻存管中，1000xg 离心 5 分钟，弃上清液，注意不要触碰细胞沉淀。将螺口盖子旋紧，在 4℃下至少保存 30 分钟直到进行 FISH；若长期储存可转移至 -80℃冰箱冻存或长期放置于液氮中保存。血性羊水标本会影响荧光信号，原则上不能采用，应重新采集。

（3）脐血标本处理、运送和保存：脐血标本保存及运送同血液标本。

（4）绒毛组织标本处理、运送和保存：流产组织（绒毛组织）应不少于 50mg，绒毛组织尽量分离血液，迅速用 1 倍磷酸盐缓冲盐溶液（1×PBS）或生理盐水冲洗 1 ～ 2 次，装入预冷无菌塑料管中，4 ～ 8℃温度下保存不应超过 7 日；在 -20℃以下保存不应超过 3 个月；长期保存应在 -70℃；保存过程中避免反复冻融。

3. 试剂储存和处理

未开封的试剂盒作为一个整体储存在 -20℃避光避湿，20 倍生理盐水柠檬酸钠（20×SSC）应单独储存于室温，探针对照玻片储存于 -20℃的密封容器中，要用干燥剂防潮。每一个未开封试剂盒成分的失效日期标于独立的标签上。这些储存条件适用于所有开封及未开封的组成部分。拆封及自行配制的试剂应在规定时间内使用，逾期不得使用，每次用前检测试剂 pH。玻片的质量对 FISH 的成功至关重要。要严格遵守玻片的变性、杂交和信号点计的程序。为得到理想的结果，FISH 操作应该和玻片制备同天进行。杂交玻片（带盖玻片）在 -20℃的避光环境中能储存 12 个月，荧光信号强度无明显减弱。在长期储存过程中，盖玻片应该密封，防止干燥。

4. 显微镜光源及物镜要求

荧光显微镜应采用能激发荧光团为荧光的光源，记录灯泡的使用小时数，在超过额定的小时数以前更换。物镜的选择在亮度、分辨度和图像的综合质量上有很大的影响。一个 40×物镜与 10×目镜结合，适合浏览（细看）及常规的 FISH 分析。滤光器应选择最适于该试剂盒的多波段和单波段荧光显微镜的滤光器。观察方法是首先在 10×物镜下，于 FISH 标本玻片上找到细胞区域；然后在 40×物镜下扫描整个杂交区域，观察标本的质量，满意的标本应是 75% 以上细胞核中都有杂交信号；在 100×物镜下观察羊水细胞的 FISH 结果并进行信号计数。

（二）检测中质量控制

1. FISH 实验每次应填写详细的作业文件，文件包含实验室温度、湿度，各种试剂批号，特殊情况记录等。

2. 以羊水检测 *GLP13/GLP21* 探针组为例，FISH 结果判断及分析如下。

随机计数细胞（至少计数 50 个细胞），若 90% 以上的细胞显示正常信号类型则提示为正常样本，60% 以上细胞出现异常信号类型则提示为异常样本。如果无法判断则扩大计数到 100 个细胞，以判断最后结果。

羊水制备玻片 FISH 分析后需要重新杂交的情况包括以下 2 种。

（1）一张玻片上细胞数不够 50 个。

（2）男性胎儿羊水样本检测出现女性细胞的细胞数大于总计数细胞的 10% 时，如 50 个细胞中有 6 个细胞出现此状况，说明羊水样本可能有母体细胞的污染。

3. 出现下列情况则认为结果不可靠

（1）羊水样本离心后，若血细胞比例大于 1/2，该样本应不用于 FISH 检测；若仍进行了 FISH 检测，并显示女性（XX）细胞结果，该分析结果认为不可靠。

（2）每张玻片细胞计数少于 50 个。

（3）当扩大计数细胞至 100 个时，仍然只出现 60% 以下的异常细胞或 90% 以下的正常细胞。

（4）在 10% 左右羊水过少的孕妇中，羊水样本可能被大量母体细胞污染，致使 FISH 结果不准确；即使羊水清亮，羊水样本也有 1/1500 的概率存在大量母体细胞污染，致使 FISH 结果不准确。

（三）检测后质量控制

1. 结果的告知

（1）检测结果以书面形式告知被检测者，应通知被检测者和（或）家属获取检测结果报告单的时间与地点，便于其及时获悉检测结果。

（2）报告应包括以下信息。

①被检测者的年龄及样本类型。

②标本编号。

③检测时的孕周及其推算方法。

④检测结果。

⑤相关的提示与建议。

（3）报告发放应在收到样本的 4 ～ 5 个工作日。检测结果应尽快通知被检测者本人，并提供相关医学建议。

2. 检测结果异常的患者处理

（1）对于 FISH 技术检测异常的，应由产前咨询和（或）遗传咨询人员解释检查结果；如不能作为诊断性结论，则应向其介绍进步检查或诊断的方法，由本人知情选择。

（2）对 FISH 技术检测染色体非整倍体异常的孕妇，在未得到胎儿染色体核型结果前，不应为孕妇做终止妊娠的处理。

（3）染色体非整倍体异常的检测，应统计与细胞染色体核型分析符合率。

3. 追踪随访

（1）强调对所有 FISH 技术检测的对象进行随访，随访率应≥ 90%，随访时限为检测后 1 年。

（2）随访内容包括妊娠结局、孕期是否顺利及胎儿或新生儿是否正常。

（3）对 FISH 技术检测异常的应进一步随访产前诊断结果和妊娠结局。对流产或终止妊娠者，应尽量争取获取组织标本进行遗传学诊断，并了解引产胎儿发育情况。

（4）应如实登记随访结果，总结统计分析，定期上报汇总。

第三节　微阵列比较基因组杂交技术

微阵列比较基因组杂交技术（array-CGH）通过在一微小的基片表面固定大量的基因探针，待检测样品标记后与已固定的核苷酸序列进行杂交，根据检测信号的有无和强弱，确定样品中该基因或核苷酸序列的含量。array-CGH 实际上就是用微阵列取代传统比较基因组杂交（CGH）的中期分裂象，可检测到那些不能为传统方法检测到的微重复和微缺失。该技术用于染色体病研究中，又称分子核型分析，常规核型主要检测来自染色体数目和较大结构改变的遗传学异常，与之相比，微阵列分析还能提供人类全基因组亚显微水平的信息（拷贝数变异）。这些亚显微重排在人类遗传疾病负担中可能占了很大部分，有些估计高达 15%。虽然发现有意义的拷贝数变异的可能性与胎儿结构异常的表现高度相关，但是在结构上正常的胎儿中也能检出有意义的拷贝数变异。

一、微阵列比较基因组杂交技术特点及产前诊断建议指征

（一）技术特点

用于临床产前检测的微阵列有两种类型：微阵列比较基因组杂交（array-CGH）和单核苷酸多态性（SNP）阵列（SNP-array）。虽然这两种技术都检测拷贝数变异，但两者有所不同。普通的 array-CGH 技术，来自胎儿样本的 DNA 与一个 DNA 芯片或含有已知 DNA 片段（已知序列）的微阵列杂交，用荧光染料的一种颜色标记胎儿 DNA，而用另一种颜色标记对照组 DNA（已知遗传序列），比较不同颜色的相对密度（胎儿 DNA 的相对含量与对照 DNA 比较），在高于或低于对照样本杂交信号的区域中检出重复或缺失，该技术能检出相对大的缺失或重复的拷贝数变异，包括全染色体重复（如单体或三体），但不能检出三倍体。采用 SNP-array 时，在阵列平台中只杂交胎儿 DNA，通过信号密度评估特定的已知 DNA 序列变异的出现或缺失，提供一个基因组的拷贝数分析，因为 SNP-array 能检出纯合性或杂合性（相同或不同来源的 DNA），因而能证实血缘关系的程度（在纯合性区域里显示），以及三倍体和单亲二倍体。

2012 年 NICHD（美国国家儿童保健和人类发展研究所）多中心试验比较了产前染色体微阵列分析与传统胎儿核型分析，采用传统胎儿核型分析诊断出的临床上有意义的非整倍体和不平衡易位，后采用 array-CGH 进行分析鉴别出了全部异常。与以前的研究一致，array-CGH 鉴别出约 6% 超声异常、核型正常的胎儿有额外的临床上有意义的异常。而对于超声正常、核型正常的胎儿，array-CGH 仅能检测出 1. 7% 的有临床意义的异常。因而，根据 NICHD 多中心试验的结果，当超声检查发现胎儿结构异常时，产前染色体微阵列分析是最有益的。不同于常规核型分析，染色体微阵列分析不能检出平衡倒位、平衡易位或低比例嵌合的病例。此外，虽然不是所有微阵列都能检出三倍体，但是多数三倍体胎儿能被超声发现。参与 NICHD 试验的样本中，array-CGH 没有鉴别出三倍体和平衡易位，对证实是染色体嵌合的标本没有被分析。

染色体微阵列分析的一个局限性是检测出的基因组拷贝数变异可能无法鉴别出其临床意义，称为临床意义不明的拷贝变异（VOUS）。在 NICHD 试验中，3. 4% 的病例出现 VOUS，其中 1. 8% 的病例中为可能良性，1. 6% 为可能致病。在部分病例中，因为结果罕见或新发而意义不确定，然而有些拷贝数变异（CNV）是不完全外显的。就是说，结

果显示对一种特殊结局的易感性，如自闭症，但不是肯定它将发生。对于部分病例，评估父母的样本能帮助明确子代检出的结果是否是遗传还是新发；然而，仍有子代的临床结局可能不清楚。值得注意的是，很多对 VOUS 的解释随着研究的进展而发生改变，因为已经得到了一些拷贝数变异意义的额外信息。

（二）产前诊断建议指征

（1）超声检查发现胎儿有一个或一个以上大的结构异常的孕妇，进行侵入性产前诊断，推荐染色体微阵列分析。该检测代替胎儿核型分析。

（2）胎儿结构正常的孕妇，进行侵入性产前诊断检查，可以进行胎儿核型分析或染色体微阵列分析。

（3）染色体微阵列分析鉴别的多数遗传突变与增加的母亲年龄并不相关，因而该检测用于产前诊断不应该限制在 35 岁及以上的妇女。

（4）宫内死胎或死产的病例，当需要进一步的细胞遗传学分析时，推荐对胎儿组织（如羊水、胎盘或妊娠产物）进行染色体微阵列分析，因为该检测增加了获得结果的可能并提高了病因性异常的检出。

（5）临床应用染色体微阵列分析以评价早期和中期妊娠流产，已有的数据有限。

（6）有关染色体微阵列分析的优点、局限性和结果，遗传咨询人员或遗传医师应给予患者全面的检测前和检测后的遗传咨询。没有知情同意就不应该进行染色体微阵列分析，病历记录上应该记录知情同意，包括可能鉴别出不确定意义、不是父子关系、亲缘性和成人期发作的疾病的讨论。

（三）产前染色体微阵列分析前需要与患者分享的信息

（1）染色体微阵列分析将鉴别出几乎所有的胎儿核型分析检出的异常，还可能鉴别额外的特定遗传病。该检测并不能鉴别所有的遗传病。

（2）可能鉴别出的疾病，其临床症状可以变化很大，范围可以从轻度到重度。对一个既定的患者预测何种结局是不太可能的。

（3）该检测可以鉴定亲缘关系（亲密的血缘关系或乱伦）或不是父子关系。

（4）可以鉴别出可能导致疾病或可能不导致疾病的遗传改变。

（5）检测结果可能鉴别出成人期发作的疾病，即在新生儿期或儿童期不影响健康，而在成人后可能有未知的严重性，该鉴别结果也可能说明父母之一有相同的成人期发作的疾病，但还没有出现症状。

二、实验室标准操作程序

做好基因芯片检测质量控制需要有一套完整的 SOP 文件做保障，如仪器设备的使用、维护操作规程，检验试剂、质控品等的使用操作规程，及相关管理性和技术性程序等。所有开展基因芯片检测的临床实验室都应建立一套较完整的 SOP。

一个标准操作规范（SOP）文件一般应包括的内容有检验原理和目的，标本收集、处理和保存的要求及标本拒收的标准，具体操作步骤，检验试剂的制备，校准的方法，检验结果的报告范围和结果解释，室内质量控制规则和失控限，出控时所采取的纠正步骤，检验方法的局限性，干扰物质的影响，参考范围，危急值的处理，仪器不能工作时采取的补救措施，安全防范措施，溯源和引用文献等。SOP 文件必须由主任批准、签字和注明日期，如有任何改变须由现任主任再批准。实验室必须保存开始和停止使用的 SOP 文件副本，并保存到停止使用两年后才能销毁。

三、基因芯片检测的室内质量控制

开展临床检验室间质量评价工作是提高各临床实验室检验质量水平的重要工作之一。室间质量评价可用于：①确定某个实验室进行检测或测量的能力，以及监控实验室的持续能力。②发现实验室中的问题并制定相应的补救措施。③确定新的检测和测量方法的有效性和可比性，并对这些方法进行相应的监控。④增加实验室用户的信心。⑤识别实验室间的差异。

（一）检测前质量管理

标本的处理、运送和保存。

（1）取各类标本时应在管子标签上写明姓名、标本编号。标本编号应采用唯一编号，也可使用条形码作为唯一编号，应与申请单及采血工作登记册上的编号一致。

（2）各类标本提取的 DNA 溶解于 TE 缓冲液（由 Tris 和 EDTA 配制）中，分装于无菌离心管中，长期保存应放置于 -80℃，避免反复冻融。

（3）如果母亲的血液有污染，原则上不能使用，应重新取样。

（4）接受其他医疗机构转送的 DNA 样本必须做到 DNA 密封保存，尽量减少运输和储存时间，运送的温度要保持在 0℃以下。

（二）检测中质量控制

每张芯片中均设计了内对照探针，每次都需要检测内对照探针是否在合理范围之内。选用 G 显带核型或者其他实验室基因芯片检测发现的阳性标本，作为室内质量控制品，其目的是检测、控制本实验室测定染色体剂量的精密度，并检测其准确度的改变，提高批间、批内标本检测结果的一致性。

（三）检测后质量控制

（1）实验原始数据的保存有关检测结果的原始资料，包括知情同意书、芯片扫描数据和分析数据等均应保存 5 年以上，相关产前诊断的标本资料随病历保持 20 年以上，另有规定的除外。DNA 标本实验完毕后应保存至产后 2 年以上。

（2）结果的告知。

1）检测结果以书面形式告知被检测者，应通知被检测者和（或）家属获取检测结果报告单的时间与地点，便于其及时获悉检测结果。

2）报告应包括以下信息。

①被检测者的年龄及样本类型。

②标本编号。

③检测时的孕周及其推算方法。

④检测结果及解释。

⑤相关的提示与建议。

3）报告发放应在收到样本的 15 个工作日以内。检测结果应尽快通知被检测者本人，并提供相关医学建议。

（3）对于检测异常的，应建议至遗传咨询门诊，由产前咨询和（或）遗传咨询人员解释检查结果；如有不能明确临床意义的拷贝数变异（CNV）存在，则应向其解释或介绍进一步检查或诊断的方法，由本人知情选择。

（4）追踪随访。

1）强调对所有检测对象进行随访，随访率应≥ 90%。随访时间为产后 1 年。

2）随访内容包括妊娠结局，孕期是否顺利及胎儿或新生儿是否正常。

3）对诊断结果为阳性的孕妇，应随访产前诊断结果、妊娠结局。对流产或终止妊娠者，应尽量争取获取组织标本行遗传学诊断，并了解引产胎儿发育情况。

4）产前诊断机构应如实登记随访结果，总结统计分析、评估诊断效果，定期上报省级产前诊断中心。

第九章　产前单基因遗传病基因诊断技术操作常规与质量管理

第一节　脊髓性肌萎缩产前基因诊断

一、疾病概述

脊髓性肌萎缩（SMA）是一种常染色体隐性遗传病，人群发病率为 1/10000，正常人群基因突变携带率为 1/50。SMA 主要病变为脊髓前角运动神经细胞退行性变，导致患者肌肉萎缩瘫痪，重者因呼吸肌瘫痪而死亡，居致死性常染色体隐性遗传病的第二位。根据发病年龄和疾病严重程度，SMA 分为三型，其中 SMA Ⅰ为严重型，在出生 6 个月内出现症状，严重肌张力减退，吞咽及呼吸困难，哭声无力，肌腱反射消失，一般患者在 2 岁前因呼吸衰竭死亡；SMA Ⅱ为中度型，患者大多可活至成年，少数在儿童期可因呼吸道感染而死亡；SMA Ⅲ为轻度型，患者长期存活率高。SMA 预后不良，目前此症尚无治疗方法，仅能通过物理治疗和呼吸系统监护减少并发症发生，给家庭和社会造成非常沉重的负担，临床只能通过产前诊断预防此病发生。

二、致病基因

SMA 的致病基因生存运动神经元基因（*SMN*）位于染色体 5q13 区域。在这个位置上有两个高度同源的 *SMN* 基因：*SMN1* 和 *SMN2*, *SMN1* 基因表达的 *SMN* 蛋白质大部分具备完整功能，*SMN2* 只表达少量具有功能的 *SMN* 蛋白质。若患者 *SMN1* 基因纯合缺失，则 *SMN2* 的拷贝数决定该病的严重程度，所以 *SMN2* 为 *SMN1* 的修饰基因，可部分补偿 *SMN1* 的缺失。由于 *SMN1* 基因和 *SMN2* 基因所在区域基因组不稳定，导致 *SMN1* 和 *SMN2* 容易发生基因缺失或转换。约 95% *SMA* 患者存在 *SMN1* 基因第 7、8 外显子或第 7 外显子的纯合缺失，另外约 5% 的 *SMA* 患者存在 *SMN1* 的点突变。

三、基因诊断

约 95% *SMA* 患者存在 *SMN1* 的纯合缺失，另外约 5% 的 *SMA* 患者存在 *SMN1* 的点突变，对患者 *SMN1* 基因进行缺失性检测成为分子诊断的首选策略。传统检测方法有聚合酶链反应—限制性片段长度多态性（PCR-RFLP）、实时荧光定量 PCR 技术（real-time PCR）及变性高效液相层析（DHPL）等。其中，最常应用的是 PCR-RFLP，该方法根据 *SMN1* 和 *SMN2* 外显子之间碱基的差别设计错配引物，再通过特异性的酶切位点判定 *SMN1* 基因是否存在纯合缺失，但该方法只能检测患儿 *SMN1* 基因的纯合性缺失，无法判断携带者的杂合缺失。实时荧光定量 PCR 技术和 DHPLC 虽然能够检测杂合缺失，但这两项技术对 DNA 样本质量要求较高，实验结果波动较大，会出现结果不准确的情况。这两项技术一般仅针对单个位点进行检测，检测位点较少。多重连接依赖探针扩（MLPA）术不仅能

检测 *SMN1* 的纯合缺失，还能对 *SMN1* 和 *SMN2* 基因的拷贝数进行定量分析，解决了标准 PCR-RFLP 方法不能检测 *SMN1* 基因杂合缺失的问题，同时 MLPA 检测的位点和对照更多，使得检测结果更为稳定，有助于临床准确判读。MLPA 对于 SMA 基因缺失型检测具有快速、准确的优点，其准确度高达 95% 以上，但仍有以下局限性：①少数 SMA 携带者其 2 个 *SMN1* 基因位于同一条染色体上，而另一条染色体 *SMN1* 基因完全缺失，即为 2+0 型，MLPA 检测结果呈假阴性，此种情况需要对先证者进行检测才能得到正确分析结果。②约 5% 的 SMA 患者存在 *SMN1* 基因的点突变，MLPA 不能检测点突变。③少数 SMA 患者因新发生突变而患病，其父母接受携带者筛查时，可能仅有一方被认为携带者，另一方则被认为正常。

四、产前基因诊断及其风险评估

常染色体隐性遗传病致病基因位于常染色体上，基因性状为隐性，只有在纯合子状态才显示病状，子代有 1/4 概率患病。对于曾生育此类遗传病患儿的家庭，为能明确致病基因，非常有必要对患儿进行基因检测，同时对父母双方进行携带者检测。由于 SMA 致死率较高，再加上 SMA 基因诊断还不普及，没有先证者基因信息的情况并不少见，如何实施产前诊断是需要解决的临床问题。

在对 SMA 高风险胎儿进行产前诊断时，建议以下 4 点。

（1）采用 MLPA 技术进行 *SMN1* 定量检测，并充分告知 MLPA 检测的局限性。

（2）如家系中先证者存活，首先进行先证者的基因诊断，再根据诊断结果对父母双方及胎儿进行产前诊断。

（3）如就诊时先证者已死亡，无法提供基因信息，在先证者符合 SMA 临床表现的情况下，可以先对先证者父母进行携带者检测，若父母双方均为 SMA 携带者，推断先证者因 *SMN1* 基因突变致病，可以对胎儿进行产前基因检测，临床给出胎儿携带致病突变的情况，并进行风险评估。由于疾病致病原因的复杂性，在没有先证者临床基因检测结果的情况下进行产前诊断会导致更多不确定的情况发生，家属必须知情同意相关内容，遗传咨询主要针对胎儿是否遗传父母致病突变而进行。

（4）为保证产前诊断的准确性，有必要进行羊水细胞的 STR 位点检测，一旦确认羊水细胞 DNA 受到孕母 DNA 的污染，应改用培养羊水细胞进行 STR 位点检测，在确认无母体 DNA 污染的情况下可进行下一步的 SMA 产前诊断。

第二节　假肥大型肌营养不良症产前基因诊断

一、疾病概述

假肥大性肌营养不良症是一种严重的 X 连锁隐性遗传病，包括杜氏肌营养不良症（DMD）与贝氏肌营养不良症（BMD）。DMD 在新生男性婴儿中的发病率为 1/3500，患儿一般在 3 ～ 5 岁时发病，主要表现为全身骨骼肌进行性无力、萎缩和小腿腓肠肌假性肥大，病情呈进行性加重，多于 13 岁之前失去行走能力，20 岁左右死于呼吸衰竭或心脏并发症。另外，约 25% 的女性携带者因 X 染色体失活现象而得病，但症状比男性轻。BMD 是一种较轻的神经肌肉疾病，发病率约为 1/12000，BMD 发病较晚，病情缓和，进展缓慢，患者多于16岁之后失去行走能力，但寿命可达40～50岁。对于DMD/BMD目前尚无有效的治疗手段，及时确诊先证者、早期检出携带者、进行有效的产前诊断并提供恰当的遗传咨询是减少其发病的重要措施。

二、致病基因

本病的产生是由于编码抗肌萎缩蛋白的DMD基因突变所致。DMD基因位于染色体*Xp21.1～21.3*区，全长约2. 5Mb，包含79个外显子，是已知最大的人类基因，其结构复杂，突变频率高，且突变形式多样。在DMD基因内存在许多重复序列，形成许多断裂和交换热点，导致基因缺失/重复及容易发生新生突变。DMD基因突变的范围遍及整个79个外显子。其中基因缺失占55%～65%，重复占5%～15%，点突变占30%左右（无义突变或引起移码突变、内含子与外显子剪接接头序列突变）。

三、基因诊断

目前有多重PCR、多重连接依赖性探针扩增、短串联重复序列连锁分析、变性高效液相色谱、荧光原位杂交（FISH）等检测技术对DMD患者和携带者进行遗传分析和检测。其中MLPA基因检测技术可以覆盖DMD基因所有79个外显子，能够检出缺失和重复，理论上80%的进行性肌营养不良患者可以通过MLPA方法获得明确的基因突变诊断，是目前常用的一种灵敏度较高的基因拷贝数检测技术。然而在临床应用中MLPA也有其自身的缺点：①邻近探针连接位点的微小突变或多态会影响探针杂交及连接，导致扩增失败。② MLPA无法检测出X染色体的平衡易位。③ MLPA无法检测出抗肌萎缩蛋白全基因内的微小突变，应通过其他检测方法（如基因测序）来加以检测。

四、产前基因诊断及其风险评估

X连锁隐性遗传病，致病基因位于X染色体上，基因性状为隐性，患者多见于男性。表型正常的女性携带者，所生男胎有1/2概率患病。另外，该病有大约1/3的病例是新生的基因突变所致，即父母双亲DMD基因均正常，但个体胚胎发育中出现了DMD基因的突变，导致了疾病产生，这部分患者，可将致病基因遗传给后代。在已生育DMD患者的家庭中，为明确致病基因，非常有必要对先证者进行基因检测，同时对母亲进行携带者检测，通过产前基因诊断，明确胎儿性别和受累情况。在产前诊断中，建议以下6点。

（1）采用MLPA进行DMD基因突变检测，并充分告知MLPA检测的局限性。

（2）如MLPA未发现致病性突变，采用全外显子测序，检测是否有点突变。

（3）进行胎儿染色体核型分析，以排除胎儿其他染色体异常情况，并确定胎儿性别，如为女性，胎儿通常不患病。

（4）如家系中先证者存活，首先进行先证者的基因诊断，再根据诊断结果对母亲进行携带者检测。根据携带者及胎儿性别检测结果，临床给出胎儿携带致病突变的情况，并进行风险评估。由于疾病致病原因的复杂性，在没有先证者临床基因检测结果的情况下进行产前诊断会导致更多不确定的情况发生，家属必须知情同意相关内容，遗传咨询主要针对胎儿是否遗传母亲致病突变基因而进行。

（5）有约1/3的病例为散发，没有家族史，是由基因新突变造成。在散发病例中，有 DMD 患儿生育史的非携带者夫妇，如有要求也应进行产前诊断。

（6）为保证产前诊断的准确性，有必要进行羊水细胞的 STR 位点检测，一旦确认羊水细胞 DNA 受到孕母 DNA 的污染，应改用培养羊水细胞进行 STR 位点检测，在确认无孕母 DNA 污染的情况下可进行下一步的 DMD 产前诊断。

第三节　苯丙酮尿症产前基因诊断

一、疾病概述

苯丙酮尿症（PKU）是由苯丙氨酸代谢途径中酶缺陷所导致的较常见的氨基酸代谢病，呈常染色体隐性遗传。PKU 的发病率具有明显的地区和种族差异，总发病率为 1/10000 ～ 1/500，我国新生儿 PKU 的发病率约为 1/11572，人群中致病基因携带者的概率约为 1/65。本病主要是由于苯丙氨酸代谢途径中苯丙氨酸羟化酶缺陷，使得苯丙氨酸不能转化为酪氨酸，在体内大量积蓄而导致高苯丙氨酸血症，未经治疗的患者绝大多数将出现进行性、不可逆的智力低下，给社会和家庭带来沉重的经济和精神负担。PKU 是可治性遗传病，早期诊断和早期治疗是本病预后的关键。

二、致病基因

本病按酶的缺陷可分成两种，98% ～ 99% 是由苯丙氨酸羟化酶（PAH）基因突变导致肝苯丙氨酸羟化酶缺乏所致，这种称为经典型 PKU；1% ～ 2% 是由 PAH 的辅酶四氢生物喋呤（BH4）缺乏所致的，这种称为四氢生物蝶呤缺乏症（BH4D）。人体的 BH4 来源于鸟苷三磷酸（GTP），参与 GTP 合成和再生途径的酶有鸟苷三磷酸环化水合酶（GTP-CH）、6- 丙酮酰四氢蝶呤合成酶（6-PTS）和二氢生物蝶呤还原酶（DHPR），这些酶的编码基因突变都有可能造成相关酶的活力缺陷，导致高苯丙氨酸血症。

苯丙氨酸羟化酶（PAH）基因定位于染色体 *12q23.2*，编码区包含 13 个外显子。截至 2013 年 10 月在全世界不同种族中已发现 567 种 PAH 基因突变。PAH 基因突变具有以下特点：①突变位置多变，所有外显子、内含子、5 和 3 非翻译区均发现突变。②突变类型多样，主要为错义突变（60. 14%），还包括缺失突变（13. 40%）、剪接突变（10. 93%）、无义突变（5. 64%）、小片段插入（1%）和大片段插入（＜ 1%，罕见）等。③突变呈明显的异质性，不同种族和地区人群之间苯丙氨酸羟化酶基突变部位及分布具有较大差异，如欧洲 PAH 最常见的几种突变是 *R408W*、*IVS12+1G* ＞ A、*IVS10-11G* ＞ A、*I65T* 等，亚洲人群中常见突变为 *R243Q*、*R413P*、*EX6-96A* ＞ G、*IVS4-1G* ＞ A、*R111X*、*Y356X* 和 R241C 等。我国突变热点在外显子 5 ～ 12 区段，其中外显子 7 集中了约 15% 的突变。常见的热点突变主要有 *R243Q*（21. 7%）、*EX6-96A* ＞ G（10. 2%）、*R111X*（8. 3%）、*R413P*（6. 5%）、*Y356X*（6. 1%）和 *V399V*（4. 1%）等，其中 25 种突变约占人群突变的 80%。

三、基因诊断

PAH 基因突变以点突变为主，大部分患者为两种不同突变组成的复合杂合子，纯合子较少见。基于 PCR 扩增的直接分子诊断方法或单倍型分析间接诊断方法是目前应用于

PAH 基因检测的主流技术。对于具有 PKU 临床表现的患者，应进行血苯丙氨酸浓度测定及四氢生物喋呤（BH4）负荷试验，并排除肝功能不全和其他氨基酸代谢病。经诊断为经典型 PKU 的患者，可进行 PAH 基因突变热点分析，检测最常见的数个 PAH 突变位点。对于突变热点分析未查出突变的经典型 PKU 患者，进一步采用测序等技术对 PAH 基因外显子进行点突变的检测。而对诊断为非经典型 PKU 的患者，需经尿液喋呤谱分析以鉴别类型并做相应的基因检测。对于患者的父母或亲属亦可用上述方法行突变检测以明确是否为携带者。

四、产前基因诊断及其风险评估

PKU 为常染色体隐性遗传病，遗传与性别无关，男女患病机会均等。患者的双亲表型多为正常，均为致病基因携带者。基因携带者（杂合子）之间婚配，其后代中有 1/4 概率患病，1/2 概率为携带者。患者（纯合子）的子女是否发病取决于其配偶的基因型，如配偶为正常纯合子，则子女均为表型正常的隐性致病基因携带者；如配偶为杂合子，则子女有 50% 的再发风险率；如配偶为 PKU 患者，则子女均会发病。对有本病家庭史的孕妇可对其胎儿进行产前基因诊断。对于先证者已明确致病突变的产前诊断，可针对该突变对胎儿进行检测（突变热点分析等方法），并结合连锁分析的方法进一步证实检测结果。对于先证者未明确致病突变的产前诊断，可通过连锁分析的方法间接判断胎儿是否患病。由于 PAH 基因的变异复杂，含有很多的多态性，分析结果务须谨慎。

第四节　遗传性非综合征性耳聋产前基因诊断

一、疾病概述

耳聋是临床上常见的遗传病之一，耳聋在新生儿中的发病率为 1/1000，其中约半数的先天性耳聋主要与遗传有关。在遗传性耳聋中有 70% 是以耳聋为唯一症状的为非综合征性耳聋（NSHL），30% 的伴有其他器官异常的为综合征性耳聋（SHL）。大部分的 NSHL 为孟德尔单基因遗传病，NSHL 按遗传方式分为常染色体显性遗传（DFNA）、常染色体隐性遗传（DFNB）、X 连锁遗传（DFNX）、Y 连锁遗传（DFNY）和线粒体遗传。其中，75% ～ 80% 为常染色体隐性遗传，10% ～ 20% 为常染色体显性遗传，X 连锁和线粒体遗传不到 2%，Y 连锁遗传性耳聋目前仅报道了一个中国耳聋家系。

常染色体显性遗传性非综合征耳聋多为学语后感音神经性聋，在家系中呈垂直遗传，每代均有患病个体，发病年龄可从几岁到五十几岁，大多数患者发病从高频听力下降开始，进行性加重累及多个频率，多不伴眩晕，同一家系不同患者间起病时间和症状可能有所差异。常染色体隐性遗传性非综合征耳聋多为学语前感音神经性聋，在家系中隔代遗传，耳聋程度多为重度或全聋。X 连锁非综合征耳聋可为语前聋或语后聋。

氨基糖苷类抗生素致聋（AAID）患者在我国的发病率为 0. 035%，并有逐年上升的趋势，已成为我国聋病的主要病因之一。氨基糖苷类抗生素致聋患者可分为两类：一类因接受了毒性剂量的氨基糖苷类抗生素而致聋，这类患者多无遗传背景；另一类接受了常规剂量或单次剂量的氨基糖苷类抗生素而致聋，这类患者有遗传家族史。氨基糖苷类抗生素致聋主要临床表现为耳聋、耳鸣、眩晕及平衡障碍，还可出现食欲下降、面部及手足麻木等症状。耳鸣往往出现于耳聋之前，多为双侧性，呈高调音，早期为间歇性，后发展为持续性。耳聋多为双侧对称性，首先损害高频听力，逐渐累及言语频率，听力学检查表现为耳蜗性聋的特点，可有重振现象。停药后耳聋和耳鸣仍可继续发展，甚至停药后 1 ～ 4 年听力仍继续下降，听力损害一般为不可逆性。

二、致病基因

估计引起耳聋的突变基因有几百个，至 2013 年 10 月为止，共定位 NSHL 基因位点 137 个，包括 DFNA 位点 54 个，DFNB 位点 77 个，DFNX 位点 5 个，DFNY 位点 1 个；已克隆致病基因 67 个，其中 DFNA 相关基因 27 个，DFNB 相关基因 44 个，DFNX 相关基因 4 个（其中 8 个基因既可导致 DFNA，也导致 DFNB）。遗传性耳聋具有高度的遗传异质性，即同一种耳聋表型可以由不同的基因位点上的基因突变引起，而同一个耳聋基因不同突变位点又可引起不同遗传方式或不同表型的耳聋。在已确定与 NSHL 相关基因中 *GJB2* 基因、*SLC26A4* 基因，以及线粒体（mtDNA）*A1555G* 和 *C1494T* 突变是导致我国大部分非综合征性遗传性耳聋的三个最常见的致病基因，所占比例分别约为 21%、14. 5% 和 4. 4%。*GJB2* 与 *SLC26A4* 耳聋主要为常染色隐性遗传，mtDNA 为母系遗传方式。目前，临床上通过耳聋基因检测技术，可为由上述三个耳聋基因致聋的患者明确诊断。其他基因突变检测还未能进入临床应用阶段的原因是基因多且无突变热点，发病率太低。

GJB2（Cx26，即间隙连接蛋白）是世界上首个被克隆和鉴定的遗传性耳聋致病基因，也是目前报道为导致非综合征型遗传性耳聋最常见的基因，呈常染色体显性或隐性遗传，引起 *DFNB1* 和 *DFNA3*。*GJB2* 由两个外显子组成，产物为 266 个氨基酸残基组成的间隙连接蛋白分子 26。约 50% 的遗传性学语前性 NSHL 与 *GJB2* 有关。到目前为止，已报道 *GJB2* 基因突变类型 200 多种，涉及错义、无义、剪接位点、小片段缺失、小片段插入、大片段的缺失及复杂重排等多种类型，其中绝大部分仍为点突变。*GJB2* 基因在不同人群具有不同的突变谱，如 *35delG* 为高加索人群中最常见突变；犹太人中常见 *167delT* 突变，而 *235delC* 为中国、日本和韩国等东亚人群常见的突变，而且相同人群不同地区 *GJB2* 基因的突变形式和突变频率有较大的差异。有研究报道我国儿童语前聋的 26% ～ 33% 为 *GJB2* 基因突变所致，而 *235delC* 检出率为 13. 64% ～ 21. 5%。由于 *GJB2* 基因突变在遗传性耳聋中的高发生率，不同种族中均存在某一优势突变，而且其基因较小，仅有一个编码外显子，因此 *GJB2* 基因突变筛查已经成为耳聋分子检测的基本项目。

SLC26A4，即溶质转运家族 26- 成员 4，又名 *PDS* 基因，是仅次于 *GJB2*、临床比较常见的 NSHL 相关基因，10% 的语前性 NSHL 与之相关。此基因含有 21 个外显子，编码跨膜蛋白 pendrin。*SLC26A4* 基因突变可导致耳聋 - 甲状腺肿综合征（Pendred 综合征）和常染色体隐性遗传的非综合征型耳聋 DFNB4，均可导致前庭水管扩大或先天性木耳蜗畸型（Nondini 内耳发育不全）。目前在感音神经性耳聋患者中已发现 170 多种 *SLC26A4* 突变类型，其中绝大部分是错义突变，另外还有框移突变和剪接突变。不同人种中突变类型和发生频率有很大差异，但大部分的病例都为散发。西方人群最常见的突变位点是 *L236P*，其次为 *T416P* 和 *IVS8+1G* > *A*；在亚洲，*H723R* 是日本和韩国人的热点突变，而在我国，由前庭导水管扩大或前庭导水管扩大伴先天性木耳蜗畸型导致的听力障碍中最常见的 *SLC26A4* 基因突变是 *IVS7-2A* > *G*，其次是 2168A > G，1229C > T 等。

线粒体 DNA（mtDNA）突变是导致呈母系遗传的药物性耳聋的最常见原因。在已报道的与 NSHL 相关的线粒体 DNA（mtD-NA）突变中，以 *12SrRNA* 基因的 *1555A* > *G* 突变最为常见，其次为 *1494C* > *T*，这两个突变位点在国内被认为与氨基糖苷类药物性非综合征型耳聋最相关的突变类型。避免其应用氨基糖苷类抗生素是预防及减少此类耳聋发生的关键。

三、基因诊断

对于相关耳聋基因突变的检测不仅对遗传性听力损害临床诊断和遗传咨询有重要帮助，还可对听力康复措施的选择有指导作用。

对于耳聋专科门诊的就诊患者，一般按照以下流程进行耳聋基因检测。

（1）根据听力学检查、前庭功能检查和影像学检查结果对耳聋的性质进行分类，通过询问病史、家族史、体检和专科检查临床检查结果判断综合征型和非综合征型。

（2）若为综合征性耳聋，可根据相应的致病基因进行外显子测序筛查；若为非综合征性耳聋，则可根据耳聋家系的遗传方式、耳聋表型特点推测可能的致病基因，进行外显子测序筛查，在无法筛出致病突变的情况下可连锁定位分析。例如，对于进行性的高频下降型耳聋或伴有甲状腺肿、前庭导水管扩大或先天性木耳蜗畸型时，应考虑 *SLC26A4* 基因；对于进行性迟发耳聋合并前庭功能障碍时先考虑 *COCH* 基因；对于遗传模式为 X 连锁且伴有先天性木耳蜗畸型等骨迷路的发育不良，应筛查 *POU3F4* 基因；对于呈母系遗传特征的药物性耳聋首先须进行线粒体基因突变筛查，其中 *12SrRNA* 基因上的 *1555A* > *G* 突变应为重点筛查突变等。

（3）但通常很多的非综合征型耳聋患者只出现在单个家庭里或者耳聋家系成员过少，且可能无明显的表型特征，难以对某个耳聋致病基因进行筛查或对其连锁分析。此时建议对所报道国内常见耳聋基因（*GJB2*、*SLC26A4* 和 *12SrRNA*）的突变特点进行筛查。目前应用于热点突变筛查的技术包括 PCR-测序、PCR-SSCP（单链构象多态性）、PCR-RFLP（限制性片段长度多态性）、DHPLC、基质辅助激光解吸附电离飞行时间（*MALDI*-TOF）质谱法及微阵列突变分析技术等。目前国内主要用于耳聋基因筛查的微阵列突变分析基因芯片是由北京博奥生物有限公司推出的晶芯耳聋基因芯片，可同时检测 4 个耳聋相关基因（*GJB2*、*GJB3*、*SLC26A4* 和 *12SrRNA*）的 9 个突变特点。条件允许的实验室可进行下一步的 *GJB2*、*SLC26A4* 等基因外显子测序筛查。测序作为金标准，但是由于成本很高，并不适合作为大样本、多基因、多位点的非综合征性耳聋的突变筛查。

四、产前基因诊断及其风险评估

通过检查胎儿 DNA 来对某些遗传性耳聋进行产前诊断在技术上是可行的。在西方国家，因为耳聋疾病要求进行产前诊断的情况并不是很普遍。在国内，对耳聋患者进行产前基因诊断在伦理学上还有争议，尽管对有耳聋家族史或已生育有耳聋患儿的家庭而言，开展产前诊断是最有效的预防措施。在进行产前诊断过程中要注意以下 4 点：①严格执行知情同意的原则，并充分告知耳聋基因检测的局限性，并告知新生突变的可能性。②耳聋产前基因诊断必须是在先证者与父母基因型完全确定后才能进行。③产前诊断的实验要有质量保障，结果要经过验证，建议进行短串联重复序列（STR）检测，确定样品是否有母源污染。④对于产前诊断检测阳性的受累胎儿的去留，不提供任何倾向性建议，应由孕妇或家庭自己决定与选择。

当前对遗传性耳聋的基因诊断主要是选择某个或数个基因进行测序等检测，由于遗传性耳聋临床表现复杂、遗传异质性强，基因数量多、突变谱广，现有技术不能覆盖所有致病基因，也难以为患者提供全面的诊断。对于耳聋的基因诊断及产前基因诊断时的遗传咨询尤为重要。

（1）对于常染色体显性遗传非综合征型耳聋杂合子，患者同胞中约有 1/2 概率为患者，子代中约有 1/2 概率为患者，每次生育都有 1/2 的概率为患儿，如双亲均为杂合子患者，则子代中将有 3/4 概率为患者，仅 1/4 概率正常。

（2）对于常染色体隐性遗传非综合征耳聋，当一对夫妇生出一个患儿后，说明夫妻双方均为致病基因携带者，他们再生出患儿的风险概率为 1/4，男女患病机会均等，有 1/2 的概率生出无症状的携带者，有 1/4 的概率生出完全正常的孩子。

（3）对于 X 连锁显性遗传非综合征耳聋，如父亲正常，母亲患病时，如母亲为杂合子，后代中儿女均有 1/2 机会患病，如母亲为纯合子，后代中儿女全部患病；如父亲患病，母亲正常时，后代中儿子无患病风险，女儿全部患病。

（4）对于 X 连锁隐性遗传非综合征耳聋，如父亲正常，母亲为携带者时，后代中儿子有 1/2 机会患病，女儿无患病风险，但有 1/2 机会为携带者；如父亲患病，母亲正常时，后代中儿子无患病风险，女儿全部为携带者。

（5）对于线粒体耳聋，其呈母系遗传，线粒体基因（mtDNA）的突变可通过母亲传给后代，后代中女性可将突变的 mtDNA 继续传给下一代，而男性则不再下传。凡携带线粒体 *1555A* ＞ *G* 突变的个体，其所有的母系亲属（母亲、同胞兄弟姐妹、姨妈及其子女、舅舅、外婆、外婆的姐妹及其子女、外婆的兄弟等）均携带线粒体 *1555A* ＞ *G* 突变，即对氨基糖苷类抗生素耳毒性高度敏感，常规剂量或单次剂量的氨基糖苷类抗生素应用即可导致不可逆的听力损伤，应绝对避免接触氨基糖苷类抗生素。母系亲属中的男性后代（同胞兄弟的子女、舅舅的子女和外婆兄弟的子女等）均不携带线粒体 *1555A* ＞ *G* 突变，不属于高危人群。

第十章　中医治疗常见女性不孕疾病

第一节　多囊卵巢综合征

多囊卵巢综合征（PCOS）于1935年首先由Stein-Leventhal提出，是一种发病多因性、临床表现呈多态性的内分泌失调综合征，以雄激素过多和持续无排卵为主要临床特征。主要表现为月经失调、不孕、多毛、痤疮、肥胖、黑棘皮症等。属于中医“闭经”“月经后期”“崩漏”“癥瘕”不孕”等范畴。与西医学所说之卵巢囊肿在发病过程、症状体征及生物学行为上都极为相似。远期可以并发心血管疾病、糖尿病、子宫内膜癌等。

多囊卵巢（PCO）与PCOS是两个不同的概念。PCO只表现为卵巢呈多囊性改变，而无临床症状及血激素的改变，可由其他疾病引起。

一、发病机制

（一）中医病因病机

1. 肾虚

先天禀赋不足，肾气未盛，天癸不至，冲任失养，经血无从而生，血海难以充盈，导致闭经、月经稀少、不孕等。

2. 肾虚痰实

先天禀赋不足，肾气未盛，或素体肥胖，或饮食失节，损伤脾胃，运化失职，痰湿内生，冲任气血受阻，血海不得以满盈，故而月经闭止或失调或不孕；痰湿凝聚，脂膜壅塞，肺气不宣，日见体胖多毛，卵巢增大而致病。

3. 肝郁化火

素性忧郁，情志不畅或郁怒伤肝，肝气郁结，疏泄失常，郁久化火，冲任失调，气血不和，至月经不行，或失调、不孕，面部痤疮等。

4. 肾亏血瘀

先天不足，或后天损伤，大病久病，房劳多产，损伤肾气。肾阳不足则阴寒内盛，冲任虚寒，血失温煦推动而致血瘀；肾阴不足，虚火内生，内热灼血亦可致瘀；而肾水不足，不能涵木，则肝失条达，疏泄失常，气血不和而致冲任瘀阻，导致闭经、不孕、癥瘕等。

5. 气滞血瘀

多因平素抑郁或恚怒伤感，致肝气郁结，气机不畅，冲任失和，以致经脉瘀阻，瘀血稽留胞宫、胞脉，导致闭经、不孕、癥瘕等。

二、诊断

1. 病史

病发于青春期，月经初潮如期，逐渐出现月经稀发，闭经史，或月经频发，淋漓不尽。

2. 症状

（1）月经失调：主要表现是闭经，绝大多数为继发性闭经，闭经前常有月经过少或稀发，偶见闭经和月经过多、淋漓不尽交互出现。

（2）不孕：多在月经初潮后发病，婚后伴有不孕，主要由于月经失调与无排卵导致不孕。

（3）痤疮：痤疮以颜面额部、背部较明显，油脂性皮肤。

（4）多毛：可出现不同程度的多毛，特别是以性毛为主，如阴毛浓密延及肛周、腹股沟、腹中线，乳晕周围的毛发浓密，唇口细须明显。

（5）肥胖：腹型肥胖（腰／臀≥ 0. 80），体重指数（BMI）≥ 25。

（6）黑棘皮病：常见阴唇、颈背部、腋下、乳房下与腹股沟等处皮肤出现灰褐色色素沉着，呈对称性，皮肤增厚，有如天鹅绒纹状。

3. 辅助检查

（1）基础体温测定：基础体温（BBT）表现为单相，月经周期后半期体温无升高。

（2）妇科检查：外阴阴毛较密，阴道通畅，子宫大小正常或略小，质中，无压痛。

（3）实验室检查。

①超声检查：声像图显示双侧卵巢体积均匀性增大，包膜回声增强，轮廓较光滑，间质增生内部回声增强，一侧或两侧卵巢各有 10 个以上直径为 2 ～ 9mm 的无回声区，围绕卵巢边缘，呈车轮状排列，称为“项链征”。连续检测未见主导卵泡发育与排卵迹象。

②内分泌测定：血清睾酮、硫酸脱氢表雄酮、脱氢表雄酮升高，睾酮水平通常不超过正常范围上限 2 倍；血清促卵泡激素（FSH）值偏低而促黄体素（LH）值升高，LH/FSH ＞ 2；血清雌激素测定，雌酮（E1）升高，雌二醇（E2）为正常或稍增高，恒定于早卵泡期其水平，无周期性变化，E1/E2 ＞ 1，高于正常周期；尿 17- 酮皮质类固醇正常或轻度升高，正常时提示雄激素来源于卵巢，升高时提示肾上腺功能亢进；部分患者血清催乳素（PRL）偏高。腹型肥胖测定空腹血糖与口服葡萄糖耐量试验（OGTT），测定空腹胰岛素水平（正常＜ 20mU/L）与葡萄糖负荷后血清胰岛素（正常＜ 150mU/L），肥胖型患者可见甘油三酯增高。

③诊断性刮宫：对于月经淋漓不断或闭经日久子宫内膜增生患者可在月经前数日或月经来潮 6 小时内进行诊断性刮宫，子宫内膜呈增殖期或增生过长，无分泌期变化。年龄＞ 35 岁的患者应常规进行诊断性刮宫，以便早期发现子宫内膜的恶性病变。

④腹腔镜检查：经过腹腔镜直接窥视，可见卵巢增大，包膜增厚，表面光滑，呈灰白色，有新生血管。包膜下显露多个卵泡，但无排卵征象（排卵孔、血体或黄体）。腹腔镜下取卵巢组织送病理检查，诊断即可确定。在诊断的同时可进行腹腔镜治疗。

三、鉴别诊断

1. 卵巢雄激素肿瘤

卵巢门细胞瘤、卵巢睾丸母细胞瘤等都可产生大量雄激素。多为单侧、实性肿瘤，可做超声检查、CT 扫描或 MRI 帮助定位。

2. 卵泡膜细胞增殖症

临床及内分泌征象和 PCOS 相仿，但更严重，该症患者比 PCOS 更肥胖，男性化更明显，睾酮水平也高于 PCOS，可高达 5.2 ～ 6.9nmol/L，而血清硫酸脱氢表雄酮正常，LH/FSH 比值可正常。镜下见卵巢皮质黄素化的卵泡膜细胞群，皮质下无类似 PCOS 的多个小卵泡。

3. 肾上腺皮质增生或肿瘤

当血清硫酸脱氢表雄酮值超过正常范围上限 2 倍时，或＞ 18.2μmol/L 时，应进行肾上腺皮质增生或肿瘤鉴别。肾上腺皮质增生患者血 17α 羟孕酮明显增高，促肾上腺皮质激素（ACTH）兴奋试验反应亢进，地塞米松抑制试验时抑制率≤ 0.70；肾上腺皮质肿瘤患者则对这两项试验反应都无明显反应。

四、治疗

（一）中医辨证论治

1. 肾虚证

主症：婚久不孕，月经后期，量少，色淡，质稀，渐至闭经，伴头晕耳鸣，腰膝酸软，形寒肢冷，大便不实，小便清长，形体肥胖，多毛，性欲减退，舌淡，苔白，脉细无力。

治法：补肾填精，调补冲任。

方药：济肾续嗣丹（庞保珍方，选自庞保珍主编《不孕不育中医治疗学》）。熟地黄、山药、山茱萸、鹿角胶（烊化）、紫石英、杜仲、菟丝子、巴戟天、柴胡、当归、三棱。

中成药：佳蓉片每次 4 ～ 5 片，每日 3 次，口服。

2. 肾虚痰实证

主症：婚久不孕，月经稀少或闭经，腰酸腿软，乏力怕冷，肥胖多毛，胸闷泛恶，或大便溏薄，舌质淡胖，苔薄腻，脉滑细。

治法：补肾化痰。

方药：济肾涤痰丹（庞保珍方，选自庞保珍《不孕不育中医治疗学》）。菟丝子、补骨脂、淫羊藿、山茱萸、鹿角霜、紫石英、白术、黄芪、昆布、白芥子、茯苓。

中成药：五苓散每次 9g，每日 2 次，口服。

3. 肝郁化火证

主症：婚久不孕，月经稀少、闭经或不规则流血，形体壮实，毛发浓密，面部痤疮，乳房胸胁胀满，口干喜冷饮，大便秘结，苔薄黄，脉弦数。

治法：清肝泻火。

方药：济水清肝丹（庞保珍方，选自庞保珍《不孕不育中医治疗学》）。生地黄、玄参、山茱萸、山药、牡丹皮、龙胆草、栀子、黄芩、柴胡、知母、菟丝子、昆布。

中成药：加味逍遥口服液每次 10mg，每日 2 次，口服。

4. 肾亏血瘀证

主症：婚久不孕，月经稀少或闭经，或经来淋漓不尽，色淡暗，或有血块，畏寒怕冷，腰酸腿软，头晕耳鸣，舌暗红，舌边有瘀点，脉沉细或沉滑。

治法：补肾祛瘀。

方药：济肾逐瘀丹（庞保珍方，选自庞保珍《不孕不育中医治疗学》）。熟地黄、山茱萸、巴戟天、菟丝子、肉苁蓉、淫羊藿、三棱、莪术、当归、柴胡、益母草、昆布。

中成药：定坤丹每次 1 丸，每日 2 次（每丸重 10.8g），口服。

5. 气滞血瘀证

主症：婚久不孕，月经延后，或量少不畅，经行腹痛，拒按，或闭经，精神抑郁，胸胁胀满，舌质暗紫，或有瘀点，脉沉弦或沉涩。

治法：行气导滞，活血化瘀。

方药：香蛭赞孕丹（庞保珍方，选自庞保珍主编《不孕不育中医治疗学》）。香附、水蛭、当归、川芎、枳壳、延胡索、三棱、莪术、菟丝子、甘草。

中成药：血府逐瘀口服液每次 2 支，每日 3 次，口服。

（二）针灸治疗

（1）针刺促排卵取穴：关元、中极、子宫、三阴交。可同时辨证配穴。

一般从月经中期开始（月经第 10 日或第 14 日），每日 1 次，连续 3 日，每次留针 20 分钟，平补平泻法，或用电针 30 分钟。观察 7 ～ 10 日，若基础体温（BBT）仍未上升者，可重复 2 个疗程。若超声检查卵泡成熟而不破裂者，可加肾俞穴。肥胖者，加丰隆、脾俞。

（2）艾灸取关元、中极、足三里、三阴交，每次 2 ～ 3 穴，7 次为 1 个疗程。促使卵泡发育。

（3）穴位注射：取关元、气海、肾俞、脾俞、三阴交、太溪、足三里。用胎盘组织液，或 B 族维生素或当归注射液，根据卵泡发育情况选药。每穴注入 0. 4mL 左右，每次 3 ～ 4 穴，隔日 1 次。

（4）耳针取肾上腺、肾、内分泌、卵巢、神门。压豆（王不留行），每次 3 ～ 4 穴，每周 2 ～ 3 次。

（三）饮食治疗

（1）莱菔子茶：莱菔子 20g，沸水冲泡，加盖焖 15 分钟后饮用。莱菔子行气化痰，适用于痰湿盛的多囊卵巢综合征。

（2）菊花山楂茶：甘菊花、丹参、茶叶放入茶具中备用，山楂洗净，去核切成薄片，放入上述茶器中，将沸水倒入茶器中，闷 5 分钟即可饮用。活血化瘀，疏肝理气。适用于肝郁化火型多囊卵巢综合征。

（3）枸杞薏仁粥：枸杞子 15g，薏苡仁、山药各 30g，草豆蔻 10g，大米 50g，红糖适量。将枸杞子、薏苡仁、山药、大米洗净，共煮粥，粥将成时，下布包的草豆蔻，并加入红糖适量，煮片刻即可。去布包，趁热服，适用于肾虚痰湿型。

第二节　子宫内膜异位症

一、概述

子宫内膜异位症是指具有生长功能的子宫内膜组织，出现在子宫腔以外的身体其他部位，并且生长、浸润、反复出血，或者引起疼痛、不孕及结节包块等。异位内膜可侵犯全身任何部位，但绝大多数位于盆腔内，因此通常称作盆腔子宫内膜异位症。本病多发于 25 ～ 45 岁，是常见的一种妇科病和难治性疾病。根据其临床症状，中医一般将其归属于“痛经”“癥瘕”“不孕”“月经不调”等范畴。

（一）中医病因病机

1. 气滞血瘀

多因平素抑郁或愤怒伤感，致肝气郁结，气机不畅，冲任失和，以致经脉瘀阻。

2. 寒凝血瘀

多因经期产后，血室正开，余血未净，摄生不慎，感受寒邪，血遇寒则凝，导致寒凝血瘀。

3. 痰湿血瘀

素体脾虚痰盛，或饮食不洁，劳倦过度，思虑过度，损伤脾气，脾虚生湿，湿聚成痰，痰湿下注冲任胞脉，阻碍血行，导致痰瘀互结。

4. 湿热血瘀

素体脾虚，水湿内停，蕴久化热；或肝郁脾虚，湿热内生；或经期产后，胞脉空虚，感受湿热之邪。湿热稽留于冲任，蕴结于胞宫胞脉，阻止气血运行，导致血瘀。

5. 气虚血瘀

饮食不节，劳倦过度，思虑过极，或大病久病，损伤脾气，导致气虚运血无力，血行迟滞，冲任瘀阻。

6. 肾虚血瘀

先天不足，或后天损伤，大病久病，房劳多产，损伤肾气。肾阳不足则阴寒内盛，冲任虚寒，血失温煦推动而致血瘀；肾阴不足，虚火内生，内热灼血亦可致瘀；而肾水不足，不能涵木，则肝失条达，疏泄失常，气血不和而致冲任瘀阻。

二、诊断

1. 病史

有继发性、渐进性痛经史，月经愆期，不孕及性交痛等。

2. 症状

不同部位的子宫内膜异位引起的症状不同，如异位病灶位于泌尿系统，常表现出经期尿频、尿痛、尿急并可见血尿等症状；如病灶位于腹部，则会出现经期腹部瘢痕疼痛，并可在瘢痕深处触及包块，经后期疼痛渐减等。

3. 妇科检查

子宫是否存在后倾、固定，子宫后壁下段、骶骨韧带等是否可触及质硬的触痛结节；双侧附件是否可扪及囊性偏实包块。

4. 辅助检查

（1）腹腔镜检查：是诊断子宫内膜异位症最准确的方法。看到典型的子宫内膜异位症病灶，即可确诊。

（2）实验室检查：血清 CA125、抗子宫内膜抗体（EMAB）检测有助于该病的诊断，但无特异性。

三、鉴别诊断

1. 子宫腺肌病

二者均出现痛经，但子宫腺肌病的痛经以下腹正中疼痛剧烈，并伴随子宫均匀性增大，质硬。该病可与子宫内膜异位症并存。此外，子宫腺肌病的疼痛在行经期间，或经行期甚至月经停止后的一段时间，而子宫内膜异位症痛经多发生在经前 1 ～ 2 日和行经初期。

2. 盆腔炎性包块

一般有盆腔感染史，该病疼痛无明显周期，非经期亦可出现疼痛，抗感染治疗有效。

3. 卵巢恶性肿瘤

早期无明显症状，疼痛持续不绝，与月经周期无关联，有腹胀、腹水等严重症状，病情发展迅速。必要时腹腔镜或剖腹探查可鉴别。

四、治疗

（一）中医辨证论治

1. 气滞血瘀证

主症：婚久不孕，经前或经期少腹胀痛、拒按，痛引腰骶，或会阴、肛门下坠，或伴胸胁乳房胀痛，或经量少，或经行不畅，经色紫暗有块，块出痛减，舌质紫暗，或有瘀点、瘀斑、苔薄白、脉弦滑。妇科检查：子宫略大，较固定，后穹、子宫骶骨韧带等处有触痛性结节，或附件粘连包块，月经前后肿块有明显大小之变化。子宫内膜异位症不孕患者表现高催乳素血症者临床辨证以气滞血瘀型多见。

治法：理气活血，化瘀消癥。

方药：香棱克异汤（庞保珍《不孕不育中医治疗学》）。制香附、三棱、莪术、炮穿山甲、制乳香、制没药、水蛭、川芎、血竭、黄芪、菟丝子。

中成药：血府逐瘀胶囊每次 6 粒，每日 2 次，口服；或桂枝茯苓胶囊每次 3 粒，每日 3 次，口服。

2. 寒凝血瘀证

主症：婚久不孕，经前或经期下腹冷痛，痛引腰骶、会阴及肛门，得热痛减，经量少，经色暗有块，形寒肢冷，苔薄白，边有瘀点，脉沉细。妇科检查：后穹、子宫骶韧带等处触及痛性结节。

治法：温经散寒，活血祛瘀。

方药：桂莪消异汤（庞保珍《不孕不育中医治疗学》）。桂枝、莪术、三棱、炮穿山甲、制附子、小茴香、当归、川芎、制香附、血竭、巴戟天、肉苁蓉。

中成药：艾附暖宫小蜜丸每次 9 克，大蜜丸每次 1 丸，每日 2 ～ 3 次，口服。或少腹逐瘀丸每次 1 丸，每日 2 ～ 3 次，口服。

3. 痰湿血瘀证

主症：婚久不孕，经前或经期小腹掣痛，经色紫黯，而质稀，带下量多，形体肥盛，头晕沉重，或呕恶痰多，胸闷纳呆，或有泄泻，苔多厚腻，脉沉涩。

治法：化痰利湿，活血逐瘀。

方药：半棱逐异汤（庞保珍方，选自庞保珍主编《不孕不育中医治疗学》）。半夏、三棱、苍术、白术、茯苓、滑石、香附、莪术、当归、昆布、水蛭、穿山甲。

中成药：丹黄祛瘀胶囊每次 2 ～ 4 粒，每日 2 ～ 3 次，口服。

4. 湿热血瘀证

主症：婚久不孕，平时少腹时痛，经前或经期少腹疼痛加重，经行腹痛灼热拒按，或痛引腰骶、会阴及肛门，经血量多，经色深红，质稠有块，低热起伏，带下黄稠，小便短黄，大便有时干结，舌质红，舌尖有瘀点或瘀斑，苔黄而腻，脉弦数。该证型以子宫内膜异位症合并感染而致不孕者多见。

治法：清热利湿，活血祛瘀。

方药：薏竭涤异汤（庞保珍《不孕不育中医治疗学》）。薏苡仁、血竭、红藤、萆薢、黄柏、炮穿山甲、鳖甲、昆布、牡丹皮、制香附、茯苓。

中成药：花红胶囊每次 4～5 粒，每日 3 次，口服。

5. 气虚血瘀证

主症：婚久不孕，痛经，以经期及经后为甚，伴肛门坠胀，里急后重，月经量多，色淡，神疲肢倦，纳呆便溏；面色白，舌质淡胖，有瘀点、瘀斑，苔薄白，脉细涩。

治法：益气化瘀。

方药：芪棱理异汤（庞保珍方，选自庞保珍主编《不孕不育中医治疗学》）。黄芪、三棱、人参、白术、山药、莪术、生鸡内金、水蛭、柴胡。

中成药：止痛化癥胶囊每次 4～6 粒，每日 2～3 次，口服。

6. 肾虚血瘀证

主症：婚久不孕，盆腔结节包块，经行腹痛，腰脊酸软，月经先后不定期，量或多或少，神疲，头晕，面部色素沉着，性欲减退，舌淡黯，苔薄白，脉沉细。子宫内膜异位症不孕以黄素化不破裂卵泡综合征、黄体功能不全等表现排卵内分泌障碍的患者临床辨证以该证型相对多见。

治法：益肾调经，活血祛瘀。

方药：菟棱治异汤（庞保珍方，选自庞保珍主编《不孕不育中医治疗学》）。菟丝子、三棱、熟地黄、山药、山茱萸、杜仲、枸杞子、当归、川芎、延胡索、莪术、柴胡。

中成药：定坤丹每次 1 丸，每日 2 次（每丸重 10.8 克），口服。

（二）中医外治

1. 中药灌肠

三棱 15g，莪术 15g，蒲黄 15g，五灵脂 10g，延胡索 15g，血竭 10g，赤芍 15g。加水 1000mL 浓煎成 100mL，保留灌肠，每日 1 次，3 个月为 1 个疗程，经期停用。用于各证型的子宫内膜异位症。

2. 敷贴法

当归、土鳖虫、三七、沉香各等份，麝香少许，黄酒适量。

用法：上四味共研细末，黄酒调糊，加入麝香适量，用消毒棉球裹药适量，贴敷于阴道后穹隆结节处，24 小时，隔日 1 次，经期停用，1 个月经周期为 1 个疗程。

功效：活血化瘀，行气止痛。适用于各种子宫内膜异位症。

3. 敷脐法

肉桂 10g，吴茱萸 10g，细辛 10g，延胡索 10g，乳香 10g。

用法：上药共研极细末，于月经来潮前 3 日，用药粉 2～3g，置于阳和膏中涂匀，贴敷脐部。2 日换药 1 次，经净 3 日后停用，连续 3 个月经周期为 1 个疗程。

功效：温经散寒，化瘀止痛。适用于寒凝血瘀及气滞血瘀型子宫内膜异位症。

（三）针灸治疗

取关元、中极、合谷、三阴交等穴位，气滞血瘀者，经前用泻法；寒凝者，用艾灸。

（四）饮食疗法

1. 莲子僵蚕汤

莲子 100g，僵蚕 100g，白木耳 10g，冰糖适量。莲子、僵蚕洗净，白木耳洗净后用温开水泡 6 小时。将以上原料放入煲内，加水适量，猛火煲开后用小火炖 3 小时，莲子熟烂即可食用。

功用：温经散结，活血化瘀。适用于寒凝血瘀型子宫内膜异位症。

2. 丝瓜红糖汤

老丝瓜 250g，红糖适量。丝瓜洗净切碎，水煎汤，加红糖适量，热服。

功用：清热、祛湿、化瘀。适用于瘀热互结型子宫内膜异位症。

第三节　高催乳素血症

催乳素（PRL）是垂体前叶嗜酸细胞、妊娠子宫蜕膜和免疫细胞等分泌的一种蛋白激素。高催乳素血症（HP）是指非妊娠期、产后停止哺乳 6 个月之后由于各种原因所致外周血催乳素（PRL）水平高于 25μg/L，造成下丘脑垂体－性腺轴功能失调的疾病。高催乳素血症是临床最常见的生殖内分泌疾病，占不孕妇女的 15% ～ 20%，常导致无排卵、闭经、不孕、溢乳和性腺功能减退。

中医学没有本病的专门论述，本病属中医学“月经过少”“月经稀发”“闭经”“乳泣”“不孕”范畴。

一、发病机制

（一）中医病因病机

1. 肝郁气滞

情志抑郁或忿怒伤肝，以致疏泄失司，气血失调，血海蓄溢失常，导致月经稀少或闭经，终使血中催乳素升高而不孕。

2. 肝肾阴虚

禀赋不足，肾气未盛，精气未充，肝血不足，冲任失于充养，无以化为经血；或房劳、堕胎，或久病及肾，以致肾精亏耗，肝血虚少，精血匮乏，冲任亏损，胞宫无血可下，终使月经稀少，闭经、不孕：肝肾亏虚，肝失所养，疏泄失职则致气血逆乱，随肝气上逆乳房而致溢乳。

3. 脾虚痰阻

素体肥胖或恣食膏粱厚味，或饮食失节，或思虑劳倦，损伤脾胃，脾虚痰湿内生，痰阻气机，经脉受阻，冲任失调而致月经后期、闭经、甚则不孕；脾虚不能摄血归经，气血逆乱，不得下注冲任，上逆乳房化为乳汁，导致乳汁外溢。

二、诊断

1. 病史

溢乳、月经稀发、闭经、多毛、不孕与 PCOS 都提示可能存在高催乳素血症。用药史可提示药物原因，如可能停药，停药 1 个月后复查血清 PRL，如 PRL 仍高，进一步检查；如不能停药，应进一步检查排除垂体腺瘤。

2. 体格检查

体格检查包括乳腺检查、视野检查、妊娠试验、甲状腺功能、肝肾功能、PCOS。注意检查有无溢乳，溢乳的量并不重要，重要的是确定是否有乳汁分泌，若涂片发现较多的脂滴，则可确定为溢乳；有无肢端肥大症、胸壁病变或库欣综合征的表现，有无盆腔肿块或生殖器萎缩。

3. 化验检查

（1）PRL 测定：血清 PRL 水平呈现昼夜波动，睡眠时最高，睡眠后 2 ～ 3 小时即可达 24 小时平均值的 180%，醒后 2 小时返回基线，早晨 8 点至中午清醒时最低，因此应在此时采血测定。正常的 PRL 水平在男性与女性分别是＜ 20μg/L 与＜ 25μg/L（1μg/L 约为 21. 2mU/L）。但是大部分实验室的 PRL 正常参考值存在差异，绝经前妇女 PRL 正常值上限为＜ 35g/L（700mU/L）较合适。不同病因其 PRL 增高的程度也不一致。

（2）TSH、T_3、T_4 测定：可排除原发性甲状腺功能低下，若 TSH 上升，即可诊断原发性甲状腺功能低下（通常为桥本甲状腺炎）。

（3）垂体功能检查：可测促性腺激素水平，了解垂体的促性腺功能。

4. 影像学检查

主要是头颅 X 线检查，有条件时亦可进行蝶鞍断层摄片，气脑造影，或 CT 扫描、MRI。蝶鞍断层 X 照相术只能检查蝶鞍而不能检查垂体本身，也无法发现小腺瘤与肿瘤侵犯鞍上部分，但可用于筛查，若 PRL 与断层皆正常，没必要进行 CT 扫描，只有断层异常才行 CT 扫描或 MRI，以便发现垂体的微小腺瘤。CT 扫描主要提供蝶鞍的骨质变化，对软组织（如垂体肿瘤）与正常的解剖结构（如视交叉）提供信息少。

磁共振（MRI）是目前常用的检测手段，可弥补 CT 的不足，选择性地发现空鞍、鉴别视交叉、视神经、血管等软组织的异常。通过 MRI 增强扫描可增加微腺瘤的检出率，但即使通过高分辨率扫描也难以发现＜ 2mm 微腺瘤、区分单纯泌乳细胞增生与特发性高 PRL 血症患者。

一般来讲 PRL 超过 100μg/L 时，催乳素瘤可能性大，所以有研究者建议，PRL 水平超过 100ug/L 时才有必要做 MRI，但一项 104 例高催乳素血症患者的回顾性分析提示，对于持续性高催乳素血症患者，在排除一般病因后有必要做 MRI 检测，刚刚超过正常范围的 PRL 水平也可能检测到垂体肿瘤的存在。

5. 其他检查

包括眼底与视野检查，除外可能存在的肿瘤压迫造成的眼底或视野改变。

由于闭经、溢乳的症状可早在确诊垂体肿瘤前数年，甚至 20 年前出现，因此经各种检查未找出病因者，特别是 PRL 增高者，虽疑诊为特发性闭经溢乳综合征，但仍应继续随访，每 6 个月复查 PRL，每年复查蝶鞍断层摄片。若溢乳达 6 个月至 1 年或高 PRL 血症伴有月经紊乱、不孕与多毛，应考虑垂体肿瘤。

三、鉴别诊断

主要通过头颅或垂体 CT 扫描或 MRI 与特发性高催乳素血症、垂体肿瘤及其他颅内肿瘤进行病因鉴别。

四、治疗

(一) 中医辨证论治

1. 肝郁气滞证

主症：婚久不孕，血清催乳素 > 25μg/L，乳房胀痛，乳汁外溢或挤压而出，月经先后无定期，渐至经闭不行，精神抑郁，时善叹息，胸闷胁胀，或少腹胀痛，经期加重；舌质淡红或暗红，苔薄白，脉弦。

治法：疏肝解郁，调经助孕。

方药：逍遥降乳丹（庞保珍方，选自庞保珍主编《不孕不育中医治疗学》）。柴胡、当归、白芍、茯苓、白术、香附、牡丹皮、川牛膝、女贞子、麦芽、甘草。

中成药：逍遥丸每次 6 ～ 9 克，每日 2 次，口服。

2. 肝肾阴虚证

主症：婚久不孕，血清催乳素 > 25μg/L，月经稀少或闭经，乳房胀痛，乳头可有乳汁溢出或挤出，五心烦热，头痛少寐，腰膝酸软，舌质淡红，少苔，脉沉弱或细涩。

治法：滋补肝肾，调经助孕。

方药：济阴降乳丹（庞保珍方，选自庞保珍主编《不孕不育中医治疗学》）。熟地黄、山茱萸、山药、枸杞子、桑椹、淫羊藿、茯苓、当归、白芍、香附、甘草、麦芽。

中成药：六味地黄大蜜丸每次 1 丸，每日 2 次，口服。

3. 脾虚痰阻证

主症：婚久不孕，血清催乳素 > 25μg/L，形体肥胖，月经稀发，色淡量少，渐至经闭，乳汁自出或挤压而出，胸闷痰多，纳呆腹胀；便溏，带下量多；口中淡腻，舌淡胖，边有齿印，苔白腻，脉沉滑。

治法：健脾燥湿，豁痰调经。

方药：济脾豁痰丹（庞保珍方，选自庞保珍主编《不孕不育中医治疗学》）。黄芪、白术、人参、苍术、茯苓、半夏、陈皮、南星、枳壳、生姜、甘草、麦芽。

中成药：香砂六君合剂每次 10mL，每日 3 次，口服。

(二) 针灸

取百会、气海、天枢、足三里、大赫、血海、膻中，平补平泻，留针 20 分钟。

第四节 子宫腺肌病

子宫腺肌病是指子宫内膜异位于子宫肌层，并形成弥散性或局限性病变，常伴随有周围肌细胞肥大及结缔组织增生，也可形成子宫腺肌瘤。本病属中医“痛经”“癥瘕”“月经不调”“不孕”等范畴。

一、发病机制

（一）中医病因病机

1. 气滞血瘀

多因平素抑郁或恚怒伤肝，致肝气郁结，气机不畅，冲任失和，以致经脉瘀阻。

2. 寒凝血瘀

多因经期产后，血室正开，余血未净，摄生不慎，感受寒邪，血遇寒则凝，导致寒凝血瘀。

3. 痰湿血瘀

素体脾虚痰盛，或饮食不洁，劳倦过度，思虑过度，损伤脾气，脾虚生湿，湿聚成痰，痰湿下注冲任胞脉，阻碍血行，导致痰瘀互结。

4. 湿热血瘀

素体脾虚，水湿内停，蕴久化热；或肝郁脾虚，湿热内生；或经期产后，胞脉空虚，感受湿热之邪。湿热稽留于冲任，蕴结于胞宫胞脉，阻止气血运行，导致血瘀。

5. 气虚血瘀

饮食不节，劳倦过度，思虑过极，或大病久病，损伤脾气，导致气虚运血无力，血行迟滞，冲任瘀阻。

6. 肾虚血瘀

先天不足，或后天损伤，大病久病，房劳多产，损伤肾气。肾阳不足则阴寒内盛，冲任虚寒，血失温煦推动而致血瘀；肾阴不足，虚火内生，内热灼血亦可致瘀；肾水不足，不能涵木，则肝失调达，疏泄失常，气血不和而致冲任瘀阻。

（二）西医病因病理

目前子宫腺肌病的病因与发病机制不清。当子宫内膜受到损伤时，基底层内膜可直接侵入子宫肌层内生长。故一般认为，可能和子宫内膜基底层损伤有关。妊娠、刮宫术、人工流产手术与分娩可能是损伤子宫内膜基底层的主要原因。当子宫内膜受到损伤时，子宫内膜肌层结合带被破坏，造成子宫内膜基底层防御功能减退，由此引发了本病。另外，多种体内激素（如雌激素、孕激素与催乳素）的作用可能也与本病有关。有关子宫腺肌病发病机制还有血管淋巴管播散、上皮化生学说等。

到目前为止，子宫腺肌病和不孕症之间的关系尚不明确。子宫腺肌病影响女性生育功能的机制可能有以下几个方面：影响子宫内膜的结构与功能；改变子宫蠕动功能；影响胚胎植入；影响子宫内膜蜕膜化；宫内自由基水平异常。

二、诊断

1. 临床表现

（1）痛经：50% 以上患者有继发性痛经，并呈渐进性加重。部分患者还伴恶心、呕吐、腹泻、肛门坠胀、胃痛、腰痛、性交痛与慢性盆腔痛等。子宫腺肌病的痛经一般较严重。

（2）月经异常：多以月经过多、经期延长或不规则出血为主，因月经异常可引起患者有不同程度的贫血。

（3）不孕：部分不孕症患者的直接发病原因即子宫腺肌病。中、重度子宫腺肌病还可造成流产、早产等。

（4）子宫增大：子宫多为均匀性增大，呈球形，质地硬，有压痛，有时也表现为子宫表面突起不平，与子宫肌瘤相似。也可同时发现有子宫内膜异位症、子宫肌瘤。若合并有子宫内膜异位症则可扪及附件包块、子宫直肠窝痛性结节、子宫活动度受限等。

2. 临床辅助诊断

（1）超声检查：超声测量子宫各径线增宽，体积增大，肌层增厚，回声不均。因病变多累及后壁，故常见子宫内膜线前移。病变部位和周围无明显界限，声像图表现为等回声或回声增强，内可见点状或条索状低回声。

（2）磁共振：当 T_1 加权可见子宫肌层内界限不清、信号强度低的病灶，而 T_2 加权像为高信号强度的病灶。因为病变信号的强度与结合带很接近，子宫内膜、肌层结合带变宽，厚度＞ 12mm 时，高度疑诊子宫腺肌病；厚度＜ 12mm 时，若存在其他表现，如高信号斑点或子宫内膜 - 肌层结合带边界不规则，也可诊断子宫腺肌病。

（3）血清学检测：肿瘤标志物糖类抗原 CA125 水平多数可升高。临床上也可见 CA125 水平正常的子宫腺肌病患者。这种 CA125 水平的非特异性改变，仅为临床诊断提供参考。

（4）宫腔镜检查：近来有研究者提出宫腔镜检查可以比超声、磁共振更早发现子宫腺肌病的征象。宫腔镜检查的另一好处是同时可发现并处理子宫内膜异位病灶，有利于术后妊娠。

（5）病理检查：组织病理学诊断是诊断本病的金标准。特征为子宫切面病灶呈明显的漩涡状结构，与肌层无清楚界限。镜下表现为子宫内膜腺体与间质位于肌层内，周围的平滑肌纤维呈增生肥大改变。

三、鉴别诊断

1. 子宫内膜异位症

子宫内膜异位症除痛经及月经失调与子宫腺肌病相同外，多有不孕，性交痛，经期肛门坠胀，妇科检查时子宫正常大小，常后倾固定，子宫颈后上方或骶韧带处扪及一个或数个米粒至蚕豆大小不等的硬结，触痛明显。若合并子宫腺肌病时则不易鉴别。

2. 子宫肌瘤

子宫肌瘤往往无痛经，只有浆膜下肌瘤发生蒂扭转或肌瘤红色变性时可出现剧烈腹痛，但与月经周期无关，已往可有子宫肌瘤病史。若合并子宫腺肌病时则鉴别较困难。

3. 原发性痛经

原发性痛经多发于未婚，未产妇女，常于婚后或产后显著好转或自愈，妇查子宫大小正常。

四、治疗

（一）中医辨证论治

1. 气滞血瘀证

主症：婚久不孕，经前或经期少腹胀痛、拒按，痛引腰骶，或会阴、肛门下坠，或伴胸胁乳房胀痛，或经量少，或经行不畅，经色紫暗有块，块出痛减，舌质紫暗，或有瘀点、瘀斑、苔薄白、脉弦滑。妇科检查子宫略大，较固定，后穹、子宫骶骨韧带等处有触痛性结节，或附件粘连包块，月经前后肿块有明显大小之变化。

治法：理气活血，化瘀消癥。

方药：香棱克异汤（庞保珍方，选自庞保珍主编《不孕不育中医治疗学》）。制香附、三棱、莪术、炮穿山甲、制乳香、制没药、水蛭、川芎、血竭、黄芪、菟丝子。

中成药：血府逐瘀口服液每次 2 支，每日 3 次，口服。

2. 寒凝血瘀证

主症：婚久不孕，经前或经期下腹冷痛，痛引腰骶、会阴及肛门，得热痛减，经量少，经色暗有块，形寒肢冷，苔薄白，边有瘀点，脉沉细。妇科检查后穹、子宫骶韧带等处触及痛性结节。

治法：温经散寒，活血祛瘀。

方药：桂莪消异汤（庞保珍方，选自庞保珍主编《不孕不育中医治疗学》）。桂枝、莪术、三棱、炮穿山甲、制附子、小茴香、当归、川芎、制香附、血竭、巴戟天、肉苁蓉。

中成药：少腹逐瘀丸每次 1 丸，每日 2 ～ 3 次，口服。

3. 痰湿血瘀证

主症：婚久不孕，经前或经期小腹掣痛，经色紫黯，而质稀，带下量多，形体肥盛，头晕沉重，或呕恶痰多，胸闷纳呆，或有泄泻，苔多厚腻，脉沉涩。

治法：化痰利湿，活血逐瘀。

方药：半棱逐异汤（庞保珍方，选自庞保珍主编《不孕不育中医治疗学》）。半夏、三棱、苍术、白术、茯苓、滑石、香附、莪术、当归、昆布、水蛭、穿山甲。

中成药：散结镇痛胶囊每次 4 粒，每日 3 次，口服。

4. 湿热血瘀证

主症：婚久不孕，平时少腹时痛，经前或经期少腹疼痛加重，经行腹痛灼热拒按，或痛引腰骶、会阴及肛门，经血量多，经色深红，质稠有块，低热起伏，带下黄稠，小便短黄，大便有时干结，舌质红，舌尖有瘀点或瘀斑，苔黄而腻，脉弦数。

治法：清热利湿，活血祛瘀。

方药：薏竭涤异汤（庞保珍方，选自庞保珍主编《不孕不育中医治疗学》）。薏苡仁、血竭、红藤、草薢、黄柏、炮穿山甲、鳖甲、昆布、牡丹皮、制香附、茯苓。

中成药：花红胶囊每次 4 ～ 5 粒，每日 3 次，口服。

5. 气虚血瘀证

主症：婚久不孕，痛经，以经期及经后为甚，伴肛门坠胀，里急后重，月经量多，色淡，神疲肢倦，纳呆便溏，面色白，舌质淡胖，有瘀点、瘀斑，苔薄白，脉细涩。

治法：益气化瘀。

方药：芪棱理异汤（庞保珍方，选自庞保珍主编《不孕不育中医治疗学》）。黄芪、三棱、人参、白术、山药、莪术、生鸡内金、水蛭、柴胡。

中成药：止痛化癥胶囊每次 4 ～ 6 粒，每日 2 ～ 3 次，口服。

6. 肾虚血瘀证

主症：婚久不孕，盆腔结节包块，经行腹痛，腰脊酸软，月经先后不定期，量或多或少，神疲，头晕，面部色素沉着，性欲减退，舌淡黯，苔薄白，脉沉细。

治法：益肾调经，活血祛瘀。

方药：菟棱治异汤（庞保珍方，选自庞保珍主编《不孕不育中医治疗学》）。菟丝子、三棱、熟地黄、山药、山茱萸、杜仲、枸杞子、当归、川芎、延胡索、莪术、柴胡。

中成药：定坤丹每次 1 丸，每日 2 次（每丸重 10. 8g），口服。

（二）、中医外治法

1. 普通针刺

主穴：中极、关元、血海、三阴交。

配穴：足三里、地机、太冲、商丘、合谷。

操作要点：2 日治疗 1 次，每次留针 20 分钟，留针期间行针 2 ～ 3 次，每次行针 5 ～ 10 秒或针刺后接双频针灸治疗仪，频率控制在 200 次 / 分，两日一次，每次 20 ～ 30 分钟，经前治疗 3 ～ 4 次。

2. 电针

穴位：同普通针刺。

操作要点：①针刺得气后，选用连续波，中度刺激为宜。②每次取 5 ～ 6 个穴位，每日 1 次，每次通电 20 ～ 30 分钟。③于每次月经来潮前 3 日左右开始施治，至痛经缓解为止，10 日为 1 个疗程。

3. 温针

穴位：气海、关元、子宫。

操作要点：①得气后取 4 节 1 寸长的艾条，分别套在针柄上。②针孔处垫 4 块纸板，以防烫伤。③从艾条下端点燃艾条。④月经前 1 ～ 2 日或行经疼痛时均可。

4. 推拿

操作要点：①捏脊法：先在骶尾部向左右两侧推拿半分钟，后提起脊柱下端正中两侧的皮肤及皮下组织，沿脊柱正中线向上移动，边提边捏，推进到膈俞处。②腹部摩法：患者取仰卧位，沿任脉上下摩擦，从神阙穴开始，逐次摩气海、关元、中极，随之摩双侧的天枢、四满、归来、子宫、气冲等穴位，经前 7 日开始施术，经后 3 日停止，每个月经周期为 1 个疗程。

5. 敷贴法

药物：白芷、川乌、草乌各 6g。

操作要点：①上药研成细末，再加入姜汁、蜂蜜调匀，取适量调敷痛处。②于月经周期第 1 ～ 5 日，贴神阙穴，隔天更换 1 次。③ 1 个月经周期为 1 个疗程。

6. 中药灌肠

药物：红藤 15g，蒲公英 15g，血竭 9g，莪术 9g，没药 9g，川楝子 10g，路路通 15g，浓煎至 200mL。

操作要点同前章节中药灌肠。

7. 浴足

药物：蒲黄、五灵脂、香附、延胡索、当归各 20g，赤芍 15g，桃仁、没药各 10g。

操作要点：①先以药液蒸汽熏蒸双足，待温度适宜后将双足浸泡于药液中。②每次浸泡 15 ～ 20 分钟，每日中午、晚上各熏洗 1 次，每剂药使用 2 日。③于月经前 3 日左右开始用药，连用 3 ～ 5 日，3 个月经周期为 1 个疗程。

第十一章　中西医结合治疗常见女性不孕疾病

第一节　闭经

一、概述

闭经是妇科疾病中最常见的症状之一，而非疾病的诊断。通常可分为原发性和继发性两种，原发性闭经是指女子年龄超过16岁、第二性征已经发育，或年龄超过14岁、第二性征未发育，无月经来潮；继发性闭经是指以往曾建立正常月经，但此后因非生理性原因（妊娠、绝经）而停经6个月，或按自身月经周期计算停经3个周期。

闭经病因复杂，可因解剖学缺陷、卵巢轴调控机制失调、卵巢功能异常或下丘脑－垂体－卵巢轴控制机制失调等。还受到精神、环境因素和全身性疾患的影响。

中医学亦称之为“闭经”，有关闭经的记载最早见于《素问·阴阳别论》，称其为“女子不月”“月事不来”“血枯”，并记载了治疗血枯经闭的妇科第一方“四乌贼骨－藘茹丸”；《金贵要略》称本病为“经水断绝”，病因为“因虚、积冷、结气”；《景岳全书·妇人规》以“血枯”“血隔”立论，将闭经分为虚实两类。

二、病因病理

（一）中医病因病机

本病的病因病机较为复杂，可分为虚、实两类，虚者主要有先天肾气不足，后天肝肾亏损，气血虚弱及阴虚血燥，经血匮乏，冲任俱虚，血海空虚，经水无源可下；实者主要为气滞血瘀，痰湿阻滞，寒凝血瘀冲任、胞脉阻滞，经血闭止不行。

1. 肾气不足

先天肾气不足，禀赋素虚，或幼年多病，发育障碍，天癸不能如期而至，任脉不返，冲脉不盛，而致月事不行，或经来后期、量少，行后又闭。

2. 肝肾亏损

禀赋不足，肾气未充，肝血虚少，冲任失于充养，无以化为经血，乃致闭经；或因多产、堕胎、房劳、或久病及肾，以致肾精亏损，肝血亦虚，经血匮乏，冲任亏损，胞宫无血以下，而成闭经。

3. 气血虚弱

脾胃素弱，或饮食劳倦，或忧思过度，损伤心脾，营血不足，或久病、胎产数伤于血，以致冲任大虚，血海空乏，无血可下，故成闭经。

4. 阴虚血燥

素体阴虚或久病失血伤阴，或过食辛辣灼伤津血，以致血海燥涩干涸，故成闭经。

5. 气滞血瘀

郁怒伤肝，或突受刺激，致肝气郁结，气机不通，血滞不行，发为闭经。

6. 寒凝血瘀

临经涉水受寒，或经期、产时风寒客于胞中，或内伤生冷，血为寒凝，冲任瘀阻，故经水不行。

7. 痰湿阻滞

肥胖之人，多痰、多湿，痰湿壅阻经脉，或脾阳失运，湿聚成痰，膏脂痰湿阻滞冲任，胞脉闭而经不行。

（二）西医病因病理

1. 下丘脑性闭经

下丘脑性闭经是最常见的一类闭经，下丘脑功能失调可影响垂体功能，进而影响卵巢引起闭经。

（1）功能性下丘脑性闭经可因精神应激、体重减轻和营养缺乏、过度运动、药物等引起的下丘脑分泌促性腺激素释放素（GnRH）功能失调或抑制，而引起闭经。

（2）下丘脑器质性疾病引起的闭经可因无嗅觉综合征、颅咽管瘤等引起。

2. 垂体性闭经

因垂体病变使促性腺激素分泌降低而引起的闭经，有先天性和获得性两大类。

（1）原发性垂体促性腺激素缺乏症。

（2）继发性垂体损害，如产后大出血、垂体肿瘤（如催乳素腺瘤、促性腺激素腺瘤、促甲状腺激素腺瘤、生长激素腺瘤、无功能的垂体腺瘤等）、颅咽管瘤及空蝶鞍综合征等，致使腺垂体缺血坏死，垂体功能减退。

3. 卵巢性闭经

卵巢先天性发育不全，或本身功能衰退或继发性疾病等引起的闭经。

（1）性腺先天性发育不全或缺如如特纳综合征（45，XO及其嵌合型），XX性腺发育不全、XY性腺发育不全等。

（2）卵巢早衰与卵巢不敏感综合征。

（3）卵巢炎症与损伤（手术、放射治疗或化学治疗等）。

（4）卵巢功能性肿瘤如产生雄激素的睾丸母细胞瘤、卵巢门细胞瘤等。

（5）多囊卵巢综合征。

4. 子宫性闭经

子宫性闭经是指因先天性无子宫或始基子宫、残角子宫，或获得性子宫内膜破坏（如子宫内膜炎、子宫内膜切除或子宫腔内放射治疗），或宫腔病变（如宫腔粘连综合征）所致闭经。

5. 下生殖道性闭经

下生殖道性闭经是指由于先天性发育异常而致经血不能流出产生的闭经，如处女膜闭锁、阴道闭锁、先天性无阴道等。

6. 其他内分泌疾病引起的闭经

如甲状腺、肾上腺、胰腺等功能紊乱可通过影响性腺内分泌功能而引起的闭经。

三、诊断

（一）病史

包括月经史、婚育史、手术史、产伤史、内分泌疾病史、用药史等。

（二）全身检查

注意全身发育情况，如身高、第二性征、四肢与躯干的比例、五官、神态、精神面貌等，甲状腺有无肿大，乳房有无溢乳，原发性闭经性征幼稚者还应检查有无嗅觉缺失。

（三）盆腔检查

注意内外生殖器的发育，有无发育不良或畸形，如有无外阴发育不良或阴毛呈男性化分布，有无处女膜闭锁、阴道横隔、子宫畸形等。

（四）辅助检查

已婚妇女必须排除妊娠，原发性闭经应排除下生殖道发育异常，后可按下丘脑－垂体－卵巢轴寻找病因。

1. 孕激素撤退试验

常用黄体酮20mg，肌内注射，连续5日，或甲羟孕酮8～10mg/d，口服，连续5日，停药后观察有无撤退性出血。用以了解内源性雌激素水平和子宫内膜的反应，若停药后出现撤退性出血（阳性反应），说明子宫内膜反应良好，卵巢有一定量雌激素分泌，子宫内膜已经受其影响发育到一定厚度，外源性孕激素使其发生分泌期变化，故停药后内膜剥脱出血。如无撤退性出血（阴性反应），说明自身雌激素水平不足或子宫内膜对雌激素无反应，应进行雌激素撤退试验，20mg/d，肌内注射，或加甲羟孕酮10mg，口服，停药后3～7日，发生撤退性出血为阳性反应，提示子宫内膜功能正常，对类固醇激素有反应，可排除子宫性闭经；如无撤退性出血，应再重复上述用药方法，停药仍无撤退性出血者，可诊为子宫性闭经。

2. 雌激素撤退试验

每晚睡前乙烯雌酚1mg，连续20日，最后5日加用黄体酮

3. 内分泌检查

包括促卵泡激素（FSH）、促黄体素（LH）、雌二醇（E2）、孕酮激素（P）、睾酮（T）、催乳素（PRL）及促甲状腺激素（TSH）。

（1）如FSH＜5U/L，孕激素试验阴性，说明为低促性腺激素性闭经，病变部位在下丘脑或垂体。

（2）如FSH＞30U/L，为高促性腺激素性闭经，病变部位在卵巢，如重复2次检查，均有FSH＞40U/L，同时E2低于早卵泡期水平，患者年龄＜40岁，可考虑卵巢早衰。

（3）如LH/FSH＞3，或T增高，可结合超声检查及病史、体征，考虑是否为多囊卵巢综合征。多囊卵巢综合征可伴有高泌乳素血症。

（4）如PRL＞25ng/mL, TSH正常，为高泌乳素血症；如TSH升高，为甲状腺功能减退所致闭经；如PRL＞100ng/mL，应行颅脑MRI，以明确有无肿瘤。

4. 垂体兴奋试验

若FSH、LH都低于正常范围，应行垂体兴奋试验，以测试垂体对促性腺激素释放激

素（GnRH）的反应性。将100ug促黄体素释放表（LHRH）融入生理盐水5mL，在静息状态下经脉注射（30秒内完成），注射前，注射后15、30、60、120分钟分别采血测定LH。若注射后15～60分钟，LH值较注射前升高2～4倍以上，说明垂体功能正常，对LHRH反应良好，病变在下丘脑；若经多次重复试验，LH值仍无升高或升高不明显，提示病变在垂体，如希恩综合征。

5. 其他辅助检查

（1）基础体温测定：因排卵后孕激素水平升高，其致热作用可使体温上升0.3～0.5℃。若一个月经周期中，基础体温呈双相型，提示卵巢有排卵；而单相型体温，提示无排卵。

（2）诊断性刮宫：适用于已婚妇女，可了解子宫颈管和宫腔有无粘连，刮取子宫内膜可作病理学检查，以了解子宫内膜对卵巢的反应是否同步；作结合菌培养，还可明确有无内膜结核。

（3）宫腔镜检查：可诊断有无宫腔及子宫颈粘连，并可观察内膜形态，刮取内膜作病理检查等。

（4）超声检查：可辅助诊断有无多囊卵巢综合征及卵巢肿瘤。

（5）染色体核型分析：疑有先天性畸形者，应进行染色体核型分析及分带检查。

四、鉴别诊断

1. 暗经

暗是指即使经过周期性性激素治疗，亦不能引起子宫出血，但卵巢功能正常，有排卵，可妊娠，子宫内膜亦有周期性变化，但不出现月经，属于“返祖”现象，罕见。

2. 避年

避年是指月经一年一行者，可正常生育，无不适及病症，罕见。

五、治疗

（一）中医辨证论治

1. 肾气不足

主要证候：年逾十六周岁仍未行经，或月经初潮较晚，周期延后，量少，色淡，质稀，逐渐闭经。腰膝酸软，头晕耳鸣，夜尿增多，四肢不温，舌淡苔白，脉沉细或沉迟。

证候分析：先天肾气不足，天癸不能按时泌至，冲任空虚，故月经迟迟不至，或初潮较晚，周期延后、量少、色淡、质稀；腰为肾之府，肾虚则腰膝酸软；肾虚，髓海不充，故头晕耳鸣；肾气不固，故夜尿增多；气虚阳微，故四肢不温。舌淡苔白，脉沉细或沉迟，为肾气不足之象。

治法：补肾益气，调养冲任。

方药：益肾通经汤加菟丝子、紫河车、鸡血藤。

熟地黄、当归、赤芍、柏子仁、泽兰、卷柏、淫羊藿、续断、牛膝、丹参、茺蔚子。

方中熟地黄、当归、赤芍、丹参养血活血；泽兰、卷柏活血通经；淫羊藿、续断、牛膝、茺蔚子助阳益肾、活血通经；柏子仁养心安神。

2. 肝肾亏损

主要证候：月经后期、量少，渐至闭经，头晕目涩、耳鸣，失眠健忘，腰膝酸软，足跟作痛，阴部干涩，带下甚少，以至全无，舌淡苔薄，脉沉细弱。

证候分析：肾精亏损，肝血不足，精血匮乏，冲任失养，血海不能充盈，故月经后期量少，渐至闭经；髓海空虚，故头晕目涩、耳鸣，失眠健忘；肾虚，腰府失养，故腰膝酸软无力，足跟作痛；阴精亏虚，故阴部干涩，带下甚少。舌淡苔薄，脉沉细弱，为肝肾亏损之征。

治法：滋补肝肾，益精养血。

方药：归肾丸（《景岳全书》）加鸡血藤、何首乌、女贞子。

熟地黄、山药、山茱萸、茯苓、枸杞子、杜仲、菟丝子、当归。

方中用菟丝子、杜仲补益肾气；山茱萸、山药、熟地黄、枸杞滋肾养肝；茯苓健脾补中，当归养血活血。

3. 气血虚弱

主要证候：月经后延、量少、色淡、质稀，渐至闭经，或头晕眼花，或心悸气短，神疲乏力，毛发不泽或易脱落，羸瘦萎黄，舌淡苔太少或薄白，脉沉缓或虚数。

证候分析：气血两虚，冲任失养，血海空虚，故月经后延、量少、色淡、质稀，渐至闭经；气血不足，清窍失养，故头晕眼花；心失所养，故心悸气短，神疲乏力；血虚不润，故毛发不泽或易脱落，羸瘦萎黄。舌淡苔少或薄白，脉沉缓或虚数，为气虚虚弱之征。

治法：益气养血，调补冲任。

方药：滋血汤（《御药院方》）加紫河车。

人参、山药、黄芪、茯苓、川芎、当归、白芍、熟地黄。

方中用当归、熟地黄、白芍、川芎补血、养血；党参、黄芪、茯苓、山药益气健脾助生化之源，共奏补益气血、调经之功。

4. 阴虚血燥

主要证候：经血渐少而至闭经，五心烦热，潮热、盗汗、两颧潮红，或咳嗽咯血，口干咽燥，舌红苔少，脉细数无力。

证候分析：阴虚内热，燥灼营阴，血海干涸，故月经后期、量少，渐至闭经；阴虚火旺，故五心烦热、潮热、盗汗、两颧潮红；虚火灼伤肺络，故见咳嗽咯血；热灼津液，故口干咽燥；口干咽燥，舌红苔少，脉细数无力，为阴虚血燥之征。

治法：养阴清热调经。

方药：加减一阴煎（《景岳全书》）加当归、玄参。

生地黄、麦冬、熟地黄、知母、地骨皮、炙甘草。

方中生地黄、麦冬滋阴润燥；熟地黄滋阴养血；知母、地骨皮清热滋阴润燥；炙甘草调和诸药。

5. 气滞血瘀

主要证候：既往月经正常，突然停闭不行，情志抑郁或易怒，胸胁或少腹胀痛拒按，舌质正常或黯，或有瘀点，苔薄白或薄黄，脉沉弦。

证候分析：情志不遂，肝气郁结，或突受刺激，气机骤结，冲任瘀滞，故月经突然停闭不行；肝经不畅，故胸胁、少腹胀痛拒按；短期舌质可正常，久则黯，苔薄白或薄黄，脉沉弦为气滞血瘀之征。

治法：疏肝理气，活血调经。

方药：血府逐瘀汤（《医林改错》）。

柴胡、桃仁、红花、当归、川芎、生地黄、赤芍、牛膝、桔梗、枳壳、甘草。

方中桃红四物汤（当归、川芎、生地黄、赤芍、桃仁、红花）活血化瘀；四逆散（柴胡、枳壳、赤芍、甘草）疏肝理气，牛膝祛瘀通血脉，引瘀血下行，桔梗开宣肺气，载药上行。

6. 寒凝血瘀

主要证候：月经骤停，小腹胀痛拒按，得热痛减，四肢不温，带下量多、色白清稀，舌黯，或有瘀点、瘀斑，脉沉涩。

证候分析：临经感寒、或涉水冲凉、或过食生冷，而致寒凝血瘀，冲任不通，故月经骤停；寒凝胞脉，故小腹胀痛拒按，得热痛减；寒伤带脉，故带下量多、色白清稀；四肢不温，舌黯，或有瘀点、瘀斑，脉沉涩，为寒凝血瘀之征。

治法：温经散寒，活血化瘀。

方药：温经汤（《金匮要略》）。

吴茱萸、当归、芍药、川芎、党参、桂枝、阿胶、生姜、半夏、丹皮、麦冬、甘草。

方中吴茱萸散寒止痛，桂枝温经通脉；当归、川芎、芍药养血调经，活血祛瘀，丹皮活血祛瘀、退虚热；阿胶养血止血润燥；麦冬养阴润燥，党参、甘草益气补中，半夏健脾和胃，生姜温中和胃，甘草调和诸药。

7. 痰湿阻滞

主要证候：月经延后，渐至闭经，形体肥胖，胸脘满闷，或呕恶痰多，倦怠乏力，或面浮足肿，或带下量多、色白、质黏，舌淡苔白腻，脉滑。

证候分析：肥胖妇女，膏脂满溢，壅塞胞宫，故月经延后，甚至闭经；痰湿中阻，故胸脘满闷，或呕恶痰多；湿困脾阳，故倦怠乏力；水湿泛溢，故面浮肢肿；湿浊下注，故带下量多、色白、质黏。舌淡，苔白腻，脉滑，为痰湿阻滞之征。

治法：祛痰除湿，活血通经。

方药：苍附导痰丸（《叶天士女科诊治秘方》）合佛手散（《普济本事方》）。

茯苓、半夏、陈皮、苍术、香附、天南星、枳壳、生姜、神曲、当归、川芎、甘草。

方中茯苓、苍术健脾燥湿；半夏、陈皮、天南星燥湿化痰、健脾和胃；生姜降逆化痰，枳壳、香附理气；神曲消食和胃；当归、川芎补血活血通经；甘草调和诸药。

（二）中成药治疗

1. 八珍益母丸

补益气血调经。适用于气虚两亏型闭经。每次 1 丸，每日 3 次。

2. 坤灵丸

益肾填精，养血益气。适用于肝肾不足型闭经。每次 15 粒，每日 2 次。

3. 女宝

补肾化瘀调经。适用于肝肾不足型闭经。每次 4 粒，每日 3 次。

4. 八珍益母丸

补气养血。适用于气血两亏型闭经。每次 1 丸，每日 2 次。

5. 艾附暖宫丸

暖宫散寒，理气调经。适用于寒凝血瘀型闭经。每次 1 丸，每日 2 次。

6. 血府逐瘀丸

理气活血，化瘀通经。适用于气滞血瘀型闭经。每次 1 丸，每次 2 次。

7. 桂枝茯苓丸

活血化瘀，消癥通经。适用于痰浊瘀阻癥瘕型闭经。每次 1 丸，每日 3 次。

8. 复方阿胶浆

补气养血。适用于气血两虚型闭经等。每次 1 支，每日 2 次。

（三）针灸治疗

主穴：天枢、气海、三阴交。

配穴：肾气不足型加关元、肾俞、水泉；肝肾亏损型加肝俞、肾俞、照海；气血虚弱，加脾俞、膈俞、足三里；气滞血瘀型加地机、太冲；寒凝血瘀型加神阙、中极；痰湿阻滞型加丰隆、阴陵泉。

（四）饮食治疗

1. 鸡血藤炖肉方

组成：鸡血藤干品 10 ～ 15g，猪瘦肉 150g。

用法：二味共炖，食肉及汤，1 次 / 日，5 日为 1 疗程。

适用于虚实错杂型闭经。

2. 丹参鸡

组成：丹参 30g，鸡蛋 2 个。

用法：两药共煮 2 小时，吃蛋饮汤，可连续服用。

适用于血虚型闭经。

3. 杞子兔肉汤

组成：枸杞子 30g，兔肉 250g。

用法：枸杞子洗净，二味同入砂锅，文火煮烂，加适量盐即可。2 次 / 日，宜常服。

适用于肝肾不足型闭经。

4. 王不留行炖猪蹄

组成：王不留行 30g，茜草 15g，红牛膝 15g，猪蹄 250g。

用法：上述药物清晰、干净，用纱布包好，与猪蹄同入砂锅，炖至猪蹄烂熟，去药包，服汤食肉，2 次 / 日，5 料为 1 疗程。

适用于气滞血瘀型闭经。

5. 苡仁根老丝瓜汤

组成：薏苡仁根 30g，老丝瓜 30g。

用法：二味水煎取汁，加红糖少许调味，1 次 / 日，连服 5 日。

适用于痰湿阻滞型闭经。

（五）西医治疗

1. 一般治疗

闭经的发生与神经内分泌的调控密切相关，治疗闭经必须首先整体调整身心。适当锻炼身体，合理安排工作、生活，注意营养均衡，改善环境，避免精神压力，解除思想顾虑等。

2. 病因治疗

闭经若由器质性病变引起，应针对病因治疗。如处女膜闭锁、阴道横隔或阴道闭锁，均可手术切开或行成形术，使经血畅流。宫腔粘连者，可手术分解子宫颈及宫腔粘连，并放置宫内节育环或导尿管，连续7日，保持通畅，手术分解粘连的方法既往采用子宫颈扩张器和刮宫术，现采用宫腔镜下直视的机械性切割或激光切割粘连带；需要生育者还应服用大剂量雌、孕激素序贯治疗，即妊马雌酮2.5mg/d，共21日，甲羟孕酮10mg/d，共7日，可重复人工周期3～6个月，以重建子宫内膜，直至撤退性流血量接近或达到既往月经量。生殖道结核患者，予抗结核治疗；卵巢或垂体肿瘤在诊断明确后，应根据肿瘤的部位、大小和性质等情况确定方案，选择手术、放射治疗、化学治疗等。

3. 药物治疗

（1）高促性腺激素性闭经。

1）雌激素替代疗法适用于无子宫者。妊马雌酮0.625～1.25mg/d（自小剂量开始），连服21日，停药1周后重复用药。

2）雌孕激素序贯治疗妊马雌酮0.625mg/d，自出血第5日起，连服21日，后10日加用甲羟孕酮8～10mg/d。

（2）低促性腺激素性闭经。

1）无生育要求者采用周期性孕激素疗法，即甲羟孕酮10mg/d，连服5日，每8周1次。

2）有生育要求者以下各种排卵药物可单独或联合应用。治疗期间监测卵泡，避免卵巢过度刺激综合征的发生。

①氯米芬（CC）：50～200mg/d，自撤退性出血第5日起，连服5日。用药从小剂量开始，若无效，下一周期可逐步加量。

②尿促性素（HMG）：自撤退性出血第5日起，肌内注射HMG 1支/日，连用7日，若无反应，可加至2支；超声监测卵泡直径≥18mm时，停用HMG，加用hCG 10000U，肌内注射，以诱发排卵。

③促性腺激素释放激素激动剂（GnRH）：自撤退性出血第5日起，皮下注射50～100ug，连续7～10日，待卵泡近成熟时改为3次/日，连续2日，也可加用hCG诱发排卵。

3）其他治疗。

①溴隐亭：适用于高泌乳素血症或垂体微腺瘤者。根据血PRL水平，每日口服溴隐亭2.5～7.5mg，从小剂量开始，宜与餐同服。

②甲状腺素：适用于甲状腺功能低下引起的闭经。30～40mg，口服，1～3次/日，根据患者症状及基础代谢率调整剂量。

③肾上腺皮质激素：适用于先天性肾上腺皮质功能亢进所致闭经，一般用泼尼松龙或地塞米松。

④手术治疗：适用于中枢神经系统肿瘤患者。

第二节　黄体功能不足

一、概述

黄体功能不足是指排卵后卵泡形成的黄体，其合成和分泌孕激素不足，从而影响孕卵着床或导致早期流产。黄体功能不足在不孕症中占 3% ～ 22%。

本病属中医“月经先期”范畴，主要指月经周期提前七日以上，甚至半月一潮。

二、病因病理

（一）中医病因病机

1. 脾气虚弱

素体虚弱，或饮食失节，或思虑劳倦，均可损伤脾气，中气虚弱，不能摄血归源，使冲任不固，经血失于统摄而妄溢而致月经先期。

2. 肾气不固

青春期或绝经期肾气不足，或房劳多产，肾气不固，冲任失约，经血下溢而致月经先期。

3. 阳盛血热

素体阳盛，过食辛辣，或外感邪热，致热搏血分，冲任不固，月经先期而至。

4. 肝郁血热

情志不畅，肝气瘀滞，肝郁化火，扰及冲任，月经先期而至。

5. 阴虚血热

素体阴虚，或久病失养，阴液亏损，虚热内生，扰及冲任，致月经先期而下。

6. 瘀血内停

经期产后，余血未净，或六淫所伤，或七情过极，邪与血搏，瘀阻冲任，新血不安而妄行。

（二）西医病因病理

1. 卵泡期失调

在卵泡发育过程中，内分泌功能的失调可导致以后的黄体功能不足。如排卵期 FSH 和 LH 峰分泌失常或 FSH/LH 降低也是导致黄体功能不足的因素。PRL 过高或过低及甲状腺功能减退均可引起黄体功能不足。

2. 黄体期功能失调

黄体的形成和黄体合成、分泌孕酮的功能和排卵前的 LH 峰及黄体期的 LH 持续分泌有关。早中期黄体期孕酮分泌不足，主要影响子宫内膜腺体；晚期黄体期孕酮分泌不足，主要影响子宫内膜的间质。

3. 子宫内膜因素

因子宫内膜的性激素受体缺陷，可致孕激素在子宫内膜中不能起相应的生物效应。

三、诊断

目前并无明确诊断标准，主要表现为月经周期缩短，有时月经周期虽在正常范围内，但卵泡期延长、黄体期缩短，患者常伴不孕或早期流产史。妇科检查无异常，基础体温呈双相型，但上升期短，可能 9 ～ 10 日。子宫内膜呈分泌不良反应。

四、治疗

（一）中医辨证论治

1. 脾气虚

主要证候：月经先期，量多，色淡质稀，神疲肢倦，气短懒言，小腹空坠，食少纳呆，舌淡，脉细弱无力。

治法：健脾益气，固冲调经。

方药：补中益气汤（《脾胃论》）加茜草、乌贼骨。

人参、黄芪、当归、陈皮、升麻、柴胡、白术、甘草。

方中黄芪补中益气，人参、白术、炙甘草补气健脾；当归养血合营；陈皮理气和胃；升麻、柴胡升阳举陷；诸药合用，补气升提，固冲调经。

2. 肾气虚

主要证候：月经先期，量少，色淡质稀，伴腰膝酸软，夜尿频，舌淡黯，苔薄白，脉沉无力。

治法：补肾调冲。

方药：归肾丸（《景岳全书》）加桑寄生、续断。

熟地黄、山药、山茱萸、茯苓、当归、枸杞子、杜仲、菟丝子。

方中用菟丝子、杜仲、补骨脂补益肾气；山茱萸、熟地黄、枸杞子、首乌滋肾养肝；白术、茯苓、炙甘草健脾补中。

3. 阳盛血热

主要证候：月经先期，量多，色鲜红或深红，质黏稠，面红颧赤，口渴欲饮，小便干结，舌红苔黄，脉滑数有力。

治法：清热凉血，固冲调经。

方药：清经散（《傅青主女科》）加知母、仙鹤草。

丹皮、地骨皮、白芍、熟地黄、青蒿、茯苓、黄柏。

方中丹皮、青蒿、黄柏清热凉血泻火；地骨皮、熟地清虚热而生水；白芍敛阴；茯苓渗水宁心；总使火泻而水不伤。

4. 肝瘀血热

主要证候：月经先期，量或多或少，经行不畅，经色鲜红，烦躁易怒，小腹胀痛，口苦咽干，舌红，苔薄黄，脉弦数。

治法：疏肝泻火。

方药：丹栀逍遥散去煨姜，加仙鹤草、茜草。

丹皮、栀子、当归、白芍、柴胡、白术、茯苓、炙甘草、薄荷。

方中柴胡疏肝解郁，使肝气得以条达为君；白芍养血敛阴，柔肝缓急，当归养血和血，且可理气，当归、白芍与柴胡同用，补肝体而助肝用，使血和则肝和，血充则肝柔，共为臣药；白术、茯苓、炙甘草健脾益气，实土以抑木，且使营血生化有源，共为佐药；丹皮、栀子清热凉血。诸药合用，使肝郁得疏，血虚得养，脾弱得复。

5. 阴虚血热证

主要证候：月经先期，量少，色红，五心烦热，潮热盗汗，心烦失眠，咽干口燥，舌红苔少，脉细数。

治法：滋阴清热，凉血固冲。

方药：两地汤（《傅青主女科》）加二至丸。

生地黄、玄参、白芍、麦冬、阿胶、地骨皮、女贞子、旱莲草。

方中生地黄、地骨皮养阴清热，麦冬滋阴润燥，玄参咸寒润下，阿胶、白芍育阴，共奏育阴清热降火之功；女贞子、旱莲草补益肝肾，滋阴止血。

6. 血瘀

主要证候：月经先期，色黯，有血块，小腹疼痛拒按，块下痛减，舌暗红，脉弦或涩。

治法：活血化瘀，止血固冲。

方药：桃红四物汤（《医宗金鉴》）加失笑散、三七粉、香附。

桃仁、红花、当归、川芎、白芍、熟地、蒲黄、五灵脂。

方中桃仁、红花、当归、川芎、白芍、熟地活血化瘀，蒲黄、五灵脂化瘀止痛。

（二）西医治疗

1. 促卵泡发育

促使卵泡发育和排卵，以利于黄体形成。首选枸橼酸氯米芬，必要时考虑用 HMG-HCG 疗法。

2. 黄体功能刺激法

基础体温上升后，隔日肌内注射 HCG 1000 ～ 2000U，共 5 次，可使血浆黄体酮明显上升，延长黄体期。

3. 黄体功能替代法

一般用天然黄体酮制剂。自排卵后开始肌内注射，10mg/d，持续 10 ～ 14 日，以补充黄体分泌黄体酮的不足。

第三节　卵巢早衰

一、概述

卵巢早衰（POF）是指妇女 40 岁之前发生卵巢功能衰竭，以促性腺激素升高和雌激素水平降低为特征的疾病，临床多表现为原发性或继发性闭经、不孕、围绝经期综合征等一系列症状，其卵巢组织学呈围绝经期或老年妇女绝经后改变。卵巢早衰发病率在全部妇女中为 1% ～ 3%，多为散发性，也有家族性，治疗困难，其确切病因尚不清楚。

二、病因病理

（一）中医病因病机

中医对该病病机的认识以肾虚为主导。肾为天癸之源，冲任之本，主月经、生殖、系胞。肾气的盛衰主宰着天癸的至与竭、冲任二脉的盛衰及月经的行与止。肾虚冲任虚衰，血海空虚，无血而下是本病的主要病机。

除肾虚外，肝之疏泄、脾之运化与其也有密切的关系。肝肾同源，肝藏血，主升发、疏泄，性喜条达而恶抑郁，具有排泄月经功能，对月经有重要调节作用。现代社会生活节奏的加快，随之而来的压力也越来越大，如长期处于焦虑、忧郁、悲伤、愤怒、恐惧等不良情绪下，不仅可以在下丘脑水平影响垂体－卵巢轴，还可以直接影响卵巢功能，从而导致 POF。

脾为后天之本，主运化，为气血生化之源，为月经提供物质基础。脾胃久虚，形羸气血俱衰，经血难聚。

（二）西医病因病理

POF 的发病与很多因素相关，如遗传学因素、自身免疫因素（多种自身免疫抗体）、先天性酶缺乏、放化疗及手术损伤、感染及环境因素、心理精神因素及特发性。

1. 特发性卵巢早衰

特发性卵巢早衰为卵巢早衰的最常见类型，约占 POF 的 80%，无明确诱因，染色体核型正常，检测不到自身免疫性抗体。

2. 遗传因学

同家系内 2 个以上个体发生 POF，提示存在家族遗传因素。据报道，家族遗传性 POF 发生率占 POF 例数的 12. 7%。与 POF 相关的遗传因素包括 X 染色体畸变及 X 染色体和常染色体的基因突变。

3. 免疫因素

POF 患者卵巢的淋巴细胞浆细胞浸润和 T 细胞亚群改变、针对卵巢抗原的循环自身抗体出现、伴发于其他自身免疫病及随自身免疫状态的缓解而卵巢功能恢复，提示 POF 与免疫有关。有人认为，卵巢早衰是由于针对卵泡壁细胞的自身免疫。但临床上只能采用外周血标本进行免疫相关的检查。

自身免疫性卵巢早衰可由多种自身免疫性疾病引起，较常见的是自身免疫性甲状腺炎，少见的有重症肌无力、特发性血小板减少性紫癜、类风湿关节炎、白斑及自身免疫性溶血性贫血等。

4. 酶缺陷

17- 羟化酶缺陷则不能合成雄激素，FSH 反馈性升高，染色体核型正常。表现为原发性闭经，有子宫发育，卵巢内有始基卵泡，但无第二性征发育，外生殖器呈女性型。

结构消失，纤维化导致卵巢功能衰退；儿童期腮腺炎并发病毒性卵巢炎可引起早期严重的卵巢破坏。

三、诊断

（一）病史

包括月经史、发病年龄及伴随症状，如有无烘热、潮红等，询问其他内分泌腺体病史，卵巢手术、化学治疗、盆腔放射治疗及儿童期腮腺炎病史等。

（二）症状及体征

主要是体内雌激素水平低下的表现。

1. 继发性闭经

年龄 40 周岁以下，原有月经，后出现继发性闭经。

2. 更年期综合征

更年期综合征可表现为面部潮红、潮热出汗，性情烦躁，失眠，阴道干涩，性交困难等。

3. 体格检查

体格检查可见内外生殖器及第二性征逐渐萎缩。

（三）辅助检查

1. 性激素检查

血 FSH > 40U/L, E2 < 100pmol/L。

2. 染色体核型

可为 46，XX, 45，XO/46，XX、47，XXX 等。

3. 自身免疫性抗体检测

可测到抗卵泡膜抗体、抗核抗体、抗肾上腺类固醇激素细胞抗体或抗甲状腺抗体等。

四、治疗

（一）中医辨证论治

1. 肾气虚弱

主要证候：婚久不孕，月经先后不定期或停闭，经量或多或少，色黯；腰酸腿软，精神疲倦，头晕耳鸣，小便清长；舌淡，苔薄，脉沉细或细弱，两尺尤甚。

证候分析：肾气不足，冲任虚衰，不能摄精成孕，故婚久不孕；肾气虚衰，冲任失调，血海失司，故月经失调；腰为肾之府，肾主骨，肾虚腰府失养，故腰酸腿软；肾虚髓海不足则精神疲倦，头晕耳鸣；肾虚气化失常则小便清长；舌、脉均为肾气虚之象。

治法：补肾益气，温养冲任。

方药：毓麟珠（《景岳全书·妇人规》）。

人参，白术，茯苓，炙甘草，当归，川芎，白芍，熟地黄，菟丝子，杜仲，鹿角霜，川椒。

方中四物汤补血；四君子汤健脾益气；菟丝子、杜仲、鹿角霜温养肝肾，调补冲任，补阴益精；川椒温肾助阳。全方既温养先天肾气以生精，又培补后天脾胃以生血，使精血充足，冲任得养，胎孕易成。

若子宫发育不良，应积极早治，加入血肉有情之品如紫河车、鹿角片（或鹿茸）及丹参、茺蔚子补肾活血，通补奇经以助子宫发育；若性欲淡漠者，选加淫羊藿、肉苁蓉以温肾填精。

2. 肾阴虚

主要证候：婚久不孕，月经先期、量少或月经后期、量少，甚或闭经，色鲜红，或经期延长，甚则崩中或漏下不止；形体消瘦，腰酸膝软，头晕耳鸣，五心烦热，心悸失眠，舌红，少苔，脉细或细数。

证候分析：肾阴不足，精血亏少或阴虚火旺，则月经先期、量少或后期、量少，色鲜红；精血不足，冲任血海匮乏，则致闭经；阴液不足，肢体失荣，则形体消瘦。肾阴不足，腰府失养，脑髓失充则腰酸膝软，头晕耳鸣；虚火上扰、神明不安则五心烦热，心悸失眠；

舌、脉均为肾阴不足之象。综上所述，肾阴不足，冲任失滋，或阴虚火旺，冲任胞宫蕴热，不能摄精成孕。

治法：滋肾益阴，调补冲任。

方药：养精种玉汤（《傅青主女科》）。

当归，白芍，熟地黄，山萸肉。

方中当归、白芍滋养肝血，熟地黄、山萸肉补益肾精。全方共奏滋阴养血，养精种玉之功。若阴虚火旺，心悸失眠、五心烦热明显者，加女贞子、知母、首乌藤以滋阴清热安神；若月经量少甚或闭经，加制首乌、枸杞子以滋肾养血填精。

3. 肾阳虚

主要证候：婚久不孕，月经后期、量少，经色淡暗，或见月经稀发甚则闭经；面色晦黯，头晕耳鸣，腰酸腿软，性欲淡漠，大便不实，小便清长，夜尿多；舌淡黯，苔薄白，脉沉细尺弱。

证候分析：肾阳虚弱，冲任失于温养，血海不充故见月经后期、量少，色淡，或月经稀发，闭经。腰为肾府，肾阳不足，命门火衰，故面色晦暗，腰酸腿软，性欲淡漠。肾阳虚弱，火不暖土或不能温化膀胱，则大便不实，小便清长，夜尿多。舌、脉均为肾阳不足之象。综上所述为肾阳虚弱，冲任不足，故宫寒不能摄精成孕。

本证型在临床常表现为排卵功能不良，或排卵后黄体功能不足，基础体温可见高温相不稳定，妇科检查，有的可见生殖器官发育不佳。

治法：温肾养血暖宫，调补冲任。

方药：温肾丸（《妇科玉尺》）。

熟地黄，萸肉，巴戟天，当归，菟丝子，鹿茸，益智仁，生地黄，杜仲，茯神，山药，远志，续断，蛇床子。

方中生熟地黄、萸肉、山药、当归滋补肝肾，养血调经，以益阴摄阳，使“阳得阴助而生化无穷”；鹿茸、巴戟天、菟丝子、蛇床子温肾壮阳，填精补髓，使“阴得阳生而泉源不竭”；杜仲、续断有补肝肾强腰膝；益智仁补肾涩精；茯神、远志健脾安神，以后天补先天。全方共成温肾助阳、益精养血种子之功。

4. 肝郁

主要证候：婚久不孕，月经先后不定期，经量时多时少，经行小腹胀痛，经前烦躁易怒，胸胁乳房胀痛，情志抑郁，善太息；舌质暗红，苔薄白，脉弦细。

证候分析：肝气郁结，气血不和，冲任失调，故周期先后不定期；肝郁气滞，气血失调，血行不畅，故经行小腹胀痛，经前乳房胀痛；肝郁气滞，或郁而化火，故情志抑郁，烦躁易怒。舌、脉均为肝郁之征。综上所述为肝郁气滞，气血失和，冲任失调，胞宫不能摄精成孕。

治法：疏肝解郁，养血理脾。

方药：开郁种玉汤（《傅青主女科》）。

当归，白芍，白术，茯苓，牡丹皮，香附，天花粉。

方中当归、白芍养血柔肝；白术、茯苓健脾养血；牡丹皮凉血活血；香附理气解郁；天花粉清热生津。全方共成疏肝健脾，养血种子之功。

若见乳胀有结块者，加王不留行、橘核活血行滞；如梦多寐差，加炒枣仁、夜交藤宁心安神。

5. 血虚

主要证候：婚后无子，月经后期，量少色淡，面色萎黄，皮肤不润，形体瘦弱，头晕目眩，舌淡苔薄，脉细弱。

证候分析：素体虚弱或久病失血，以致冲任血虚，胞失血养，不能摄精，故不能成孕；营血不足，血海空虚，则经行后期，量少色淡；血虚不能上荣于面以濡养头目，故见面色萎黄，头昏目眩；全身失于营养则形体瘦弱，皮肤不润；舌脉亦为血虚之象。

治法：养血滋肾调经。

方药：加味四物汤（《济阴纲目》）。

当归，川芎，白芍，生地黄，阿胶，白术，茯苓，橘红，甘草，续断，香附。

方中四物加阿胶养血调经，白术、茯苓、甘草、橘红健脾生血，续断补肾，香附调气。若气血两虚时加党参、山药，益气健脾，以助化源；血虚未复，进而导致营阴不足，当合两地汤（《傅青主女科》），药如玄参、麦冬、阿胶、地骨皮、龟甲、枸杞子滋阴养血，固摄阴精，自能摄精成孕。

（二）西医治疗

1. 雌激素疗法

雌激素疗法用以缓解因雌激素减少而引起的血管舒缩不稳定症状，预防性器官萎缩、骨质疏松及心血管疾病；并可通过对 FSH、LH 的负反馈抑制，消除高 FSH 水平对残留卵泡的消耗作用，有助于受孕。

（1）雌、孕激素序贯法：适用于年轻女性。无生育要求的，可予以炔雌醇 0.025～0.05mg/d，于出血第 5 日开始服用，连服 21 日，后 10 日加用黄体酮 20mg/d。有生育要求的，可予以炔雌醇 0.05mg/d，连用 21 日，后 10 日加用黄体酮，至少连用 3 个周期，监测血 FSH 水平，下降到 10U/L 可停药，停药后监测排卵，指导受孕。

（2）妊马雌酮：适用于无月经要求的患者，可控制更年期症状，预防骨质疏松、心血管疾病等，予倍美力 0.375mg～0.625mg/d，连服 21 日，后 10 日加用黄体酮 20mg/d。

2. 病因治疗

对自身免疫性疾病患者采用糖皮质激素抑制免疫的短期疗法，有恢复排卵及妊娠的报道，但疗效不肯定，不宜长期服用。

3. 体外受精 - 胚胎移植（IVF-ET）

寻找适合的卵子供者，患者进行激素替代治疗，促使内膜同步发育，用 IVF-ET 技术使患者妊娠、生育。

第四节　未破裂卵泡黄素化综合征

一、概述

未破裂卵泡黄素化综合征（LUFS）是指卵泡成熟但不破裂，卵细胞未排出而原位黄素化，形成黄体并分泌孕激素，体效应器官发生一系列类似排卵周期的改变。临床以月经周期正常，有类似排卵表现但持续不孕为主要特征。为无排卵性月经的一种特殊类型，也是引起不孕的重要原因之一。

LUFS 的发病原因尚不明了，多数认为与中枢调节紊乱、局部障碍及精神、心理等因素有关。其发病率各家报道不一，多数认为自然月经周期 5% ～ 10%，药物促排卵周期为 30% ～ 40%。根据超声动态监测，可分为小卵泡型、卵泡滞留型及持续增大型三种类型。

中医尚无相应病名，多归属为“不孕症”范畴。

二、沿革

未破裂卵泡黄素化综合征是 1975 年 Jewelewicz 首先提出有卵泡不破裂而黄体化的情况，并命名为 LUFS。1978 年 Marik 等用腹腔镜直接观察卵巢表面，发现有些早期黄体确无排卵裂孔而进一步证实。因患者临床表现隐匿、月经周期正常，故易被忽视而误诊为原因不明的不孕症，而其发病原因复杂，腹腔镜等观察方式有创伤性不易被接受，临床相关报道及研究少，尚缺乏统一诊断标准，给诊治带来相应困难，故被列为妇科生殖内分泌临床研究的难题。

三、病因病理

（一）中医病因病机

中医学认为本综合征的发生与肾、肝、血气机冲任失调密切相关。肾藏精，主生殖发育，肝藏血，主疏泄调节，为“女子先天”，任通冲盛，男女两“精”适时相搏，则胎气乃成。若肝肾疏泄闭藏有度，血海蓄溢正常，开合有节，冲任调和则月经、妊娠正常；若肾气（精）亏虚，肝失疏泄，血瘀气滞，冲任胞脉失和，则即使经水按期而至，亦不能摄精成孕。

（二）西医病因病理

LUFS 发生机制不明，目前较多的设想是中枢内分泌紊乱；局部障碍；高泌乳素血症；酶或激酶不足或缺陷导致卵泡液凝集；其他如药物因素及心因性因素等。

1. 中枢内分泌紊乱

排卵是一个复杂的由多种激素协同作用完成的过程，中枢内分泌紊乱时可直接影响卵泡的生长发育及排卵的发生，有研究表明，排卵过程由 LH/FSH 的峰状分泌所激发，主要由 LH 所激发。当各种原因所致中枢内分泌紊乱，LH 峰状分泌水平不够，LH 的分泌量达不到阈值时，无法激发导致卵泡壁被消化和破裂的生物化学和组织学变化，但却可导致减数分裂的再启动和卵泡细胞黄素化、分泌孕酮而出现卵泡未排出而孕酮升高的伪排卵现象。

但也有研究报道，LUFS 与 LH 水平无关。也有报道称 LUFS 时 LH 的作用是 LH 受体量下降所致。

2. 局部障碍

子宫内膜异位症、盆腔炎等可造成盆腔粘连，而导致卵泡不破裂无排卵，但内源性 LH 可促使卵泡细胞黄素化。有研究表明，卵巢手术后发生 LUFS 主要与卵巢表面稀疏的摸样粘连有关。此外，卵巢炎甚至亚临床的卵巢炎也是造成卵巢表皮增厚而导致 LUFS 发生的局部因素。

3. 酶或激酶不足或缺陷或前列腺素缺乏

酶的产生也是 LH 与 FSH 作用的结果，LH 不足影响环腺苷酸（cAMP）增加，从而使卵巢内纤维蛋白和纤溶酶原激活剂活性低下，可使排卵前卵泡细胞上的纤溶酶原活性降低，影响纤维蛋白的溶解和滤泡壁的自身作用。蛋白溶解酶也对卵泡破裂起作用，当这些酶缺乏即抑制卵泡排卵。

4. 高催乳素血症

PRL 影响促性腺激素释放激素（GnRH）的释放，使血 LH 下降。PRL 可改变 E2 对 LH 的正反馈调节作用。此外，PRL 还可抑制卵巢分泌 E2、P，并降低卵巢对 GnRH 的反应，使排卵不能发生。

高过自然周期，表明在促排卵过程中卵泡的发育和成熟程度与自然周期不完全相同。如氯米芬（CC）可使本综合征明显增加，据认为是 CC 等药物可导致卵巢基质及卵泡黄体化所致。

5. 药物等外部因素作用

在药物促排卵或超促排卵周期中，该综合征的发生率明显。

6. 精神心理因素

亦有人认为与精神心理因素有关，长期不孕妇女处于紧张和不断的应激状态中，造成血中催乳素水平反复出现小峰值而影响排卵。

四、诊断

（一）诊断要点

1. 临床表现

（1）不孕为常见的临床症状，且常误认为是原因不明的不孕症。

（2）可合并有盆腔子宫内膜异位症或慢性盆腔炎粘连的表现。

（3）月经周期和月经量常无异常。

（4）偶有黄体期稍短或孕酮水平较低等表现，但无特异性。

（5）临床一般常用的监测排卵方法，如基础体温（BBT）、子宫颈黏液（CMS）、孕酮测定、子宫内膜活检等均提示为排卵性月经。

2. 特殊检查

（1）超声连续监测：于围排卵期（月经周期第 8 ～ 9 日起），每日用阴道 B 超连续观察，了解卵泡发育动态情况，若有优势卵泡形成，达成熟卵泡标准（卵泡最大直径≥ 18mm，清晰透亮，边界清楚等），而无排卵表现，即卵泡持续不消失或无明显缩小（卵泡滞留型）或持续增大（30 ～ 45mm，卵泡持续长大型），子宫直肠陷凹无游离液出现，即可考虑为未破裂卵泡黄素化（LUF）周期。在超声监测周期中，应由专人、专机检查，以统一标准，避免将排卵后的囊性黄体误认为 LUFS。

（2）腹腔镜检查：对疑有未破裂卵泡黄素化时，行腹腔镜检查可进一步确诊。一般认为在排卵后 1. 5 日内排卵征依然存在，此后会逐渐封闭，于 4 ～ 5 日完全上皮化，排卵孔封闭。故于黄体早期（月经周期第 20 日前，BBT 上升 2 ～ 4 日）用腹腔镜直接观察卵巢表面，见有黄体但无排卵孔裂。

（3）后穹隆穿刺液甾体激素测定：成熟卵泡中含有大量雌、孕激素，卵泡破裂时释放入盆腔，使腹腔液中雌、孕激素浓度明显高于血液中浓度，通常孕激素可高达3倍以上。因此，于黄体早期行后穹隆穿刺，抽取腹腔液，测定其雌、孕激素浓度，与血中浓度比较，可推断卵泡曾否破裂。

（4）内分泌检查：血LH峰值测定较正常低下或过早出现。

（二）诊断标准

连续超声检查，卵泡增大至直径24mm，已达成熟标准，72h内仍不缩小，或继续增大，而BBT出现高温相，子宫颈黏液显示黄体期改变，血清孕酮水平＞3ng/mL，可诊断为LUFS。若卵泡未达成熟标准，而出现孕激素作用改变，可诊断为多发性未成熟卵泡黄素化（MILF）。较之前述成熟型LUFS，此则为早熟型LUFS。也可用腹腔镜检查结合其他临床特征做出诊断，但因为腹腔镜操作较复杂，且有创伤性，故临床一般较少采用。

五、治疗

（一）中医辨证论治

肾虚血瘀型。

主要证候：婚久不孕，腰膝酸软，经行腹痛或色暗有块，月经周期尚正常，基础体温双相爬坡，高温相波动幅度大或温差＜0.3℃，排卵前血LH低于正常值，超声检查月经中期卵泡未破裂，微循环检查表现轻至中度障碍，脉细沉或带涩，舌黯红，或有瘀点。

治法：补肾活血，调冲助孕。

方药：益肾活血排卵汤（程泾临床经验方）。

熟地黄、当归、赤芍、白芍、菟丝子、枸杞子、制香附、丹参、淫羊藿、肉苁蓉、女贞子、鹿角片、泽兰、红花、续断、茺蔚子。

方中熟地黄、当归、赤芍、白芍、丹参养血活血，续断、菟丝子、淫羊藿、肉苁蓉、鹿角霜、茺蔚子温肾助阳，枸杞子、女贞子滋养肝肾，制香附理气活血，泽兰、红花活血调经。

（二）中医外治

神灯：于月经干净后或月经第11日起，隔日或每日照射1次，每次15～20分钟，至排卵后。

（三）中成药治疗

1. 定坤丸

补气养血，益肾解郁，调经助孕。适用于气虚血亏、肝郁肾虚夹瘀引起的月经失调、崩漏、痛经及不孕等。1丸/次，2次/日。

2. 女宝

大补元气，壮阳益精，养血调经，并理气行滞，活血消症。适用于肾阳不振，冲任不足兼气滞血瘀引起的月经不调、痛经、带下或婚久不孕者。4粒/次，3次/日。

3. 定坤丹

补肾活血。适用于肾阳虚血瘀所致的不孕症。1/2～1丸/次，2次/日。

（四）针灸治疗

取穴：关元、肾俞、三阴交、肝俞、太冲、内关。

操作：关元、肾俞、三阴交用补法，余穴用泻法。

功效：益肾疏肝，活血调冲。

（五）饮食治疗

1. 牛肾膏

补肾扶阳，适用于肾阳虚型。牛肾（去筋）1 个，阳起石（布包）120g，粳米 60g。阳起石加水 1000mL，先煮 30 分钟，煎汤代水，加牛肾及粳米，入葱少许煮成粥，空腹食之，每日 1 次。

2. 桃仁墨鱼

活血化瘀，适用于血瘀型。桃仁 6g，墨鱼肉 15g，葱、姜、盐适量。墨鱼肉洗净，与桃仁同入锅内，加水炖熟即可，食墨鱼饮汤，每日 1 次。

（六）西医治疗

1. 促排卵治疗

（1）HCG：正确恰当地应用 HCG 是能否成功治疗 LUFS 的关键，当卵泡发育成熟直径达 24mm，子宫内膜出现三线反应，厚度达 0. 8cm，子宫颈评分在 8 分以上，尿 LH 峰尚未出现，BBT 下降或有下降趋势时，肌内注射 hCG10000 ～ 15000U，以提高排卵前 LH 峰值。过早肌内注射会出现 LH 峰提前出现而抑制排卵，肌内注射过晚也会造成人为“双低峰”而不能达到促排卵目的。

（2）HMG–HCG 周期疗法：其机制是完全代替垂体促性腺功能。于月经周期（或药物撤退性出血）第 5 日起，每日给予 HMG 75U，至卵泡直径达 24mm 时，给予 hCG 10000 ～ 15000U。

（3）溴隐亭：从小剂量开始，每日 1. 25mg，晚餐中服，若无不良反应，可逐渐加量至 5. 0 ～ 7. 5mg/d，分 2 ～ 3 次服用。PRL 降至正常后，予促排卵治疗，发现妊娠停药。

2. 手术治疗

卵泡穿刺术：对难治性 LUF 可于给予肌内注射 hCG 36 ～ 48 小时左右，行阴道超声下卵泡刺破“人工排卵”，然后行子宫腔内人工授精（IUI）。

第五节　功能失调性子宫出血

一、概述

功能失调性子宫出血（DUB）简称功血，是指由于调节生殖的神经内分泌机制失常引起的异常子宫出血，而全身及内外生殖器官无器质性病变存在。在一个正常的月经周期中，卵巢受下丘脑及垂体分泌的激素的作用，而呈现出卵泡发育期、排卵期及黄体期的变换，子宫内膜亦呈现出增生期、分泌期及月经期的变化。功血的发生是体内和外界许多因素，如过度紧张、恐惧、忧伤、环境和气候骤变及全身性疾病、营养不良、贫血及代谢紊乱等影响下丘脑 – 垂体 – 卵巢轴的功能所致。临床可分为无排卵性功血和有排卵型功血两类。其中，无排卵型功血约占 80%。

中医早有类似本病的记载，如宋代《圣济总录•妇人血气门》云：“经水无定”，《景岳全书•妇人规》中有记“崩漏不止，经乱之甚者也”。本病可归属于中医崩漏、月经先后无定期、经间期出血等范畴。

二、病因病理

（一）中医病因病机

1. 肾虚

先天不足，肾气稚弱，或房劳多产或邻近绝经，肾气渐衰，以致肾气虚，封藏失司，不能约制经血。

2. 脾虚

脾胃素虚，中气不足，或忧思过度，饮食劳倦，以致脾气受损，脾虚气陷，统摄无权，冲任失固。

3. 实热

素体阳盛或过食辛辣，热扰冲任，追血妄行；或肝郁血热，木火妄动，下扰血海，迫血下行；或外感邪热，火热趁势破血妄行。

4. 瘀阻冲任，血不归经

感受寒邪，寒凝经脉或气滞血瘀，或经产之后，瘀血留滞，冲任瘀阻，新血不得归经。

（二）西医病因病理

1. 无排卵型功血

主要发生在青春期和更年期妇女。

（1）下丘脑－垂体－卵巢轴功能失调：青春期功血，促性腺激素分泌 FSH 比 LH 高，FSH 和 LH 虽呈脉冲分泌，但卵巢分泌足量 E2 时，由于下丘脑－垂体系统对卵巢分泌的 E2 正反馈的缺乏，月经周期无 LH 峰形成，导致无排卵，而 E2 对中枢的负反馈正常；围绝经期无排卵型功血，主要是卵巢功能减退，在促性腺激素正常分泌时，剩余卵泡对垂体促性腺激素的反应下降，雌激素水平锐减，导致促性腺激素水平升高而卵泡仍不能规律的成熟而排卵。

（2）卵巢和子宫内膜无周期性变化：在 FSH、LH 作用下，卵泡虽生长，但持续处于卵泡期，无排卵。卵巢中有不同生长期的卵泡，无黄体，在卵泡分泌的 E2 作用下，子宫内膜呈周期性变化。随雌激素水平的波动而变化，可表现为增生不足，增生期改变。反复无排卵周期可发生子宫内膜增殖症。子宫内膜增殖症是由于大量的雌激素刺激所致，临床表现为不规则的多量的异常子宫出血，患者可在长时间闭经后出现持续出血，临床可疑为流产，也可表现为周期缩短，经期延长。

（3）子宫内膜止血机制异常：体内雌激素水平随卵泡的发育与闭锁而波动。在雌激素作用下，子宫内膜增生，卵泡生长受 FSH 为主的调节，FSH 波动，卵泡产生的雌激素也相应波动。当雌激素降到一定水平，不足以支持子宫内膜增生时，则子宫内膜脱离出血，为雌激素撤退性出血。在持续雌激素作用下，子宫内膜组织中腺体、间质和血管增生不同步，缺乏支架，组织变脆；增生的同时，高尔基－溶酶体复合物含大量水解酶，因缺乏孕激素，且雌激素波动，溶酶体不稳定，易释放出水解酶，致子宫内膜出血。

（4）前列腺素变化：子宫内膜中的前列腺素与子宫内膜中的血管舒缩有关，分泌期内膜中 PGF2α 比 PGE2 多，无排卵功血时，PGE2 比 PGF2α 多，PPGE2 的舒血管作用超过 PGF2α 的缩血管作用，失去月经期的生理止血作用，而致出血量增加。

2. 有排卵型功血

子宫内膜的维持与雌激素的波动间存在半量关系，若排卵期雌激素的下降速度过快，则可引起子宫内膜脱落出血，即为排卵期出血。

三、诊断

排除全身性因素、内外生殖器的器质性因素、流产及激素使用不当所致的出血。

（一）病史

应注意患者的年龄、月经史、婚产史及避孕措施，有无肝病、血液病、高血压及代谢性疾病等，了解有无精神紧张、情绪打击等，了解发病经过，目前情况及治疗经过等。

（二）症状

本病的临床症状主要是月经周期和量的异常。其特点是月经周期紊乱，经期长短不一，经量时多时少，甚至大量出血。出血时多无腹痛或其他不适。出血时间长或量多者，可伴有贫血，而见头晕、眼花、心悸、乏力等。

（三）全身检查

应注意患者的精神、营养、发育情况，第二性征、乳房发育及毛发分布，有无溢乳等。

（四）盆腔检查

排除生殖器官器质性病变或妊娠出血。本病妇科检查多正常，部分患者可有乳房及外生殖器发育欠佳，或外阴及肛门多毛，甚至呈男性分布。

（五）辅助检查

1. 基础体温测定

单相型基础体温为无排卵型功血；双相型为排卵型功血，且出血多发生在高低体温交替时。

2. 诊断性刮宫

主要在于了解子宫内膜病变及卵巢有无排卵，对出血量较多者可起止血作用。刮宫时间可选在月经来潮前 1 ～ 2 日或来潮 6 小时内，对长期子宫出血者也可随时进行。刮宫时应遍及整个宫腔，特别注意子宫角。刮出物送检病理。无排卵型功血病理结果为子宫内膜呈增殖期改变或子宫内膜增生过长（单纯型增生过长、囊腺型增生过长、腺瘤型增生过长及不典型增生过长）。

3. 子宫颈黏液检查

在子宫出血时，甚至出血期，子宫颈黏液出现羊齿状结晶时提示有雌激素作用，而无排卵功能。

4. 阴道脱落细胞涂片检查

阴道脱落细胞涂片可表现为中、高度雌激素影响。

5. 激素水平测定

确定有无排卵，可测定血清孕酮；若睾酮升高，或 LH/FSH ＞ 2，可考虑多囊卵巢综合征。

6. 超声检查

超声检查有助于了解子宫、卵巢的器质性病变及卵泡发育、排卵情况，利于鉴别诊断。

四、鉴别诊断

1. 全身性疾病

如血液病、肝病、甲状腺功能亢进症或甲状腺功能减退症等。

2. 异常妊娠或妊娠并发症

如流产、异位妊娠、滋养叶细胞疾病、产后子宫复旧不全、胎盘残留等。

3. 生殖道感染

如急性或慢性子宫内膜炎、子宫肌炎等。

4. 生殖道肿瘤

如子宫内膜癌、子宫肌瘤、卵巢肿瘤等。

五、治疗

（一）中医辨证论治

1. 出血期的辨证治疗

（1）阴虚血热。

主要证候：经血非时而下，或经来先期，量多势急，或量少淋漓，血色鲜红而稠，两颧潮红，五心烦热，或小便量少，或大便干结。舌红，苔薄黄，脉细数。

治法：滋阴清热，止血调经。

方药：保阴煎（《景岳全书》）合二至丸（《医方集解》）加益母草、阿胶。

生地黄、熟地黄、白芍、山药、续断、黄芩、黄柏、女贞子、旱莲草、沙参、麦冬、五味子、甘草。

方中生地黄、黄芩、黄柏清热凉血；熟地养血滋阴；白芍养血敛阴；山药补脾肾；续断益肾止血；女贞子、墨旱莲滋补肝肾；沙参、麦冬清热养阴；五味子收敛止血；甘草调和诸药。

（2）气阴两虚。

主要证候：经血非时而下，或经来先期，先量多势急，后淋漓日久，色红或淡，质稠或清，或神疲乏力，倦怠嗜睡，或失眠多梦，或潮热汗多，或小便黄少，或大便干结，舌红或淡，苔薄黄或苔薄白，脉细数无力。

治法：益气养阴，清热止血。

方药：保阴煎（《景岳全书》）合生脉饮（《医学启源》）加黄芪。

黄芪、太子参、黄芩、黄柏、生地黄、熟地黄、山药、续断、白芍、麦冬、五味子、甘草。

方中生地黄、黄芩、黄柏清热凉血；熟地黄养血滋阴；白芍养血敛阴；山药补脾肾；续断益肾止血；女贞子、墨旱莲滋补肝肾；太子参、麦冬、五味子益气生津敛阴；甘草调和诸药。

（3）肝肾阴虚。

主要证候：经血非时而下，或经来先期，或经期延长，经血鲜红，质稍稠，出血淋漓不尽或量多，头晕耳鸣，咽干颧红，心烦潮热，腰膝酸软，舌红，苔少，脉细数。

治法：滋肝补肾，止血调经。

方药：左归丸（《左归丸》）去牛膝加二至丸（《医方集解》）。

熟地黄、山药、枸杞子、山萸肉、菟丝子、鹿角胶、女贞子、墨旱莲。

方中熟地黄滋肾益精；山茱萸养肝滋肾；山药补脾益阴，菟丝子、枸杞子补肾益精；鹿角胶补阳；女贞子、墨旱莲滋养肝肾。

（4）肾阳虚。

主要证候：经血非时而下，或月经先期，出血量多或淋漓不尽，色淡质稀，畏寒肢冷，小腹寒，腰腿酸软，小便清长，夜尿频多，舌质淡，舌体胖有齿痕，脉沉细。

治法：温肾固冲，止血调经。

方药：右归丸（《景岳全书》）去肉桂、当归，加黄芪、覆盆子、赤石脂。

制附子、熟地黄、山药、山茱萸、枸杞子、菟丝子、鹿角胶、龟角胶。

方中制附子、鹿角胶培补肾中元阳；熟地黄、山茱萸、枸杞子、山药滋阴益肾、养肝补脾；菟丝子、杜仲补肝肾。

（5）气虚。

主要证候：经血非时而下，或经来先期，出血量多，色淡，质清，神疲肢倦，面色晄白，或面浮肢肿，手足不温，或小腹空坠，纳少便溏，舌淡，脉细弱。

治法：补气摄血，养血调经。

方药：固本止崩汤（《傅青主女科》）去当归，加升麻、山药、乌贼骨、补骨脂。

人参、黄芪、白术、熟地黄、升麻、山药、乌贼骨。

方中人参、黄芪补气健脾；白术健脾益气；熟地黄、山药滋补肝肾；升麻升提下陷之气；乌贼骨收敛固涩。

（6）阳盛血热。

主要证候：经血非时而下，后经来先期，量多如注，或淋漓日久不净，色深红质稠，口渴烦热，或有发热，大便黄或大便干结，舌红，苔黄或黄腻，脉洪数。

治法：清热凉血，止血调经。

方药：清热固经汤（《简明中医妇科学》）加沙参。

黄芩、焦栀子、生地黄、地骨皮、地榆、阿胶（烊化）、生藕节、陈棕炭、炙龟甲、牡蛎粉、甘草。

方中黄芩、炒栀、生地、地骨皮、地榆清热凉血；龟板、牡蛎育阴；阿胶养血止血；藕节、棕榈炭凉血止血，甘草调和诸药。

（7）肝郁血热。

主要证候：经血非时而下，或经来先期，量或多或少，色暗红有块，或少腹胀痛，或胸闷胁胀，乳房胀痛，或心烦易怒，或口苦咽干，舌红，苔薄黄，脉弦数。

治法：清肝解郁，止血调经。

方药：丹栀逍遥散（《女科撮要》）加夏枯草、郁金。

丹皮、当归、白芍、柴胡、白术、茯苓、炙甘草、黑山栀。

方中柴胡疏肝解郁，使肝气得以条达为君；白芍养血敛阴，柔肝缓急，当归养血和血，且可理气，甘草健脾益气，芍与柴胡同用，补肝体而助肝用，使血和则肝和，血充则肝柔，共为臣药；白术、茯苓、甘草健脾益气，实土以抑木，且使营血生化有源，丹皮、黑山栀清热凉血共为佐药；诸药合用，使肝郁得疏，血虚得养，脾弱得复。

（8）湿热。

主要证候：经血非时而下，或经来先期，量多或淋漓日久，血色紫黯秽臭，或有块或夹黏液，少腹胀痛，甚则拒按，或有发热，或困倦肢重，或口渴不欲饮，舌红，苔黄腻，脉濡数。

治法：清热除湿，止血调经。

方药：五味消毒饮（《医宗金鉴》）。

金银花、野菊花、蒲公英、紫花地丁、紫背天葵、仙鹤草、茵陈蒿、夏枯草、枳壳、制香附、益母草。

方中金银花清热解毒、消散痈肿；紫花地丁、紫背天葵、蒲公英、野菊花清热解毒、消散痈肿，均为辅佐药。

（9）脾虚证。

主要证候：出血量多或淋漓不尽，血色淡薄，面色无华，气短懒言，食欲下降，便溏，舌淡，苔薄白润，脉细弱。

治法：补脾摄血，引血归经。

方药：归脾汤（《济生方》）去当归、茯苓、远志，加茜草、乌贼骨、仙鹤草。

黄芪、党参、酸枣仁、木香、白术、龙眼肉、甘草。

方中黄芪补脾益气；龙眼肉补脾养心；党参、白术补脾益气；当归滋养营血；酸枣仁宁心安神；木香理气。

（10）脾肾阳虚。

主要证候：经血非时而下，或月经先期，或经期延长，量多色淡，神疲乏力，腰膝酸软，畏寒肢冷，纳呆便溏，舌淡胖，或有齿痕，脉沉迟。

治法：温补脾肾，止血固冲。

方药：右归饮（《景岳全书》）合举元煎（《景岳全书》）加仙鹤草。

黄芪、党参、白术、熟地黄、山茱萸、山药、杜仲、枸杞子、煅牡蛎、升麻、鹿角胶（烊化）。

方中鹿角霜培补肾中之元阳，温里祛寒，为君药；熟地黄、山萸肉、枸杞子、山药滋阴养肾，养肝补脾，添精补髓，取“阴中求阳”之义；杜仲补肝肾，健腰膝，党参、白术、黄芪、甘草补气健脾摄血，升麻升阳举陷。

2. 非出血期的辨证治疗

（1）肾虚。

主要证候：青春期肾气未充，或围绝经期肾气衰少，出血量多，头晕耳鸣，腰膝酸软。舌淡或红，苔白或少，脉沉细或细数。

治法：补肾固冲，调经。

方药：杞菊地黄汤（《医极》）加紫河车。

枸杞子、熟地黄、生地黄、茯苓、山茱萸、丹皮、泽泻、山药、菊花。

方中生地黄、熟地黄滋阴补肾；山萸肉、山药补养肝肾；泽泻利湿泄浊；丹皮清泄相火，茯苓淡渗脾湿；枸杞子滋阴补肾，菊花清肝明目。

（2）脾虚。

主要证候：出血量多，日久而止，神疲肢倦，面色皖白，或面浮肢肿，手足不温，或饮食不佳，大便溏，舌淡，苔薄白，脉沉细。

治法：健脾补气，养血调经。

方药：固本止崩汤（《傅青主女科》）加升麻、山药、大枣、乌贼骨。

人参、黄芪、白术、熟地黄、当归、黑姜。

方中人参、黄芪补气健脾，白术健脾益气，当归养血，熟地滋补肝肾。

（3）肝郁。

主要证候：素性抑郁，或性急易怒，经血非时而下，出血量多或少，出血之后伴有少腹胀痛，或胁胀或乳胀，舌淡红，苔薄白或黄，脉弦数。

治法：疏肝解郁，调冲。

方药：滋水清肝饮（《医宗己任编》）。

柴胡、当归、白芍、栀子、生地黄、丹皮、山茱萸、茯苓、泽泻、山药、大枣。

方中柴胡疏肝解郁；当归、白芍养血调经；栀子、生地黄、丹皮养阴清热凉血；山茱萸、山药补益肝肾；茯苓、大枣健脾益气；泽泻淡渗利湿。

（二）中成药治疗

1. 出血期用药

（1）生三七胶囊：化瘀止血，适用于血瘀证。3 粒 / 次，2 次 / 日。

（2）宫血宁：兴奋子宫，止血，抗炎，适用于崩中漏下，月经过多，淋漓不止，或产后下血不绝。1 ～ 2 包 / 次，3 次 / 日。

（3）十灰散：适用于血热型功血。9g/ 次，2 次 / 日。

（4）宫泰冲剂：适用于气虚血瘀型、阴虚血瘀型功血。1 ～ 2 包 / 次，2 次 / 日。

（5）云南白药：止血，抗炎，兴奋子宫。适用于血热实证或气滞血瘀证。

2. 非出血期用药

（1）复方阿胶浆：适用于气血两虚者。20mL/ 次，3 次 / 日。

（2）归脾丸：适用于心脾两虚者。

（3）杞菊地黄丸：适用于肝肾阴虚者。9g/ 次，2 ～ 3 次 / 日。

（4）当归芍药散：适用于肝郁血瘀，脾虚湿滞型。3g/ 次，2 ～ 3 次 / 日。

（5）定坤丹：适用于肾阳虚者。1/2 ～ 1 丸 / 次，2 次 / 日。

（三）针灸治疗

（1）取穴：断红穴（位于二、三掌骨之间，指端下一寸）、大敦、隐白。

（2）针法：断红穴，先针后灸，留针 20 分钟。悬灸大敦、隐白，20 分钟。

（四）西医治疗

应根据功血类型，体内激素水平，去除病因，迅速止血，调整周期，恢复功能，避免复发。

1. 青春期、育龄期无排卵型功血

原则：止血、促排卵、建立规律月经。

（1）止血。

1）雌激素：使用大量雌激素使创面修复。

①出血量多者，用苯甲雌二醇 2mg，肌内注射，6 ～ 8 小时一次，3 天内止血后，按 3 日减 1/3 量逐渐递减，减到 2mg/d 即可改为口服乙烯雌酚 1mg/d。若出血无明显减少，可改为肌内注射 2mg, 3 小时 / 次，2 ～ 3 次后改为 2mg, 8 小时 / 次。减量同前。用药两周后应加用孕激素，醋酸甲羟孕酮 10mg，口服，或黄体酮 10 ～ 20mg，肌内注射，1 次 /d，停药后发生撤退性出血。

②出血量不多者，可直接口服乙烯雌酚，服用 20 日，停药前 5 日，加用孕激素，方法同前。

2）孕激素：适用于有一定雌激素水平者，使增生的子宫内膜发生分泌期改变而完全脱落，称为药物性刮宫。

①出血量多者，口服炔诺酮，5 ～ 10mg，或安宫黄体酮 6 ～ 10mg, 4 ～ 6 小时一次。3 ～ 4 次后血止，改为 8 小时一次，后每 3 日减量一次，递减幅度不大于 1/3，炔诺酮减至 2. 5 ～ 5. 0mg/d，安宫黄体酮减至 4 ～ 6mg/d，服用至止血后 20 日，再撤退性出血，为防突破性出血，可加用小量雌激素。

②血量小者，用黄体酮肌内注射，20mg/d，3 ～ 5 日，停药后 3 ～ 5 日发生撤退性出血。

3）止血剂。

①抗前列腺药物：使子宫内膜剥落时出血减少，出血期间服用前列腺素合成酶抑制剂，如氟灭酸 200mg, 3 次 / 日；止血环酸 250 ～ 500mg，静脉滴注或口服，2 ～ 4 次 / 日。

②抗纤溶制剂：常用的有氨甲环酸、羧基苄胺等。

（2）调整周期。

人工周期：经期第 5 日，口服乙烯雌酚 0. 5 ～ 1mg/d，连服 20 ～ 22 日，服药第 11 ～ 13 日，每日加用安宫黄体酮 6 ～ 10mg，二药同服 20 日停药，停药 3 ～ 7 日出血。出血第 5 日重复用药，连用 3 个周期。一般用药 2 ～ 3 个周期，即可恢复周期排卵。

（3）促排卵。

1）首选枸橼酸氯米芬诱导排卵，从周期第 5 日开始，口服枸橼酸氯米芬 50mg/d，连服 5 日，同时监测基础体温或用超声监测卵泡发育，如无效可在下个周期加量至 100 ～ 150mg/d。

2）绒毛膜促性腺激素，有类似 LH 作用可诱导排卵，超声监测卵泡发育到一定大小，加用 HCG 5000 ～ 10000U 肌内注射，多于用药后 32 小时发生排卵。

3）三苯氧胺，非类固醇抗激素药物，与枸橼酸氯米芬交替使用，促排卵效果较好，月经第 5 日起，每次 10 ～ 30mg 口服，2 次 / 日，连续 5 日。

4）其他内分泌治疗：可分别补充甲状腺激素或肾上腺激素。

2. 围绝经期无排卵功血治疗

原则：止血、调整周期、减少经量。

（1）止血。

1）手术止血。

①诊断性刮宫：既能诊断又可治疗，能够快速止血，并提供子宫内膜组织学检查材料，

为首选方法。

②宫腔镜：可在指示下检查和选择性活检。诊断准确，同时亦可起到治疗作用。

③子宫内膜破坏性手术：适用于药物治疗无效，无生育要求或年龄大不能耐受子宫全切或施行子宫全切术有禁忌症者，选用微波、冷冻、电凝、激光，也可选用连续贯流式前列腺切割镜切除子宫内膜。

④子宫切除术：适用于年龄超过 40 岁，疑有器质性合并症时，或病理诊断为子宫内膜腺囊性增生过长，不典型增生者。

2）孕激素：短期使用造成药物性刮宫，周期性使用可调整周期，减少经量。

（2）调整周期：雌孕激素联合使用。

（3）减少经量。

1）雄激素：对抗雌激素作用，减少盆腔脏器充血，减少出血量，丙酸睾酮 50mg/d，肌内注射 3 ～ 5 日。

2）GnRHo ：加快绝经的过程。

3. 排卵性月经失调的治疗

排卵性月经失调较无排卵型功血少见，常发生于育龄期妇女，分为排卵期出血、黄体功能不全、黄体萎缩不全、排卵性月经过多四类。

（1）排卵期出血：部分患者可自愈，治疗补充雌激素，乙烯雌酚 0. 25mg，每日 1 次，月经第 10 日开始服用，服用 3 周期，可促卵泡发育而达到治疗目的。

（2）黄体功能不足：小剂量乙烯雌酚周期治疗，月经前 8 ～ 12 日加用孕激素，黄体酮 20mg/d，肌内注射 5 日，或安宫黄体酮 2 ～ 4mg/d，口服 8 ～ 10 日，也可补充 HCG、CC，均可改善黄体功能。

（3）黄体萎缩不全：经前一周加用孕激素，黄体酮 20mg，肌内注射，每日 1 次，或安宫黄体酮 10 ～ 12mg/d，连用 5 日，用 3 个周期。

（4）排卵性月经过多：选用雄激素，于经前第 10 日服用，连用 10 日，也可用前列腺素合成酶抑制剂，止血药物于经前服用，可减少月经量。

第六节　席汉综合征

一、概述

席汉综合征，垂体前叶功能减退症，是由于垂体不同性质的病变，导致多种垂体前叶激素分泌不足，继发地引起甲状腺、肾上腺皮质及性腺等内分泌腺功能减退。产后垂体坏死引起者，称为席汉氏综合征，常见的是在产后大出血或产褥感染伴休克或昏厥，随之出现垂体功能减退等一系列症候群。国外有报道，该病是垂体疾病中最常见的病症，发病率约为 0. 9%，临床表现为体力衰竭、产后无乳、贫血、渐进出现性征退化、闭经、毛发及牙齿脱落，性欲减退、胃寒、皮肤干燥等，严重者有晕厥，甚至无明显诱因突然死亡。

中医无相应病名，根据临床表现，可归属于“产后虚劳”“闭经”“产后血晕”、劳瘠”等范畴。

二、病因病理

（一）中医病因病机

1. 脾肾阳虚，冲任不盛

肾藏精，精化血，为先天之本；脾统血，主运化，为后天之本。脾肾阳气互相资助，分娩大出血，脾虚血少，运化失权，化源不足，精亏血虚，冲任失养，而致虚劳、血枯经闭。

2. 气血虚弱，血海无余

产后失血伤津，损及脏腑，冲任不盛，血海空虚，发为虚劳、经闭。

3. 肝肾虚损，津亏血少

肝藏血，肾藏精，肝肾同源，为冲任之本。产后大出血，精亏血虚，损伤冲任，冲脉不盛，任脉不通，遂成虚劳、经闭。

4. 肾阳不足，命门火衰

分娩大出血，气随血脱，阳气衰微，命火不足，温煦无能，肾精亏耗，冲任失养，而发虚劳、血枯经闭。

总之，其病机主要为气血虚损，脾肾阳虚，肝肾亏损，尤以肾虚为发病关键。

（二）西医病因病理

1. 病因

可引起垂体前叶功能减退的原因有以下 6 方面。

（1）垂体前叶缺血性坏死多发生于产后大出血后，特别是有休克者，产褥感染伴昏厥，是仅次于产后大出血而致本病的另一个主要原因。糖尿病血管病变也可发生垂体缺血性坏死。

（2）垂体及下丘脑肿瘤。

（3）垂体浸润性疾病、白血病、结节病等。

（4）自身免疫性垂体炎。

（5）其他放射治疗及化学治疗；垂体切除；垂体的脓肿、结节、脑炎、颅底脑膜炎等感染性疾病；空蝶鞍综合征。

（6）特发性多为单一激素缺乏。

2. 病理

由于妊娠后垂体功能旺盛，血供丰富，其体积比妊娠前大 2 倍，需氧量增加，至分娩期约增加 3 倍，故垂体对缺氧很敏感。分娩后垂体迅速复旧，血流量减少，此时若发生休克，腺垂体血流量更少，更易发生缺血性坏死，若时间较长，则必然引起垂体功能低落，导致所分泌的各种促激素，如促性腺激素、促甲状腺激素、促肾上腺激素等亦因此而减少，并引起相应靶器官功能减退，受影响最深的是性腺，其次是甲状腺、肾上腺等。

三、诊断

1. 病史

有产后大出血、休克病史，当时补充血容量不足或较慢。

2. 症状及体征

临床表现依腺垂体组织坏死和功能损害的程度，而有轻重不等的症状和体征。

（1）腺垂体组织丧失＜ 50%，一般不出现明显的临床症状，腺垂体有较强的功能代偿能力；丧失＞ 50% 方出现临床症状。

（2）垂体组织丧失≥ 60%，表现为轻度临床症状。

（3）垂体组织丧失≥ 75%，可出现中等程度症状。

（4）垂体组织丧失≥ 90%，病情严重，属重度。

临床表现可以是单一的垂体激素功能缺陷，大多为促性腺激素（Gn）和催乳素（PRL），也可以是两种或多种垂体激素的功能缺陷。激素功能缺陷出现的先后顺序和频率依次为促性腺激素（Gn）和催乳素（PRL）、生长激素（GH）、促甲状腺素（TSH）、促肾上腺皮质激素（ACTH）。

主要症状有哺乳期乳汁减少或缺乳、渐致食欲下降、乏力、性欲减退，以及继发性闭经，面色白，畏寒、神情淡漠等，甚则出现无明显诱因的晕厥、休克。主要体征可见，副性征萎缩、乳房萎缩，阴毛、腋毛脱落，消瘦，皮肤干且粗糙，面色苍白，肢冷及心动过缓、血压低下、反应迟钝等。

3. 辅助检查

（1）性激素：血 FSH、LH 水平明显降低，E2 值极低，P 测不出或微量，性激素无周期变化，PRL 也降低。提示性腺功能减退。

（2）甲状腺功能减退是，TSH 值极低，T_3 及 T_4 值亦低。

（3）肾上腺皮质功能减退时，ACTH 值降低，尿 17- 羟类固醇排泄明显低于正常值。

四、治疗

（一）中医辨证论治

1. 脾肾阳虚

主要证候：面色㿠白，形寒肢冷，腰膝冷痛，便溏，小便不利，经闭，毛发脱落，性欲淡漠，舌淡嫩，脉微细而弱。

治法：温补脾肾，填精益血。

方药：右归饮（《景岳全书》）。

熟地黄、党参、当归、杜仲、首乌、巴戟肉、山萸肉、肉苁蓉、肉桂、鹿角霜、龟甲、紫河车。

方中肉桂、鹿角霜、肉苁蓉培补肾中之元阳，温里祛寒；熟地黄、山萸肉、首乌滋阴养肾，养肝补脾，添精补髓，取“阴中求阳”之义；杜仲补肝肾，健腰膝，当归养血和血。

2. 气血虚衰

主要证候：经闭，毛发脱落，性欲淡漠，面色㿠白或萎黄，头晕，少气懒言，神疲乏力，自汗心悸，手足发麻，舌淡，脉细弱。

治法：益气补血，生精充髓。

方药：十全大补汤（《太平惠民和剂局方》）加减。

熟地黄、当归、白术、茯苓、炙黄芪、枸杞子、远志、鹿角霜、紫河车、淫羊藿、甘草。

方中熟地黄、当归养血活血，白术、茯苓、炙黄芪益气健脾，枸杞子益阴，淫羊藿、鹿角霜壮阳，远志宁心安神，甘草调和诸药。

3. 肝肾阴亏

主要证候：头晕目眩，健忘失眠，耳鸣如蝉，腰膝酸软，咽干口燥，便干溲赤，皮肤干燥，经闭乏力，舌瘦，少苔，脉细数。

治法：大补肝肾，养血调冲。

方药：集灵膏（《张氏医通》）加减。

熟地黄、枸杞子、天冬、麦冬、党参、淫羊藿、菟丝子、覆盆子、五味子、鹿角霜。

方中熟地黄添精补髓；枸杞子、天冬、麦冬滋阴补肾；淫羊藿、菟丝子、覆盆子、五味子温肾益气；鹿角霜温肾壮阳；党参健脾益气。

4. 肾阳不足

主要证候：经闭，毛发脱落，性欲淡漠，伴有面色皖白，形寒肢冷，精神萎靡，小便清长，渴喜热饮，舌淡苔白，脉沉细无力。

治法：温补肾阳，调养冲任。

方药：金贵肾气丸（《金贵要略》）加淫羊藿、仙茅、黄芪。

附子、肉桂、熟地黄、山药、山茱萸、丹皮、茯苓、泽泻、淫羊藿、仙茅、黄芪。

方中熟地黄滋阴补肾；山茱萸、山药补肝脾；附子、肉桂温阳化气；泽泻淡渗利湿；丹皮清泄肝火；茯苓利水渗湿。

（二）中成药治疗

（1）五子衍宗丸：每次 6g，每日 3 次，适用于肾阳不足者。

（2）参茸卫生丸：每次 6g，每次 3 次，适用于肾虚精亏者。

（3）复方阿胶浆：每次 1 支，每日 2 ～ 3 次，适用于气血不足者。

（4）定坤丹：每次 1/2 ～ 1 丸，每日 2 次。适用于肾阳虚者。

（三）西医治疗

1. 激素替代治疗

积极通过代偿再生，恢复腺体的功能，减轻症状，维持累及靶腺的功能，预防危象。

（1）性腺功能不足应补充雌、孕激素或雄激素。常用乙烯雌酚 0.25 ～ 0.5mg/d，或用补佳乐 1mg/d，或倍美力 0.625mg ～ 1.25mg/d，连用 21 日，定期以黄体酮撤退。也可用小量雄激素，如丙酸睾酮 12.5 ～ 25mg/d，肌内注射，每周 1 ～ 2 次。

（2）甲状腺功能不足应补充甲状腺素，开始用量 15 ～ 30mg/d，以后数周内增加至 60 ～ 120mg/d。

（3）肾上腺功能不足应补充泼尼松龙，5 ～ 10mg/d，若有发热、感染、手术等应激情况应加量，病情恢复后，再逐渐恢复至原用量。

2. 对垂体性昏迷的抢救

（1）纠正低血糖：先予 50% 葡萄糖液 40 ～ 60mL 静脉注射，再以 10% 葡萄糖液静脉滴注。

（2）氢化可的松：第 1 日 100 ～ 300mg，以后逐渐减至维持量。

（3）补液：如有失水及低血容量者，应补充平衡盐，5% 葡萄糖氯化钠溶液，有利于纠正低渗状态及防止低血糖，较宜选用。用量视病情而定。

（4）抗感染与抗休克：感染史危象最常见诱因，故务必控制感染。应根据药物敏感试验合理选择抗生素，并且剂量及疗程要足够。

五、预防与调摄

应重视对本病的预防，及时发现可能引起出血的各种因素（如前置胎盘、胎盘早剥、妊娠合并血液病等），加以纠正；产时、产后严密观察出血情况，注意可能引起产后大出血的情况，准备好充足血源，如有大出血，立即抢救。

第七节　输卵管阻塞性不孕症

一、概述

输卵管炎（淋菌、结核菌、沙眼衣原体等）引起伞端闭锁或输卵管黏膜破坏时输卵管闭塞，导致不孕。另外先天性输卵管发育不全（输卵管内膜纤毛运动及管壁蠕动功能丧失等）、输卵管畸形、盆腔粘连也可导致不孕。输卵管疾病导致的不孕约占女性不孕的25%～40%。在盆腔生殖器官炎症中，输卵管炎最为多见。细菌由子宫内膜通过淋巴管和血管进入子宫旁结缔组织，导致输卵管周围炎和输卵管炎。可能起病即为慢性，也可能是由急性炎症未经治愈或治疗不彻底，或由于病菌毒性较低，机体抵抗力强，急性症状不明显，延误治疗而形成慢性输卵管炎。中医没有输卵管阻塞的类似记载，大致与痛经、带下、症瘕、不孕等有关。

二、病因病理

（一）中医病因病机

中医认为，输卵管炎的发生主要由于湿热、湿毒、寒湿之邪内侵所致。若不及时治疗或未彻底治愈，湿热留连，冲任损伤，与胞脉气血搏结成瘀。或病程迁延日久，正气受损，脏腑功能失调，主要为脾、肾二脏虚损。脾气不足，水湿不化，痰湿内生；肾阳虚损，冲任胞宫失于温煦，胞脉气血凝滞。瘀血、痰湿聚积日久，而生癥瘕。胞脉闭塞不能摄精着床，导致不孕。

（二）西医病因病理

输卵管疾病与阻塞按照部位分为两大类。①近端（间质部和峡部）输卵管病及阻塞：原因包括盆腔炎、输卵管内膜的碎片和黏液栓、先天性畸形、子宫内膜异位症、结节性输卵管峡部炎。②远端（壶腹部和伞部）输卵管疾病及阻塞：原因包括输卵管炎、输卵管结扎史、既往外科手术史、子宫内膜异位症。

三、诊断

1. 体格检查

妇科检查下腹部可有轻度压痛。双合诊：子宫后倾、活动性差，甚至完全固定，移动子宫颈或宫体时有疼痛，宫旁可扪到增粗的输卵管或输卵管与卵巢炎形成的包块，有压痛。如合并盆腔结缔组织炎，则子宫骶韧带及主韧带均有增厚感。如输卵管积水，可扪及壁薄的囊性肿物，可活动，无压痛。

2. 输卵管通畅试验常用的检查方法

输卵管通液术、子宫输卵管碘油造影、超声下子宫输卵管造影、腹腔镜下输卵管通液术。

输卵管通液术简便价廉，但准确性不高。腹腔镜下输卵管通液术是输卵管检查的金标准，同时可行粘连分离术、造口术等。子宫输卵管造影还可以明确输卵管阻塞的部位，子宫有无畸形、粘连、黏膜下肌瘤及子宫内膜息肉、输卵管结核等，是目前最常用的方法，与腹腔镜的符合率约 70%。

腹腔镜检查输卵管通畅试验提示输卵管病变或盆腔粘连，或上述各项检查正常而仍未妊娠者，可作腹腔镜检查进一步了解盆腔情况。可直接观察输卵管、卵巢有无病变或粘连；并可结合输卵管通液术，在液体内加以染料（如亚甲蓝），于直视下确定输卵管是否通畅；盆腔、输卵管周围粘连可行粘连分离术；输卵管伞部阻塞可行造口术或成形术；输卵管病变严重者可行输卵管切除术；此外，对卵巢子宫内膜异位囊肿行囊肿剔除术，卵巢表面、盆腔腹膜等处的子宫内膜异位结节可以作电凝，必要时在病变处取活体组织进行检查。

四、鉴别诊断

1. 急性阑尾炎

腹痛多从上腹部开始，或脐周痛，渐转移并局限于右下腹，伴恶心呕吐，发热，体检腹肌紧张，麦氏点有压痛及反跳痛，腰大肌试验及肠充气试验阳性。妇科检查多无异常。

2. 异位妊娠破裂

多有停经史。尿 hCG 阳性，不规则阴道流血，下腹一侧疼痛剧烈，双合诊可触及一侧附件区触痛及包块，后穹窿饱满触痛，穿刺可抽出暗红色不凝血。

3. 卵巢囊肿蒂扭转

发病突然，常与体位改变有关，下腹一侧绞痛，伴恶心、呕吐，无发热及阴道出血。妇检一侧附件区可触及囊性包块，表面光滑，触痛明显。

4. 子宫内膜异位症

子宫内膜异位症表现为继发性痛经，进行性加重，不孕，月经过多，性交痛，较难鉴别，常借助腹腔镜协助诊断。

五、治疗

（一）中医辨证论治

1. 热毒壅盛

主要证候：高热寒战，头痛身痛，下腹剧痛，坠胀，带下量多，色黄或夹血，质黏稠，有臭味，大便秘结或溏薄，小便黄赤，尿痛不畅，口干欲饮。舌红苔黄腻，脉滑数有力。

治法：清热解毒，化瘀止痛。

方药：红藤败酱汤（《经验方》）加减。

红藤、败酱草、紫花地丁、蒲公英、大黄、牡丹皮、金银花、连翘、黄芩、黄柏、赤芍、桃仁。

方中红藤、败酱草清热解毒，化瘀消痈；紫花地丁、蒲公英清热解毒；金银花、连翘、黄芩、黄柏清三焦之火，并燥湿解毒；大黄、牡丹皮、赤芍、桃仁清热泻火，活血化瘀。

诸药合用，共奏清热解毒，化瘀利湿之功。高热甚加人工牛黄、六神丸；热甚寒战加荆芥、防风、薄荷；大便秘结加玄明粉（冲服）、全瓜蒌；大便溏薄加葛根、黄连；腹部胀气加木香、槟榔。

2. 湿热蕴结

主要证候：婚后不孕，下腹疼痛，腰骶酸痛，带下量多，色黄或黄赤，月经先期量多，色红。神疲乏力，胃纳不佳，口干不欲饮，时有低热。舌苔厚腻或黄腻，脉濡数或滑数。

治法：清热利湿，化瘀止痛。

方药：银甲煎（《经验方》）加减。

金银花、连翘、蒲公英、生鳖甲、生蒲黄、大青叶、琥珀粉、红藤、茵陈、升麻。

方中金银花、连翘、蒲公英、大青叶清热解毒；茵陈清利湿热；红藤、生蒲黄、琥珀粉清热凉血，活血止血；生鳖甲滋阴清热；升麻益气升提。全方共奏清热利湿，化瘀止痛之功。

3. 寒湿凝滞

主要证候：婚后不孕，下腹冷痛，得热则舒，腰骶酸痛。月经后期，色紫黯夹血块。带下增多，质稀。舌淡有瘀点，苔白腻，脉细迟。

治法：温经化瘀，散寒利湿。

方药：少腹逐瘀汤（《医林改错》）加减。

当归、桂枝、小茴香、五灵脂、蒲黄、赤芍、没药、川芎、吴茱萸、干姜、延胡索。

方中桂枝、小茴香、干姜温经散寒除湿；当归、赤芍、川芎养血，活血，行瘀；延胡索、五灵脂、蒲黄、没药化瘀止痛。全方温经散寒，活血祛瘀止痛。下腹冷痛加紫石英、胡芦巴；腰骶酸痛加菟丝子、狗脊；带多加乌贼骨、芡实。

（二）中医外治

1. 外敷法

（1）妇炎散：大黄、姜黄、败酱草、丹参、赤芍、乳香、延胡索、羌活、独活、千年健、透骨草等，用温水加酒调成糊状，敷下腹部，每日 2 次。适用于湿热郁结型输卵管炎。

（2）甘遂末 120g、麝香 0. 1g，细面粉加蜜调成糊，分 4 份，每日 1 份，涂敷下腹部的积水对应处。适用于输卵管积水。

（3）消瘕膏：炒干姜 30g，草红花 24g，肉桂 15g，白芥子、胆南星各 18g，麻黄、生半夏、生附子、红娘子各 21g，红芽大戟 3g，香油 2. 5kg。上药用香油炸枯去渣，然后按每 500g 油兑人樟丹 240g，再按 750g 油兑人麝香 4g，藤黄面 30g，摊成膏药，膏药每张重 6g，贴两侧下腹部。

（4）公英外敷方：皂角刺 15g，蒲公英 30g，路路通 15g，威灵仙、乳香、没药各 20g，红花 12g，透骨草、赤芍各 15g。装入布袋，蒸 40 分钟，外敷两侧下腹部，每次 30 分钟，每日 2 次，每剂用 2 日，疗程不限。适用于输卵管阻塞性不孕。

（5）热敷方：千年健、羌活各 200g，当归 300g，乳香、没药、白芷各 200g，赤芍、五加皮、追地风各 300g，桂枝、血竭、红花各 200g，透骨草、艾叶、香附各 300g，紫苏 200g。共研细末，装放布袋，每袋 250g，蒸透后热敷少腹两侧，每日 1 次，以冷却为度。每袋可连续使用 10 日。适用于输卵管阻塞。

2. 灌肠法

（1）红藤灌肠方：红藤12g，丹参15g，赤芍、黄柏各12g，败酱草15g，夏枯草12g，路路通15g，王不留行12g，三棱、莪术各9g。每日1剂，浓煎取药液100mL，保留灌肠，经期停灌。适用于输卵管不通畅引起的不孕。

（2）透骨草15g，威灵仙12g，皂角刺15g，制没药、制乳香各9g，土茯苓15g，三棱、苦参各9g。浓煎取药液100mL，排便后保留灌肠，经期停用，隔日1剂。

（3）公英灌肠方：皂角刺15g，蒲公英30g，川厚朴15g，大黄10g，金银花藤30g。浓煎取药液100mL，保留灌肠，经期停用。适用于输卵管不通。

（4）赤芍10g，蒲公英15g，败酱草20g，三棱、莪术各15g，乳香、没药、肉桂各10g。加以浓煎，取药液100mL，保留灌肠，每日1次。适用于慢性输卵管炎及输卵管不通。

（5）丹参30g，赤芍20g，乳香、没药、川楝子、桃仁各15g，地鳖虫、莪术各10g浓煎，取药液100mL，保留灌肠。经期暂停。每日1次。适用于慢性输卵管炎输卵管不通。

（6）丹参、赤芍各30g，三棱、莪术、枳实、皂刺、当归各15g，乳香、没药各10g，透骨草15g。加水浓煎，取药液100mL，保留灌肠，经期停用。适用于输卵管不通性不孕。

3. 敷脐法

（1）消通敷脐方：虎杖、石菖蒲、王不留行各60g，当归、山慈菇、穿山甲、肉苁蓉各30g，生半夏、细辛、生附子各15g，生马钱子10g。上药煎3次，浓缩成稀膏，加入乳香、没药、琥珀粉各30g，肉桂、蟾蜍各15g，烘干研末。用时取药粉5g，加白酒、蜂蜜适量，麝香少许，风油精3～4滴，调匀成膏。用肥皂水洗净脐眼，酒精消毒后，将药膏放脐中摊开，再用消毒纱布外敷，胶布固定，用红外线灯（250A）照射20分钟，灯距为30～40cm，每日用热水袋外敷肚脐部，以增强药物的吸收。适用于寒湿型输卵管阻塞。

（2）温通敷脐方：山慈菇30g，王不留行60g，穿山甲30g，生附片15g，生马钱子、皂角刺各10g，怀牛膝30g。将上药共研为细末，以桂氮酮作赋形剂制成膏药备用。将脐部洗净消毒后，将膏药敷于脐，用双层纱布固定，每隔3日换1次药，辅以神灯每日照射30分钟，20日为1疗程。适用于寒凝瘀滞型输卵管阻塞性不孕。

4. 溻浴法

蒲公英、败酱草各30g，大黄20g，三棱、莪术、赤芍各15g，吴茱萸、肉桂、蛇床子各10g，苏木、枳壳各15g。加水煎取药液1000mL，温度在38℃左右。令患者取截石位，抬高臀部，将药液倒入阴道冲洗器，把阴灌管插入阴道内，使药液缓缓流人。灌洗20分钟，灌洗后抬高臀部仰卧15分钟，每日1次，经净后3日开始，20日为1疗程。适用于慢性盆腔炎，输卵管阻塞性不孕。

5. 纳药法

苦参、紫花地丁、紫草、乳香、没药、蛇床子、附子、三棱。制成栓剂，每日1枚，用助推器纳入直肠10cm处，7日为一疗程。适用于慢性盆腔炎、输卵管阻塞性不孕。

6. 离子透入法

（1）黄芪30g，丹参20g，益母草、续断各15g，三棱、赤芍、香附、桂枝各10g，车前子20g。加水浓煎至200mL，去药渣，用离子导入治疗机，将电极衬垫浸泡于50℃的中药液中，拧干（以不流水为宜），并分别置于左右下腹部及腰骶部。电量

10～20mA，每次30分钟，每日1次，12日为一疗程。适用于慢性盆腔炎、输卵管阻塞积水。

（2）败酱草、紫花地丁、丹参、赤芍各15g，三棱、莪术各10g，路路通15g，穿山甲、橘核、延胡索各10g。加水浓煎，取药液250mL，分4次使用。将药液吸附垫浸入50℃药液中直至饱和状态，置少腹两侧部附件对应处，将离子导入治疗机导板阴极、阳极分别固定于药液吸附垫上，即可开机治疗。适用于急性感染型输卵管不通。

（3）地龙、桃仁各10g，蒲公英15g，三七末6g，橘核、山甲、莪术、三棱、丹参各10g，赤芍、路路通各15g。加水浓煎，取药液200mL。将药液吸附垫浸入50℃药液中直至饱和状态，置少腹两侧附件对应部位，将离子导入治疗机导板的阴极、阳极分别固定于药液吸附垫上。治疗电量为10～20mA，每日1次，每次35分钟，12日为1疗程，疗程间隔3日。适用于慢性输卵管不通性不孕。

（4）穿山甲12g，蝼蛄5条，皂角刺15g，三棱、莪术各30g，细辛6g，丹参30g，血竭3g，地龙10g。输卵管积水加茯苓50g，加水浓煎，取药液250mL，分4次使离子导入，用离子导入治疗机治疗时，用9层纱布蘸药液紧贴少腹输卵管部位，药物离子导入仪正极板紧压其上，负极板包裹9层湿纱布置相应腰部，接通电源，电流量以患者可耐受为限，一般10～20mA，每侧15～30分钟，每日1次，10次为一疗程。

（三）中成药治疗

（1）桂枝茯苓丸每次6g，每日2次。适用于气滞血瘀证。

（2）妇科千金片每次3片，每日3次。连服2个月。适用于输卵管阻塞性不孕。

（3）定坤丹每次服1丸，每日2次。适用于气虚血瘀证。

（4）丹栀逍遥丸每次6g，每日2次。适用于肝郁气滞证。

（5）妇乐冲剂每次2包，每日2次。适用于湿热蕴结证。

（四）针灸治疗

（1）毫针Ⅰ：取穴：关元、中极、气冲、三阴交。配穴：湿热内蕴，加上髎、阴陵泉、蠡沟；肝肾阴虚，加肾俞、肝俞；气血不足，加足三里、公孙。操作：直刺，肝俞、肾俞、足三里用补法，其余穴位用平补平泻法，留针20分钟，每日1次，15日为一疗程，经前10日左右开始治疗，经期不停。

（2）毫针Ⅱ：取穴：子宫、气海、血海、太冲；内关。操作：用泻法，留针20分钟，隔日1次，10次为一疗程。适用于慢性输卵管炎输卵管阻塞。

（3）毫针Ⅲ：取穴：中极、关元、归来、子宫、三阴交等。操作：进针时大幅度捻转，边捻边进。腹部诸穴，针刺时针尖稍向下倾斜，进针后不提捻，留针10～30分钟，深度2～4寸。隔日1次，10次为一疗程。适用于输卵管阻塞。

（4）芒针Ⅰ：取穴：子宫、维道、气海、足三里、三阴交。操作：取仰卧位，双腿屈起，针维道穴进针后沿腹股沟向耻骨联合方向透刺，针子宫穴可平行腹股沟向耻骨联合方向透刺，深度在肌层和脂肪层之间，双侧同时进行，刺激由小到大，由慢到快，当会阴部或小腹部有明显抽动感后出针。维道和子宫穴交替使用，隔日1次，7～10次为一疗程。

（5）芒针Ⅱ：志室透肾俞，气海透中极，昆仑透太溪，血海、八露。操作：隔日1次，每次留针20～30分钟，7～10次一疗程。疗程间隔5日。适用于慢性输卵管炎输卵管阻塞。

（6）耳针Ⅰ：取穴：子宫、卵巢、内分泌、肺、外生殖器。操作：毫针直刺，两耳交替使用。适用于慢性输卵管炎。

（7）耳针Ⅱ：取穴：子宫、卵巢、内分泌、盆腔。操作：毫针直刺，留针20分钟，两耳交替使用。适用于慢性输卵管炎。

（8）耳针Ⅲ：主穴：子宫、卵巢、脑点、肾。配穴：肝、皮质下。操作：先用酒精消毒各耳穴，用毫针刺激，留针20～30分钟，每日1次，10次为一疗程。也可在耳穴埋针或埋豆耳压。适用于输卵管不通性不孕。

（9）皮肉针Ⅰ：取穴：关元配肾俞，志室配中极，气海配血海，三阴交配足三里操作：每次取1组穴，用皮肉针平刺人皮肤0.5～1.2cm，用小块胶布固定针柄，埋针时间为2～3日，7次为1疗程，疗程间隔5～7日。注意点：局部常规消毒，严格无菌操作。适用于输卵管阻塞性不孕。

（10）皮肉针Ⅱ：取穴：关元、归来、肾俞、三阴交、阴陵泉。操作：用皮肉针沿皮刺入0.5～1.0寸，针柄贴在皮肤上用胶布固定，埋针约2日，每日用手指按压局部数次，以增强刺激，每次只选2个穴，上穴轮流施用，3日1次，7次为一疗程。

（11）梅花针：取穴：配脊柱两侧、下腹部、腹股沟，重点叩击腰骶部、三阴交、期门、带脉区，阳性反应物，腹部胀痛甚者重点叩击下腹部。操作：中、重度刺激，叩刺顺序应从上到下，由外向里，反复叩刺3～4遍，隔日1次，10次为一疗程，疗程间隔5～6日。

（12）温针灸：取穴：关元、气海、中极、子宫、大肠俞、肾。操作：先用毫针刺入穴位，中度刺激，得气后，在针柄上插上艾卷点燃，使热量从针柄传到穴位，患者感到针刺部温热酸胀舒适时效果较好。留针20分钟，每次选用3～4个穴，隔日1次，10次为一疗程。

（13）姜酊灸：用肉桂、木香、干姜、赤白芍、苏叶各10g，红花、艾叶、丹参各15g，共为粗末。先将一块5层纱布垫置于腹部疼痛处，均匀地撒上药末，约2～3分厚，姜酊倒入药中，以姜酊不外流为度。点燃药物，形成大面积热灸，待患者感到明显发热时，再将浸湿的另一块5层纱布垫盖药物上，使药力内传，片刻后，再将上层纱布垫拿掉，倒入少量姜酊于药末中，再点燃、再扑灭。20分钟为1次治疗，隔日1次，7次为一疗程。月经期停止治疗。用于气滞血瘀型或阴寒内盛的慢性输卵管炎

（14）隔姜灸：取穴：气海、中极、归来、大肠俞、次髎。将直径1.5cm、高1.8cm的艾炷置于0.4cm厚的鲜姜片上点燃，每穴3片，每片6～7分钟，每日1次，7次为一疗程。

（15）李枝灿推拿法：主要使用摩、一指禅、推、揉、按、点、击、抓、分推、震颤、搓等法。每日1次，30次为一疗程，疗程间隔2～3日。患者取仰卧位，用手掌平放于患者上腹部自上而下做摩法（轻揉）约2分钟。用二指禅手法，在任脉上从上脘穴至曲骨穴作直线往返推动15分钟，每分钟120次左右，以局部产生温热感为佳。用揉、摩法，自上而下揉按整个腹部约5分钟，再自下而上做揉法约1分钟，再用右掌平放于丹田部（气海、关元、中极等穴处）快频率作震颤法约1分钟，然后用双手拇指按右侧足三里、三阴交，逐渐用力，深压捻动，按而留之，以局部产生酸、麻、胀痛为度，然后点按对侧，约2分钟。患者取俯卧位，取点揉法，以双手拇指先后点揉背部的肝俞、脾俞、胃俞、膀胱俞、肾俞穴，逐渐用力，同时做盘旋揉动，每穴1分钟。用推法，以右手掌平放在大椎穴处，掌根用力，顺督脉经由上而下推至阳关穴为止，做直线往返连续动作1分钟，120次左右。轻击法，右手半握空拳，连续不断地轻击八髎穴2分钟，200次左右。患者取坐位，在双

侧肩井部位做揉法2分钟，然后做头面和躯干部的三组常规手法，再用双掌夹住患者二胁肋部做搓法结束。全过程需40分钟左右。适用于慢性输卵管炎，输卵管不通性不孕。

（16）手足穴按摩：掐点手掌两侧面盆腔点、子宫点，背侧全息穴下腹点。点揉足底涌泉穴、足背八风穴。按揉手足反应区、生殖区、卵巢区、输卵管、子宫、肝区、肾区。

（17）耳穴按摩选内生殖器、盆腔、肾上腺、内分泌、交感、神门等穴，施按、捻、摩手法，弱刺激10分钟。每日3～5次。

（五）饮食治疗

1. 通管种子酒

组成：王不留行150g，皂角刺100g，丹参、淫羊藿各250g，生地120g，枸杞子160g，胡桃肉160g，五加皮100g，白酒5000mL。

制作方法：上药制成粗末，浸酒中，密封隔水加热至药片蒸透，取出置凉，浸泡7日，即可启用。

服法：早晚各饮1次，每次20mL。

适应证：适用于输卵管阻塞性不孕。

2. 仙传种子酒

组成：人参、白术、黄芪20g，五味子6g，当归、川芎、白芍、生地、小茴香、枸杞子、覆盆子、陈皮、沉香、木香、肉桂、砂仁、甘草各15g，乳香、没药各10g，茯苓480g，大枣240g，胡桃肉180g，白蜜2880g，白酒9600mL，糯米酒4800mL。

制作方法：白蜜入锅熬液，再加入茯苓、大枣、胡桃肉，搅匀，用微火熬滚，倾入瓷罐，加入白酒、米酒。其他20味为细末，并入蜜罐和匀，笋叶封口，再外固。入锅大火煮两炷香，取出埋入土中3日去火毒。

服法：每日早、中、晚饮数杯。

适应证：适用于输卵管阻塞性不孕。

（六）西医治疗

1. 西药治疗

症状及体征明显的可先试用抗生素治疗。因输卵管内尚可残留少量致病菌，抗生素可将其杀灭，并可防止复发。常为两种或多种细菌的混合性感染，治疗时宜选用广谱有效的抗生素。常用两种或多种抗生素联合治疗。

（1）青霉素80万U～120万U，每日2次，肌内注射。皮试阴性后使用。灭滴灵每次0.4g每日3次。

（2）庆大霉素，每次8万U，每日2次，肌内注射。

（3）罗红霉素，每次0.15～0.3g，每日2次，连服7日。

（4）米诺环素，每次0.1g，每日2次，口服，连用10日，适用于衣原体感染。

（5）克林霉素盐酸盐，每次0.3g，每日4次。

（6）氧哌嗪青霉素，每日4～12g，每日3～4次，静脉滴注。

2. 宫腔灌注疗法

在疏通输卵管的药液内加抗感染的抗生素，清除坏死组织的蛋白水解酶，抑制炎性纤维素渗出和肉芽增生的肾上腺皮质激素等。适用于输卵管周围粘连、输卵管伞部粘连和封闭、输卵管间质部狭窄或输卵管积水的患者。治疗方法同输卵管通液术，时间从月经净后 3 ～ 5 日开始，每周 1 次。庆大霉素 8 万～ 16 万 U，加糜蛋白酶 1000U，加地塞米松 5mg，加 20% 普鲁卡因 4mL，生理盐水（或蒸馏水）加至 20mL。

3. 手术治疗

剖腹手术是输卵管阻塞的首选治疗。用放大镜或手术显微镜放大后进行手术，疗效较通常的肉眼观察下手术要好得多。有急性、亚急性盆腔炎和急性、亚急性输卵管腹膜炎、输卵管脓肿者禁忌手术。手术应在 35 岁以下，术后成功率较高。结核所造成的阻塞，一般不再作整形手术。双侧输卵管积水直径在 3cm 以上者，输卵管黏膜长期受积水挤压，黏膜皱襞已被压成扁平或消失，纤毛细胞功能受阻，常已失去输送能力，术后即使管道通畅，受孕机会极少。以下是常用的手术方法。

（1）输卵管近端阻塞，采用输卵管子宫植入法。

（2）输卵管中段阻塞，采用端端吻合术。

（3）输卵管远端阻塞，采用输卵管造口术，此法虽然术后输卵管能保持通畅，但由于失去了伞端或新形成的伞端缺乏灵活的捡卵功能，不易受孕，是输卵管整形术中效果最差的一种手术类型。

（4）输卵管粘连松解术过去曾行盆腔或下腹部手术，如异位妊娠或阑尾切除，常引起输卵管和卵巢周围的粘连，也可由于子宫内膜异位症有周期性出血所造成的粘连，这时输卵管伞端虽仍保持通畅，但可粘连于骨盆漏斗韧带或阔韧带底部。远离卵巢而无法捡卵；或因输卵管外周粘连，妨碍了输卵管蠕动，无法接近卵巢。可在腹腔镜直视下用单极微电针切断粘连，游离整段输卵管，并使卵巢恢复正常位置。

（5）输卵管伞端固定术输卵管伞端与卵巢间距太远，可用缝合法缩短，使输卵管伞端接近卵巢，以利于捡卵。

参考文献

[1] 杨增金 . 妇产科诊疗基础与应用 [M]. 上海：上海科学技术文献出版社 ,2024.
[2] 杨红耀 . 妇产科诊治荟萃 [M]. 南昌：江西科学技术出版社 ,2022.
[3] 程慧，王书君，张华 . 妇产科临床多发病诊断与治疗 [M]. 上海：上海交通大学出版社 ,2023.
[4] 伍雪梅 . 实用妇产科疾病临床诊疗学 [M]. 长春：吉林科学技术出版社 ,2023.
[5] 马艳霞，卢旭，于忠芳 . 妇产科急重症临床进展 [M]. 上海：上海交通大学出版社 ,2023.
[6] 陈怡萌 . 现代临床妇产科常见病诊疗 [M]. 天津科技翻译出版有限公司 ,2022.
[7] 朱朋，尚双双，王俊萍 . 实用妇产科临床诊治 [M]. 长春：吉林科学技术出版社 ,2021.
[8] 王洪美 . 现代妇产科诊疗技术 [M]. 武汉：湖北科学技术出版社 ,2021.
[9] 孙庆玲 . 常见妇产科诊断思维 [M]. 武汉：湖北科学技术出版社 ,2021.
[10] 朱义昕 . 临床妇产科疾病规范应用 [M]. 武汉：湖北科学技术出版社 ,2022.
[11] 贾娜莎，李小丹，籍霞 . 实用临床妇产科诊疗学 [M]. 汕头：汕头大学出版社 ,2022.
[12] 焦杰 . 临床妇产科诊治 [M]. 长春：吉林科学技术出版社 ,2019.
[13] 李景娥 . 妇产科常见病症诊疗要点 [M]. 沈阳：辽宁科学技术出版社 ,2022.
[14] 马晓晋，唐红，王玲玲 . 临床妇产科精要 [M]. 天津：天津科学技术出版社；天津出版传媒集团，2019.
[15] 张同梅，张保霞，汪浩 . 临床妇产科疾病诊断与治疗 [M]. 长春：吉林科学技术出版社 ,2022.

参考文献